노인전문간호사 Certification Review

Meredith Wallace | Sheila Grossman 지음
김정선 | 신경림 | 조명옥 | 서순림 | 신성례 옮김

Gerontological Nurse Certification Review

군자출판사

노인전문간호사 Certification Review

Gerontological Nurse Certification Review

첫째판 1쇄 인쇄 | 2009년 9월 5일
첫째판 1쇄 발행 | 2009년 9월 10일

지 은 이	Meredith Wallace, Sheila Grossman
옮 긴 이	김정선 · 신경림 · 조명옥 · 서순림 · 신성례
발 행 인	장주연
표지디자인	이지선
발 행 처	군자출판사
등 록	제 4-139호(1991. 6. 24)
본 사	(110-717) 서울특별시 종로구 인의동 112-1 동원회관 BD 3층
	Tel. (02) 762-9194/5 Fax. (02) 764-0209
대구지점	Tel. (053) 428-2748 Fax. (053) 428-2749
광주지점	Tel. (062) 228-0252 Fax. (062) 228-0251
부산지점	Tel. (051) 893-8989 Fax. (051) 893-8986

www.koonja.co.kr

* 파본은 교환하여 드립니다.
* 검인은 옮긴이와의 합의 하에 생략합니다.

ISBN 978-89-6278-146-5

정가 33,000원

역자소개

김정선 _ 전남대학교 간호대학

신경림 _ 이화여자대학교 건강과학대학 간호과학부

조명옥 _ 동의대학교 자연과학대학 간호학과

서순림 _ 경북대학교 간호대학

신성례 _ 삼육대학교 보건복지대학 간호학과

역자서문

노인인구 증가에 따른 노인문제와 건강서비스 욕구의 다양화에 대응하기 위하여 2008년 7월부터 노인장기요양보험제도가 시행되고 있는 현 시점에서 노인간호 분야에 대한 높은 수준의 지식과 기술을 가지고 의료기관 및 지역사회 내에서 간호대상자(개인, 가족, 지역사회)에게 상급수준의 전문적 간호를 제공하는 노인전문간호사의 역할은 매우 중요하다.

노인전문간호사 자격시험은 실제 노인간호 현장에서 전문간호사 업무를 시행함에 있어 요구되는 필수적인 능력을 갖추었는지를 판단하기 위함을 목적으로 시행되는데, 본 Gerontological Nurse Certification Review는 미국 노인전문간호사 자격증을 준비하는 간호사를 위한 시험가이드로서 노인간호학을 공부하는 학생들이나 수업을 준비하는 교수, 그리고 노인간호 현장에서 근무하는 간호사에게 유용한 교과서이기도 하다. 특히 이 책에는 미국 노인전문간호사 자격증 시험 준비에 대한 정보, 노인간호학에 대한 포괄적인 내용, 그리고 노인전문간호사 자격증을 준비하는 간호사를 위한 특별한 시험 문제들이 담겨있다.

이 책의 1, 2장에는 자격시험에 대한 정보를 제공하고, 나머지 3~13장은 노인전문간호사와 관련된 청사진을 다양한 주제에 따라 체계적으로 기술하고 있다. 제3장은 노인인구, 노화 및 노화이론, 노인과의 의사소통기술, 노인간호학의 역사, 제4장은 신체사정과 계통별 정상적인 노화 변화, 제5장은 예방수준과 노인의 건강증진에 대한 전반적인 내용 및 관리방법, 제6장은 간호환경과 안전, 노인요양시설환경, 제7장은 죽음과 임종, 영성 그리고 호스피스와 palliative care, 제8장은 노인에게서 가장 빈번하게 나타나는 계통별 급성/만성질환, 제9장은 치매, 섬망, 우울과 같은 인지적이고 심리학적 문제, 제10장은 노인에게 흔한 약물문제와 약물기전, 불이행, 약물부작용, 제11장은 통증, 성 그리고 노인학대와 같은 특별한 주제, 제12장은 노인 관련 의료정책과 기구, 마지막으로 제13장은 노인간호실무의 범위와 표준, 리더십 및 관리, 질 개선, 전문가 개발 그리고 법적이고 윤리적인 이슈들을 다루고 있다. 또한 사후 테스트에는 총 513문항의 문제가 포괄적인 분야를 총 망라하고 있어, 이 책을 보는 사람은 다양한 사례를 통해 노인간호를 통합적으로 이해할 수 있는 능력을 향상시킬 수 있을 것이다.

이 책의 특징은 노인간호와 관련된 다양한 분야(노인신체사정, 노인간호총론, 노인건강증진, 노인질환관리, 간호연구 및 정책, 리더쉽 등)의 핵심적 내용을 집대성하고 있고, 이를 다양한 시나리오를 통해 점검하는 과정이 집약적으로 포함되어 있어 전문가적 실무제공(자료수집, 진단, 계획, 수행, 평가), 교육 및 상담(대상자 교육 및 상담), 연구, 리더쉽(변화촉진, 관리), 자문 및 협동(자문, 협동)과 같은 전문간호사의 주요역할을 수행하기 위한 핵심능력을 향상시키는데 기여할 수 있다는 것이다.

따라서 이 책을 보는 노인전문간호사를 준비하는 석사과정 학생, 노인간호학을 공부하는 학생 그리고 노인간호학을 가르치는 교수님들이 노인간호와 관련된 가치있는 지식을 얻고, 자격시험에서 우수한 역량을 인증 받고, 나아가 노인을 보살핌에 있어 질 높은 간호를 전달할 수 있기를 희망한다.

끝으로, 한국어 번역을 허락해 준 Springer Publishing Company와 본 번역에 함께 참여하신 역자들 및 출판을 맡아주신 군자출판사 사장님을 비롯한 편집부 직원들에게 감사의 말씀을 전한다.

2009년 8월

대표 역자

목차

1 자격시험 응시를 위한 정보

Information for Taking the Certification Exam

'노인전문간호사 자격증 시험 준비' 는 간호사들(RN)이 American Association of Retried Persons(ANCC)에서 제공되는 국가 노인전문간호사 시험에 대비할 수 있도록 도와준다. 노인 전문 자격증을 취득하게 됨으로서 간호사들은 전문의와 전문간호사(APN)에 준하는 능력을 갖추게 된다. 자신의 전문 분야에서 자격을 갖추게 되면 생기는 이점이 있다. 대부분의 기관들에서 상위 직책으로 진급시키는데 있어서 자격 요건을 적용할 것이기 때문이다. 어떤 기관들에서는 자격증에 대해 보너스를 지급하거나 차등 급여제를 실시하고 있다. 여러분이 만약 직업상의 발전을 위해 자격증을 지원해주는 Magnet hospital(간호 인력의 보충, 우수한 간호 인력 확보를 목적으로 미국간호사협회에서 제안해 1983년 도입된 Magnet certification program 지정 병원)에서 일하고 있다면, 이 부분에 대해 더욱 잘 알고 있을 것이다. 무엇보다도 특수 분야에서 전문 지식을 인정받을 수 있는 아주 좋은 방법이라는 면에서 자격 제도의 의의가 있다고 하겠다. 여러분의 기관에서 여러분이 자격 요건을 갖추는데 필요한 비용을 변제해줄 가능성이 매우 높다.

이장의 목적은 다음을 설명하고 있다:

- ANCC 시험 형식
- 노인학 자격증 시험 일정과 신청서
- 시험 대비를 향상시키기 위한 일반적인 지침들

자격 시험 형식(Certification Exam Format)

ANCC는 사지선다형의 컴퓨터를 이용한 시험만을 제공한다. 시험에는 150개의 문항이 수록되어 있고, 입문 수준에 해당되는 노인학 관련 전문간호 내용의 지식과 적용을 다루게 된다. 시험은 노인학과 같은 전문 분야의 실무에 충분한 자격을 갖추기 위해 요구되는 필수적인 지식과 기술을 평가하는 역할 · 설명 · 연구들에서 나온 정보들로부터 개발된다(Stromberg 등., 2005). 시험의 목적은 간호사들이 노인들의 최상의 삶의 질, 특히 "편안한 죽음"을 촉진하기 위해서 노인의 능력을 평가할 자격이 있는지 여부를 평가하기 위한 것이다. ANCC는 간호사의 노인전문 자격시험을 정기적으로 업데이트하고 있다. 75문항의 자격시험 연습문제와 답이 http://www. anfonline.org/ANF/geroexam.pdf에 게재되어 있다. 연습 문제를 다 풀고 답을 확인할 것을 적극 추천하는 바이다.

Table 1.1은 10개의 시험 주제 분야와 각 분야에 대해서 묻는 해당 질문 수, 그리고 각 내용에 관련된 시험 문제의 비율을 제시해 주고 있다.

상세한 시험 내용 개요

이 책은 ANCC 간호사의 노인 분야 시험 · 내용 · 개요에 따라 장별로 정리되어 있다. 본 내용은 http://www.nursecredentilaing.org/cert/TCOs/09Gero_TCO.html에서 자세히 볼 수 있다.

전체 문항 수

시험 상에는 175개의 문항이 있지만 그 중 25개는 시험적인 문제들로 점수에 들어가지 않는다. 175개 중 어느 문항들이 점수에 들어가는지를 알 방법이 없기 때문에 가능한 한 주의해서

T 1.1 ANCC 실무 영역들(ANCC Domains of Practice)

주제 분야	시험 문제 비율	문항 수
노인과 관련된 노화	2%	3
건강 관련 문제들	30%	45
의사소통	8.67%	13
간호 절차	16%	24
노인 생활 방식과 건강상의 변화, 그리고 취약성	16.67%	25
교육	3.33%	
복지와 건강증진	10%	5
관리/리더쉽	7.33%	1
법률과 윤리적인 논쟁	4.67%	7
연구	1.33%	2

Adapted from the ANCC Gerontology Certification Exam Content Outline June 4, 2007. http://www. nursecredentialing.org /cert/TCos/09Gero_TCO.html

각 문항을 푸는 것이 최선의 방안이다. 이렇듯 시험적인 문제들을 포함시키는 것은 새로운 질문들을 비준하고, 그 질문들이 신뢰할 수 있다는 것을 확인하는 표준적인 방법이다.

전체 시간

시험에 할당된 전체 시간(time allowed)은 3시간 30분이다. 원할 경우, 수험자는 컴퓨터 체제에 적응하기 위해 20분 간 Exam practice을 칠 수 있다. 이 부분에 대해서는 http://www.anfonline.org/ANF/geroexam.pdf에서 확인 할 수 있다. 대부분의 사람들은 2시간 30분 정도 내에 시험을 끝내지만 ANCC에서는 3시간 30분 동안 시험을 보도록 허락하고 있다.

신청서 작성

시험응시에 필요한 자격

자격 시험을 치르기 위해서 여러분은 시험 비용을 지불해야 하고(비용과 관련해 자세한 사항은 ANCC 웹사이트 참조), 현재 간호사 면허증 사본, 정규 간호사로서 2년 간 근무했고, 지난 3년 간 노인 관련 의료시설에서 2000시간 이상 근무한 사실을 나타내주는 서류, 그리고 빠짐없이 기입한 신청서를 제출해야 한다. 또한 지난 3년 간 여러분이 노인학 전문분야에서 30시간의 교육을 받았다는 증거 서류도 제출해야 한다. 청강을 한 적이 한 번이라도 있을 경우, 학력 인증서에 함께 첨부할 것을 권하는 바이다. 신청서에는 현재 교육 과정에 대한 설명이 포함되어야 하는데, 만약 그 과정명이 명백하게 노인학에 대한 것을 나타내주지 않고 있을 경우에는 그 과정이 여러분의 노인 관련 경험과 어떻게 관련이 되어 있는지를 상세하게 설명할 필요가 있다.

시험 관련 정보와 신청서가 수록되어 있는 '일반 시험과 갱신 관련 안내서' 는 http://www.nursecredentialing.org/cert/PDFs/examhandbook.pdf(미국간호사자격인증센터, 2008)에서 확인할 수 있다. 그 사이트에서 직접 신청서를 작성한 후 출력 할 수 있다. 신청서를 보낼 주소는 아래와 같다:

American Nurses Credentialing Center
PO Box 791333
Baltimore, MD 21279-1333

신청과 관련해 질문이 있을 경우, certification@ana.org로 이메일을 보내거나, 더 자세한 설명을 듣고 싶은 경우에는 1-800-284-2378로 전화해서 문의할 수 있다.

시험 일정

본 시험은 Thomson Prometric Computer Testing Centers에 의해 주관된다. 시험 장소를 선정하는데 있어서 우선은 Prometric 홈페이지(http://securereg3.prometric.com)에서 컴퓨터 시험을 볼 날짜와 시간을 정해야 한다. 그러면, 시험 주관 센터에서 여러분에게 시험 허가(ATT)를 메일로 보내줄 것이다. ATT를 받은 후 ATT 용지에 나와 있는 90일 유예 기간 동안, 1-800-350-7076으로 전화를 하든지 아니면 http://www.2test.com에 접속해서 시험 날짜를 정해야 한다.

시험 주관 센터는 미국 내 모든 주와 캐나다와 푸에르토리코, 괌에도 몇 군데 위치해 있다. 날짜 선택과 변경, 취소는 Prometric 웹 사이트(http://www.2test.com)에서 할 수 있다. 시험 시간은 보통 아침 8시에서 오후 5시까지이고, 시험 주관 센터는 월요일부터 금요일까지 연다. 여러분이 원하는 날짜와 시간에 시험을 볼 수 있기 위해서 ATT를 받자마자 시험 일정을 정할 것이 권고된다. 여러분이 만약 시험 날짜나 시간, 장소를 바꾸고자 할 경우, http://www.nursecredentialing.org/cert/PDFs/ExamHandbook.pdf에 개제되어 있는 ANCC '일반 시험과 갱신 관련 안내서' 에 나온 지침에 따라 할 수 있다.

시험 준비물

시험 당일에는 ATT 용지와 ATT에 나와 있는 이름과 일치하는 신원을 확인할 수 있는 서류 두 가지를 가지고 가야 한다. 신원 확인서 중 한 가지에는 사진이 있어야 하고, 두 가지 신원 확인서 모두에는 본인의 서명이 있어야 한다. 여권이나 사진이 나와 있는 운전 면허증 혹은 정부에서 발급된 사진이 담긴 신분증이 그에 해당된다. 요구되는 신분증을 지참하지 않은 경우 시험장 입실이 허가되지 않는다. 그 외에 다른 것들은 시험장으로 반입이 되지 않는다. 시험장 안에서는 긁어서 답을 고르는 용지와 연필이 응시자에게 주어진다. 자동차 열쇠나 지갑 같은 귀중품을 보관할 수 있는 보관함도 지정 받을 수 있다.

도착 시간

시험 응시자들은 예정 시간보다 15분 먼저 시험장에 도착해야 한다. 그 시간까지 도착하지 못할 경우 응시 비용은 환불되지 않으며, 재신청해야 한다.

시험 시 주의사항

시험을 보는 도중 휴식 시간은 주어지지 않는다. 응시자는 시험 주관 센터에서 주어진 지시에 따라 화장실을 다녀올 수는 있지만, 이 시간은 총 시험 시간 3시 30분이다. 응시자는 시험 도중에 질문을 할 수 없다. 시험을 끝낸 후 답지를 시험장 밖으로 가지고 나갈 수 없다.

시험 결과 받기

시험 점수는 시험을 치르고 나서 약 2주 후쯤 이메일로 받아 볼 수 있다. 시험 결과는 합격/불합격이 씌어 있는 표준 양식으로 제시된다. 시험에 불합격한 사람들은 각 부분에서 부족한 부분에 대한 설명을 받아 볼 수 있다.

자격증과 개인 식별 번호 받기

시험에 합격한 사람들은 ANCC 자격이 적혀있는 자격증과 개인 식별 번호, 신분증을 받게 된다. 본 자격증은 5년 간 유효하다. http://www.nursecredentialing.org에서 확인할 수 있다.

자격 시험을 위한 힌트

- 모르는 답의 경우라도 비워두지 말고 모든 질문에 답하도록 하라.
- 시험에는 드물고 희귀한 질병이 아니라 노인과 관련해 일반적이고 흔히 나타나는 문제들을 다루고 있다.
- 노인들과 관련해 흔하게 쓰이는 약물에 친숙해져라.
- 노인들에게 있어서 자주 발생하는 약물 부작용을 알고, 이를 'Modified Beers Criteria' 에 적용할 수 있도록 하라.
- 노인들이 흔히 경험하는 질병에 대한 표준 실험 결과를 알고 있어야 한다.

참고문헌

American Nurses Credentialing Center. (2008a). *2008 General testing and renewal handbook.* Retrieved April 23, 2008, from http://www.nursecredentialing.org/cert/PDFs/examhandbook.pdf

Stromberg, M., Niebur, B., Prevost, S., Fabrey, L., Muenzen, P., Spence, C., et al. (2005). Specialty certification, more than a title. *Nursing Management, 205*(5), 36–40.

2 문제 분류와 분석

Question Dissection and Analysis

준비 전략

표준화된 시험을 준비하는 것은 보통 불안과 걱정을 야기한다. 당신은 2년 상당의 기간동안 간호사로서 근무한 RN이거나 지난 3년 동안 노인학의 임상 실무에서 최소 2000시간을 근무한 사람임을 기억해야 할 필요가 있다. 어느 쪽이든 뛰어난 전문적인 기술을 습득할 수 있으며 시험을 준비하는 동안 전문성을 끌어 낼 수 있을 것이다. 노인들과 함께한 많은 상황에서 간호과정을 사용한 경험이 있으며, 또한 다음과 같은 상황에서 경험이 있다.

- 사정하기
- 상황 분석 및 우선순위 결정하기
- 계획하기
- 간호계획 실행하기
- 환자의 결과 평가하기

당신은 문제를 이해하거나 분석하듯이 임상 간호과정에서 실행하는데 있어 당신의 마음에 있는 모든 것들을 실행하게 될 것이다. 당신이 전문적인 사정을 했는지 또는 어떻게 우선순위를 매기는지 간호관리를 계획하는지 평가할 것이다; 특정 환자의 결과를 가지고 문제를 제시하기 위해 계획을 요청하거나, 현 상태에서 간호하기 위한 최선의 방법을 선택하는 질문을 할 것이다. 몇몇 질문들은 환자 상황을 묘사하는데 평가가 필요하다. 모든 질문들은 당신에게 비판적인 사고를 통해 간호과정을 사용할 수 있도록 한다. Table 2.1은 시험이나 임상에서 발생하는 비슷한 사고 과정을 간략하게 정리해 두었다.

T2.1 임상 실무 수행의 모범 사례
노인전문간호사 자격시험을 위한 사고 과정

임상실무	시험 문제 분석
입원동안 증상을 포괄적으로 재검토하여 사정한다.	전체 질문으로부터 평가하는데 중요한 자료를 선택하여 그것을 해당 질문의 요점에 부합시킨다.
환자의 간호계획에 사용하기 위해 사정한 모든 자료를 분석한다.	전체 질문으로부터 중요한 단서를 찾아서 가장 적절한 계획을 세울 수 있도록 모든 정보에 우선순위를 매긴다.
환자의 요구를 충족시키는 간호를 계획한다. 우선순위를 기억한다.	질문을 검토한 후, 환자의 진단과 현재 상태, 즉각적인 주의가 요구되는 이전의 상황이 있는지 여부를 알려주는 정보를 선택한다. 이것을 모두 분석한 후 가능한 답변들로부터 환자의 욕구에 가장 적합한 계획을 선택한다.
환자의 요구로 몇가지 행동을 재조정하기 위해서는 가능한 요구를 포함해서 계획을 세운다.	질문에서 환자가 지금 필요로 하는 것과 앞으로 필요로 할 것을 나타내는 중요한 단서를 찾는다. 모든 정보를 분석한 후 만약 이것이 실제 당신의 환자라면 취했을 법한 연속된 행동을 선택한다.
수행된 적절한 계획과 관련하여 환자의 결과를 평가한다.	질문을 검토한 후 주어진 진단과 환자 상태를 어떻게 평가할 것인지에 대해서 여러 가지로 생각해본다. 임상 실습의 간호기준과 증거에 근거한 실천에 근거하여 답을 선택한다.

노인들이 자주 경험하는 상황에 대한 내용 검토

몇몇의 중요한 내용의 정보는 노인 환자를 간호하는데 있어 사정하기, 분석하기, 계획하기, 평가하기, 노인들이 자주 경험하는 상황들의 결과 평가를 위해 필요하다. 이러한 상황을 *핵심문제(red flag)*로 표시한다. 노인의 핵심문제들은 제8장 급성과 만성 신체질환에서 좀 더 자세하게 논의되고 있다. 이러한 상황에 관한 지식의 수준이 충분하지 않다면 신중하게 이 분야를 검토하도록 한다.

- 심장질환
- 관상동맥질환
- 폐렴
- 설사
- 게실증
- 빈혈
- 골반 골절
- 고혈압
- 심근경색
- 폐기종
- 위식도 역류질환
- 전립선 비대증
- 골다공증
- 당뇨
- 저혈압
- 말초혈관질환
- 변비
- 소화성 궤양질환
- 요실금
- 골관절염
- 갑상선 질환

- 치매
- 혼돈
- 우울과 불안
- 뇌졸중
- 파킨슨병

질문을 분석하기 위한 전략

질문의 두 부분에 익숙한 것이 중요하다. 문제 번호 뒤를 잇는 문장 또는 구를 줄기(stem)라고 한다. 4개의 가능한 답들은 오답이다; 단지 한 가지 답안을 선택해야 한다. 많은 성공한 수험생들은 문제의 오답을 손으로 덮어 가리거나 오답을 보지 않은 채로 문제의 줄기를 읽는다. 줄기를 읽고 나면 문제를 곰곰이 생각하고 정답을 떠올리게 된다. 그리고 수험생들은 오답과 줄기를 재고하고 난 후 떠올린 생각과 가장 비슷한 것 중 한 가지를 선택하게 된다. 이 과정은 많은 성공한 수험생들에게 도움이 될 것이라 생각한다.

또한 수험생들은 질문에 대한 정답이 무엇인지 생각하는 것이 아니라 가장 타당한 답을 체득해야 한다. 수험생들은 각 질문의 답이 "최고" 라고 가정하지만, 가장 타당한 답이 되기 위해서는 무엇인가가 인식되지 않을 수도 있다. 스스로 질문들에 대해 연습하는 것이 인증시험의 표준화에 성공적인 결과를 위한 좋은 준비 과정이다. 다음 부분에는 몇 가지 특별한 주의를 요구하는 질문에 제대로 답변을 할 수 있는 예가 포함되어 있다.

정보를 암기하기 위한 단서(Clues to Memorizing Information)

시험을 보기 전에 정보를 기억의 일부 내용으로 검토하는 방법도 도움이 된다. 예를 들어, 당뇨의 가장 일반적인 세 가지 증상인 3Ps를 기억하라 -다갈증 = 극한의 갈증; 다뇨증 = 잦은 배뇨; 다식증 = 극한의 공복- 몇 가지 질문 대답에 도움이 될 것이다. 다음의 예는 기억술(mnemonics)의 암기 기법의 유용성을 보여준다.

예제

77세 여성 노인은 신경학적인 검사에서 구토 반사가 소실되어 있다. 다음 뇌신경 중 영향을 미치는 것은?

a. 제 5뇌신경
b. 제 9뇌신경*
c. 제 11뇌신경
d. 제 10뇌신경

정확한 답의 이론적 근거-b: 이것을 완전하게 기억하라. 당신은 기억할 수 있는 구조로 그 내용을 적용하여 암기해야 한다. 구토 반사는 혀인두 신경의 손상으로 인한 결손으로 제9뇌 신경이 반사의 중심적인 역할을 하기 때문이다. ***O**n **O**ld **O**lympus' s **T**owering **T**op **A** **F**inn **A**nd **G**erman **V**iewed **S**ome **H**ops*같은 기억술은 뇌신경을 기억하는데 도움을 줄 것이다. 12 신경을 식별할 수 있는 기억술을 기억하게 되면, 각각의 뇌신경을 기억하고 기능을 재검토 할 수 있다.

한 가지 질문에 두 가지 다른 사고

그것을 이해하는 몇 가지 답 중 두 가지 구문 또는 생각으로 포함하는 것이 중요하다. 이 선택은 두 가지 다른 뚜렷한 부분을 가지고 있는 문장이다. 일반적으로 두 구절은 *그리고* *또는* *그러나*로 연결되어 있다. 두 구절은 두 가지의 구성요소 답변이 정확한지에 대해 한 가지를 선택하도록 한다. 다음 예제에서 보면 두 가지 사실의 구성요소가 긴 답변을 선택하도록 유혹하고 있다. 그러나 이 답변의 길이가 가장 좋은 대답을 의미하지는 않는다.

예제

71세 여성 노인은 천식으로 5년 동안 스테로이드를 복용하고 있다. 그녀는 체중 증가와 발목이 붓는 현상이 있으며, 과다활동과 긴장상태를 느끼고, 신체의 다른 부위에 체모가 증가하고 있다고 호소하고 있다. 그녀는 치료로 인해 부정적인 반응을 경험하고 있으며, 그것이 진전되고 있다면?

a. 에디슨병
b. 쿠싱병*
c. 고알도스테론증
d. 저알도스테론증

정확한 답의 이론적 근거-b; 에디슨병은 코티솔, 알도스테론, 안드로겐이 감소하고 쿠싱병은 증가하는 차이가 있다. 쿠싱병의 경우 달 같은 얼굴, 비만한 몸, 마른 사지를 하고 있는 것을 기억할 것이다. 이 정보를 감안할 때, 5년 동안 천식으로 스테로이드를 복용하고 있다면 다음 분석이 가능하다. 알도스테론 과다로 체중 증가와 발목의 부종을 경험할 수 있으며, 안드로겐 과다로 "신체의 다른 부위"에 체모가 증가하는 털투성이가 되며, 코티솔의 과다로 스트레스와 과다활동을 경험할 수 있다. 그래서 이 여성 노인은 쿠싱병임을 고려할 수 있다.

우선순위 결정하기

예제

66세 여성 노인은 당신에게 소처럼 먹고 눈에 보이는 모든 것을 다 마시고 있다고 이야기하고 있다. 그녀의 이러한 증상은 몇 개월 동안 진행되고 있다고 했다. 당신이 그녀에게 빈뇨를 경험하고 있는지 묻자, 그녀는 수긍했다. 그녀를 돌보는 간호사로서 의사의 의뢰에 다음을 결정할 수 있다.

a. 식단의 열량 증가
b. 영양사에게 의뢰
c. 다음날 아침 공복 시 혈당 검사*
d. 즉시 HgbA1C 검사

정확한 답의 이론적 근거-c: 환자에 의해 명확한 3Ps가 판명되었으며, 그녀가 당뇨병을 가지고 있음을 경고할 수 있다. 환자는 저혈당과 고혈당의 위험 증상이 있는 것이 아니라고 보고했다. 그러므로 대답 c를 선택, 다음날 아침 공복 시 혈당을 선택하는 것이 가장 확실하며, 이는 당신이 취해야 할 우선적인 행위이다. 그녀가 당뇨병인지 밝혀질 때 까지는 식단 변경 또는 영양사의 협조를 구하는 것은 올바른 판단이 아니다. HgbA1C 진단적 측정이 아니다; 감시 장치의 매개변수이므로 현재 상황에서는 올바른 판단이 아니다.

결론

독자들은 이 내용들로 질문을 분석하고 노인들이 경험하는 가장 일반적인 동반이환(Comorbidity)을 알기 위해 이러한 힌트를 검토하고 다음 장에서 다루는 질환별 내용을 재검토하여 질문에 대한 대답을 찾을 수 있을 것이다. 그 다음 ANCC(http://www.nursecredentialing.org) 웹 사이트에 접속하고 실기 시험을 보는 것은 좋은 생각이다. 당신이 실기 시험에 어려움을 가지고 있다면 이 내용을 재검토하는 것이 노인간호사 자격 시험에 성공할 수 있도록 당신의 능력을 향상시키는 것이다.

3 노인인구

The Aging Population

인구통계

- 65세의 노인들은 100년 전보다 평균 18년 이상 살 것으로 예상된다.
- 평균 수명 또는 노인들의 평균 기대 수명은 83세로 전망되고 있다.
- 75세 노인들은 총 86년 동안 평균 11년 이상 더 살 것으로 예상된다.
  (http://www.health-gov/healthypeople)
- 현재 인구의 대략 13%가 노인인구에 해당된다.
- 2030년까지 대략 인구의 21%를 노인인구가 차지할 것으로 예상된다.
- 미국의 노인인구수의 증가는 미국의 고령화로 알려져 있다.
- 미국의 고령화는 많은 관심과 사회적인 우려를 야기하고 있다.
  - 대다수의 노인인구를 사회의 구성원으로 어떻게 볼 것인가?
  - 보건의료 및 주택 등 건강하고 행복한 삶을 살 수 있도록 어떤 자원을 어떻게 이용할 것인가?
- 평균적으로 노인들은 잠재적인 세 가지의 만성질환을 가지고 있으며 이로 인한 결과는 다음과 같다.
  - 삶의 질 저하
  - 건강관리 비용 증가

노화의 범주

노인을 단계별로 나누어 간호사들이 독특한 차이가 있는 각 노인기 단계의 존재를 인식하고 효과적인 간호를 제공하도록 하고 있다.

- 65~75세의 성인들은 연소 노인(the yound-old)이다.

- 75~85세의 성인들은 고령 노인(the old-old)이다.
- 85세 이상 노인들은 초고령 노인(the oldest old)이다.
- 100세 이상 장수하는 노인들은 백세인(centenarians)이라 한다.
- 평균 수명의 지속적인 증가로 미래에 더 많은 범주가 필요 할 것인가?

사람들은 여러 가지 이유 때문에 더 오래 살고 있다.

- 홍역, 이하선염, 풍진, 수두, 소아마비와 같은 질병들을 예방하기 위해 면역제를 이용한다.
- 매년 독감 예방접종은 감기로 인한 질환과 사망을 많이 감소시키며, 폐렴의 합병증을 예방한다.
- 폐렴 예방접종은 나이가 많은 노인들 특히 고위험의 노인인 만성폐쇄성 폐질환, 비장절제술, 심장 질환 환자에게 접종된다.
- 새로운 진단 기술들은 조기 발견과 질환의 치료를 돕는다.
- 끊임없이 발생하는 질병의 치료를 위한 새로운 약물이 개발되고 있다.
- 경제 여건과 영양 상태는 개선되고 있다.
- 건강증진에 대한 강한 강조는 확실히 질환과 사망 인구의 감소를 초래했다.

간호사와 다른 건강관리자들의 노인차별(Ageism)과 통념(Myths)

노인차별은 노인에 대한 부정적인 태도 또는 편견으로 노인들은 할 수 없다거나 사회활동에 참여하지 않는다거나 동등한 기회를 받을 수 없다는 신념의 결과로 나타난다고 정의된다. 노인차별의 결과들은 다음과 같다.

- 노인들의 의료서비스 부족
- 서비스 접근의 감소
- 변화된 위엄과 존경에 대한 가능성
- 사회에 기여하는 것에 대한 희망의 포기
- 노인들에 대한 불공평한 정책과 돌봄 결정

노인들이 노인차별과 싸우는 여러 가지 방법들은 다음과 같다.

- AARP 같은 노인들을 지원해주는 큰 조직에 참여하는 것
- 자원봉사를 통하여 사회에 그들이 지속적으로 큰 도움이 되고 있음을 알리거나 관습대로 자손들을 통한 지원과 원조에 기대를 걸어야 한다.

노인차별의 근거로 다음과 같은 노인들에 대한 많은 통념을 제시했다.

통념 #1: 노인들은 사회에 대한 유익(benefit to society)이 거의 없다.

- 노인들 사이에 장애의 비율은 꾸준히 증가하고 있다.
- 노인들 또한 부모, 조부모, 이모, 삼촌, 형제, 자매, 친구들이나 선생님, 의사, 간호사, 성직자들 같은 전문가이다.
- 노인들은 그들과 함께 관계를 유지하고 이러한 역할에 봉사하는 사람들에게 도움을 받는다.
- 노인들은 무료 서비스로 주정부와 연방 정부 기금을 요하지 않는 대규모의 자발적 출자를 구성하는데 있어서 가장 크면서 동시에 가장 충분히 활용되지 않고 있는 자원들 중 하나이다.
- 손자 손녀를 돌보는 노인들의 수는 계속해서 증가하고 있고, 주정부에서 그들의 관리를 위한 상당한 금액을 지원해주고 있다.

통념 #2: 노인들은 사회에 영향력을 끼치지 않는다.

- 노인들은 사회보장과 노인의료보험을 지불해 왔으며, 이제는 그 제도로부터 보장을 받고 있다.
- 많은 노인들이 은퇴하는 동안 다른 사람들은 하지 않는다. 2002년 미국노인의 13.2%가 일을 하거나 일을 찾는 활동을 하고 있다. 갤럽 조사에 따르면 986명의 노인 중 15%만이 은퇴하기를 희망했고, 대다수의 노인들은 더 일하고 싶어 했다.
- 노인들은 일하고 싶어 하지만 직장 내에서의 노인차별 또는 질병과 장애로 인해 일하는 것을 방해받을 수도 있다.
- 노인들은 또한 다음과 같은 부모들의 상황에서 대부분의 경우 손자 손녀들을 양육하고 있다.
    - 질병(HIV와 관련된 질병과 다른 만성적 질병들)
    - 학대
    - 알코올과 약물 중독
    - 감금(Incarcerated)

통념 #3: 노인들은 괴팍하고 불쾌하다.

- 지속성 이론은 개인들의 변화 정도를 지지하며, 예전과 같거나 비슷한 성격과 대처 전략을 사용하여 전 생애에 걸쳐 안전성을 시도하려고 한다. 그러므로 괴팍한 노인은 아마도 젊었을 때도 괴팍했을 것이다.

- 노인들은 평균적으로 3가지의 만성 질환을 가지고 있다. 질환 중 특히 인지장애는 아마도 노인들의 성격을 바꿀 가능성이 있다.

통념 #4: 늙은 개에게 새로운 습관을 가르칠 수 없다.

- 노인들이 그들의 영양 상태를 개선하고 운동을 시작하고 더 좋은 야간 수면과 음주와 금연의 성공, 전반적인 건강관리와 안전을 증진시키기에 너무 나이가 많지는 않다.
- 노인들의 학교 재입학은 증가하고 있고 그들의 교육 수준 또한 날로 높아지고 있다. 많은 대학과 대학교들이 노인에게 낮은 수업료나 면제로 수업에 참여를 유도하고 있다. 사실 17%의 노인들이 학사와 그 이상의 학위를 가지고 있다.
- 지적 활동(intellectual1y active)의 유지는 성공적인 노화를 보장하는 것으로 간주된다.

통념 #5: 노인들은 모두 노망이 든다.

- 기억상실은 노년기에서 일반적이나 자주 치매처럼 오인되기도 한다.
- 치매는 정상적인 노화과정에 의한 것이 아니라 신경학적, 혈관성, 감염성, 대사성, 손상이나 퇴행성 변화에 의한 과정으로 판명되었다.
- 치매는 오랜 기간 동안 진행되는 만성적인 인지 기능의 손실이다.
- 노인들에게 나타나는 치매의 가장 일반적인 원인은 알츠하이머이며, 모든 치매 진단의 약 절반을 차지하고 있다.
- 미국 인구 중 대략 450만 명이 알츠하이머병을 앓고 있다.

통념 #6: 우울은 노인들에게 고령화와 함께 많은 상실에 대한 정상적인 반응으로 경험하게 된다.

- 최근의 연구에 따르면 경험의 상실이 우울을 더 발전시킨다고 보고하고 있다.
- 본성 대 양육 논쟁은 노인들 사이에서 우울 발현에 있어서 신경 전달 물질의 역할을 밝혀 주었다.
- 노인들은 고령화로 인한 많은 생리적인 변화 때문에 다른 연령 그룹보다 변화된 신경전달 물질의 영향을 더 많이 받는다.
- 병적인 상태가 공존하기 때문에 노인들 사이에서 우울의 비율이 높아지고 있다.

통념 #7: 노인들은 더 이상 성에 관심을 갖지 않는다.

- 성적 활동은 주로 생식과 관련된 젊은 사람들의 활동으로 생각되어 사회적으로 노인들과 성을 연관시키지 않으려고 한다.
- 최근 설문조사에 따르면 대략 30%의 노인들이 지난 한 달 동안 성적 활동에 참여한 것으로

보고되고 있다.

- 간호사들과 다른 건강관리 제공자들은 성적 관심에 대해 사정하지 않으며, 소수만이 노인 인구의 성생활 증진에 개입하고 있다.
- 노인들의 성에 대한 간호사들의 관심 부족 이유에는 일반적인 무경험과 불편함 뿐아니라 지식의 부족이 포함된다.

통념 #8: 노인들은 냄새가 난다.

- 비록 몇몇 노인들에서 좋지 않은 개인위생은 사실이지만, 대다수의 노인에게 절대로 적용되는 것은 아니다.
- 냄새를 만들어내는 땀샘의 감소로 노인들 사이의 발한 작용은 적다.
- 요 · 변실금 또는 소변과 대변의 실수는 노인들 사이에서 더 자주 발생한다.
- 요 · 변실금은 방광 또는 괄약근 조절의 소실로 인한 노화의 병리학적 변화이며 치료 할 수 있다.
- 노인 간호에 대한 관심 증가로 기능장애와 관련된 위생, 요실금의 관리가 개선 될 것이다.

통념 #9: 성공적인 노화의 비밀은 부모를 현명하게 선택하는 것이다.

- 성공적인 노화에 대한 Rove와 Kahn(1998)의 유명한 저서에서 나온 이 표현은 노화 과정은 혈통에 의해서 정해진 변경될 수 없는 유전자 계획에서 모두 정해져 있는 것이기 때문에 그것을 늦출 수 있는 것은 거의 없다는 것을 사회가 믿도록 해주었다.
- 유전적 특질이 노화 과정에 있어서 일부 책임을 지고 있는 반면에, 그러한 특질들은 노인들이 나이가 들어가면서 점점 더 그 비중을 잃어간다.
- 정상적이고 병리학적인 노화의 시작을 결정하는데 있어서 환경과 건강한 생활 습관의 역할이 유전학의 역할을 두드러지게 대체하고 있다.
- Rowe와 Kahn(1998)은 신체적인 노화의 1/3 가량과 인지 기능의 절반 가량이 부모의 영향에서 나온 유전학적(genetic) 유입의 결과라고 보고한다. 신체적 노화의 2/3 가량과 인지 기능의 나머지 절반은 환경적 요인과 건강한 생활 습관에 의해 영향을 받는다.
- 많은 노인들 특히 백세인(100세 이상의 노인)들은 성공적인 노화의 핵심은 삶에서 즐거움과 만족을 얻는 것이라고 한다.

통념 #10: 노인들은 죽음과 더 가깝기 때문에 그들은 죽음을 준비하고 있고, 생의 마지막을 위한 어떤 특별한 배려를 요구하지 않는다.

- 이러한 통념으로 인해 종종 건강관리 전문가들은 조금 덜 적극적인 치료를 제안하며, 노인들의 임종간호(end-of-life care)에 있어 본질적인 구성요소에 대해 무관심하다.

- 노인들의 죽음은 오랜 시간 후에 발생하는 반면, 노인들은 반드시 죽음을 준비하지 않는다.
- 많은 노인들에게 생의 마지막은 어려운 시간이며, 또한 노화의 중요한 발달 과업을 끝마칠 기회이기도 하다.
- 간호사들은 노인들이 좋은 죽음과 나쁜 죽음을 만들 수 있는 이 발달 과업을 잘 완수할 수 있도록 도와주는 중요한 역할을 할 수 있다.

문화적 민감성

스페인계 미국인, 아프리카계 미국인, 아시아인, 다른 문화적 그룹의 상대적인 증가로 미국 인구의 문화적 배경에 유례없는 변화가 나타났다.

- 미국은 현재 서양 생물의학 모델(Western biomedical model)로서 널리 알려진 건강관리 체계 아래 기능을 하고 있다.
- 이 모델은 미국의 건강보험에 대한 믿음의 근거를 형성하고 있다.
- 이 모델은 과학적 환원주의에 바탕을 두고 인간의 몸을 마음과 신체로 분리한 기계적인 모델로 특징짓고 있으며, 정신과 영혼을 경멸한다.
- 문화의 다양성 증가로 미국의 전통적인 서양 의학은 건강과 치유에 대한 다른 모델을 이해하고 수용하는 태도의 변화가 있으리라 예측된다.
- 따라서 다른 문화의 주요한 치료법들에 대해 새로운 관심을 가지게 되었으며, 다음을 포함 한다:
  - 약초학
  - 침술
  - 마사지 요법
  - 바이오피드백
  - 요가
  - 타이치
  - 스트레스 완화
- 문화적인 변화(cultural shifts)가 사회에서 어떻게 건강관리에 접근하고 적용되는지 완벽하게 이해하기 위해서는 첫 번째로 새로운 용어에 대한 이해가 필요하다.
  - 문화는 인구의 생활방식 또는 인구의 일부분에 대해 언급한다. 문화는 한 국가 내에서 지리적 지역이나 소집단으로 이루어진 다른 특성에 따라 집단들의 차이를 반영한다.
  - 문화적 적응은 원래 시스템으로부터 새로운 시스템 쪽으로 문화적 가치와 믿음이 움직이는 단계로 정의된다.

- 민족노년학(Ethnogerontology)은 생물학적, 심리적, 사회적 노화라는 세가지 광범위한 영역에서 개인적 집단적 노화에 대한 원인과 과정, 인종적 영향, 민족적 기원과 문화가 미치는 영향, 그리고 소수 집단의 상태와 민족 집단의 상태에 대해 연구하는 것이다(Jackson, 1985).

문화적 역량(Cultural competence)은 모든 문화적 배경의 노인들에게 우수한 간호를 제공하기 위해 필요하다. Purnell(2000)과 Campinha-Bacote(2003)의 문화적 역량의 4단계를 확인하도록 한다.

- 무의식적 무능력 단계(Unconscious incompetence)는 초보 간호사들에게 있어서 흔한 것으로 모든 이들이 동일하다는 가정에 의해 나타나는 것이다.
- 의식적 무능력 단계(Conscious incompetence)는 여러 문화적 배경을 가진 환자들 사이에서의 엄청난 차이들을 간호사가 이해하기 시작하지만, 문화적으로 다양한 환자 집단의 요구에 맞는 간호를 제공할 지식이 부족할 때 발생한다.
- 의식적 능력 단계(Conscious competence)는 다양한 문화에 관련된 지식이 활발하게 얻어지기는 하지만, 간호사가 문화적으로 다양한 개입들에 다소 거북해하기 때문에 이러한 지식이 실천으로 쉽사리 이어지지 않는 단계이다.
- 무의식적 능력 단계(Unconscious competence)는 간호사들이 지식을 적절한 실천 개입에 자연스럽게 통합시킬 때 발생한다(Campinha-Bacote, 2003).

문화적 역량을 위한 국립 센터(National Center for Cultural Competence)는 건강관리와 정신건강 프로그램의 능력을 증진시키고, 문화적이고 언어적으로 능력 있는 서비스를 설계하고, 실시, 평가하기 위해 개발되었다. 여기에서는 다음의 단계들이 권고되고 있다:

- 개인적인 믿음과 이러한 믿음들이 전문적인 처치에 미치는 영향을 검토한다.
- 인구 특정 건강 관련 문화적 가치와 신념, 태도들과 관련해 흔하게 마주하는 지식들을 습득한다. 이들 실천들은 Table 3.1에서 나열되어 있다.
- 건강관리 시설 내에서 문화적으로 능력 있는 정책들을 개발하도록 돕는다.
- 환자의 건강관리 신념과 실천의 근거를 측정하기 위해서 충분한 문화적 역사를 관리한다.
    - 보완대체요법의 사용에 대한 환자의 요구를 기억하도록 한다.

T 3.1 지배적인 문화 집단에 대한 건강관리 실무

신념	토착미국인	아프리카계 미국인	아시아계 미국인	라틴아메리카계 미국인
신념의 기원	현 미국 역사에 앞서 있고, 부족별로 다양한 건강에 대한 믿음과 죽음에 대한 견해를 가짐	아프리카 전통은 인디언과 기독교, 다른 유럽 전통과 통합되어 있음 많은 흑인들은 건강관리를 받지 못하고 성장함.	전통적인 중국 의학은 일본(캄포), 한국(한방), 동남아의 전통들에 영향을 미침 아시아에서 도교와 불교는 치료 방식에 영향을 미침	대부분의 라틴아메리카계들은 생의학 모형을 실천하고 있지만 몇몇 노인들 사이에서는 다른 믿음이 존재하기도 함
건강의 초점	정신-육체-영혼의 통합에 대한 강조	단지 육체적인 원인에 대해 반대되는 건강의 복합적인 원인들이 가지는 상호 작용	건강을 유지하기 위해 음과 양 사이의 균형 유지에 초점을 둠 환경의 기본적인 요소(예: 물, 불, 금속, 나무, 흙)간의 상호작용	종교가 건강의 중요한 구성요소가 됨
질병에 대한 관점	개인의 죄로 인한 것으로 여겨지기도 함	병은 신체적인 원인의 결과이나 - 예로 감염, 기후, 다른 환경적 요인- 잘못이나 엄청난 죄로 인한 것으로 여겨질 수도 있음	병은 정신에 대한 위협으로 여겨짐	병은 사실상 다차원적인 것일 수 있음
치료에 요구되는 간호의 구성 요소들	천연식물로부터 나온 약재 이용, 영적 치료, 환경과의 조화 종교적인 정화 의식이 건강을 증진시키기 위해 요구되기도 함	종교의 힘. 어떤 경우 기독교신앙 : 약초 이용 또는 "뿌리 치료" 치료사를 쓰는 경우는 거의 없음 인종차별 경험과 터스키기 매독연구에 대한 기억은 흑인들이 건강관리 제공자에 대해 회의적이고 의심하게 만드는 요인이 될 수 있음	신체의 경락을 통한 기나 정기의 흐름을 뚫어 주기 위해 약재와 식이요법이 사용될 수 있음 침, 태극권, 뜸, 부황도 종종 사용됨 병은 약물을 통해서만 다루어지는 것이 아니라 사회적, 심리적 개입을 통해서도 다루어짐	보완적이고, 대안적인 치료법들과 생의학적 모형의 상호작용이 건강관리에 틀을 제공해 줌

Gratefully adapted from the Collaborative on Ethnogeriatric Education. (2002). Core Curriculum in Ethnogeriatrics. Retrieved March 20. 2007. from http://www.stanford.edu/group/ethnoger/target.html

간호, 노화, 가족 및 동기부여 이론

간호 이론

간호 이론은 실무를 지도하는 개념과 관계된 그룹으로 구성된다. 그것은 추상적이며(측정 가능하지 않다) 전문적인 지식 기반의 필수적인 구성요소이다. 간호 이론에는 4개의 개념이 포함되어 있다:

- 인간
- 환경
- 간호
- 건강

거대간호이론들(Nursing grand theories)은 추상적이고, 간호의 4가지 개념과 관계되며 연결되어 있고, 일반적으로 측정할 수 없으며, 연구의 지침으로 사용할 수 없다. 거대간호이론의 예들:

- Nightingale(1859) - 소음, 영양, 위생, 빛, 안위, 사회화와 희망의 조작으로 신체의 회복을 증진시킨다.
- Benner and Wrubel(1989) - 질병의 스트레스 요인에 대처하는 의미로서 돌보는 것; 돌봄은 간호의 중심에 있다.
- Orem(1971) - 대상자가 전체적인 자가간호에 이르도록 돌봄과 도움을 준다.
- King(1971) - 대상자가 환경에 긍정적으로 적응하도록 회복시키는 것을 도와준다. 간호 과정은 간호사, 대상자, 건강체계 사이의 역동적인 대인관계 과정으로 정의되며 이 과정을 지원한다.
- Watson(1979) - 대상자의 건강을 증진하고, 건강을 회복하며, 질병을 예방하는 것이다.
- Roy and Andrews(1999) - 대상자가 요구하는 환경의 유형을 파악하고, 적응 요구를 사정하며 대상자의 적응을 돕는다. 적응 모델은 생리학적, 심리학적, 사회학적 적응 역할을 기초로 한다.
- Neuman(1982) - 의미있는 중재들을 통해 개인, 가족, 그룹들이 전체적인 건강의 높은 수준을 유지하고 달성할 수 있도록 돕는다. 스트레스의 감소가 목적이다.
- Leininger(1991) - 탈문화이론은 간호지식과 실무영역을 통합하며, 돌봄이 중심이 된 전문 지식과 신생 간호과학이 일치된 간호를 제공한다.
- Henderson(1966) - 다른 건강관리자들과 함께 독립적으로 일할 필요성에 역점을 두어 대상자가 가능한 빨리 독립심을 얻는데 도움을 준다.
- Peplau(1952) - 간호사와 대상자 사이의 상호작용이 발전한다.
- Rogers(1970) - 사람들이 고유한 인간으로 발전하는 것을 돕기 위해 간호학의 인류애적인

과학을 통하여 건강의 유지와 증진, 질병의 예방, 질병을 앓거나 장애가 있는 대상자의 간호와 재활을 돕는다.

- Abdellah and colleagues(1960) - 친절과 돌봄으로 개인, 가족, 사회에 서비스를 제공할 뿐만 아니라, 지적이며 충분하게 전문적으로 이 서비스를 잘 제공할 수 있도록 준비한다; 21세기 간호 문제가 포함된다.

노화 이론

몇몇의 이론의 범주는 왜 사람들이 나이를 먹는지 설명하기 위해 발전되었다. 생물학적 이론들(Biological theories)은 인간의 신체가 변화하기 때문에(예: Hayflick theory) 나이를 먹고 죽는다고 설명하고 있다. 생물학적 이론은 다음을 포함한다.

- DNA 오류
- 유리기(free radicals) 축적
- 단백질 교차 결합
- 마모이론
- 세포분열 중지
- 면역이론
- 노폐물 축적이론

심리학적 이론들(Psychological theories)은 노인들이 발달상의 중대한 사건에 다가 갔을때, 생의 마지막에서 지지되는 이론으로 심리학적 이론은 다음을 포함한다.

- Maslow - 자아실현(self-actualization)
- Jung - 자아실현(self-realization)
- Erickson - 통합 대 절망(integrity versus despair)

도덕/영적 이론들(Moral/spiritual theories)은 노인들이 신체의 존재와 죽음에 대해 초월하는 영적인 완전함을 찾게 될 때 지지되어 진다. 다음의 이론을 포함한다.

- Tornstam의 노화초월 이론(theory of gerotranscendence)
- Kohlberg의 자아초월 이론(theory of self-transcendence)

사회적인 이론(Sociological theories)은 노인들이 도움이 되는 역할과 관계가 끝날 때, 죽음에 직면했을 때 설명되어 진다.

- 사회유리 이론(Disengagement theory)은 노인들에 있어 은퇴, 장애, 또는 죽음, 점차적으로 사회에서 물러나는 과정을 통하여 관계가 변화되고 종결될 때 설명된다. 고용

관계와 사회활동은 적어지며, 새로운 관계가 형성되는 동안 이 관계는 이전에 필요한 것처럼 삶의 구성요소가 되지는 않는다.

- 활동 이론(Activity theory)은 사회활동이 성공적인 노화의 필수 구성요소로 포함되고 있다. 사랑하는 사람의 죽음, 장애, 관계의 변화, 또는 질병과 장애로 인해 사회활동을 멈추게 될 때 노화의 속도가 빨라지며 죽음에도 더 가까이 가게 되는 것에 영향을 미치게 된다.
- 지속성 이론(Continuity theory)은 사람들이 중년에서 그 이후의 삶까지 습관, 기호품, 생활양식, 관계를 성공적으로 획득하도록 하며, 노년까지 전략적인 방법을 사용하여 증진시킬 것으로 예측한다.

가족 이론

가족 이론은 인간 행동의 이해와 개인, 가족, 지역사회 및 조직에서의 주요 생활문제를 돕고 관계의 개선을 위한 이론적 틀을 제공한다. 노인기에 있어 주요 인생의 변화는 다음을 포함한다.

- 은퇴
- 이사
- 배우자나 다른 가족 구성원, 친구들의 죽음
- 경제적인 제한

좋은 의사소통으로 효과적인 기능을 하고 있는 가족들은 노인들이 순조롭게 변화할 수 있도록 도우며 우울과 부정적인 영향의 스트레스를 줄일 수 있도록 결정적인 역할을 한다. 기능이 약한 가족 과정은 위기에 적절히 대처하지 못하게 되어 노인들이 떠나게 된다. 이러한 가족의 경우 개인적인 치료보다는 가족 요법으로 더 효과를 얻을 수 있다.

- 중요한 가족 이론들은 Freud와 Browen을 포함한다.

동기부여 이론

동기부여 이론은 일반적으로 직장에서 더 유능한 직원들로 발전시키고 싶은 욕구와 관련된다.

- Herzberg의 위생 요구 이론(hygienic needs theory)은 불안을 피하고 계속적인 좋은 관계, 근무 조건, 급여, 상태, 안전과 만족스런 삶을 유지하려는 개인적인 성취를 달성하는데 초점을 맞추고 있다.
- McGregor의 X-Y 이론은 사람들의 나태와 욕망에 초점을 맞추고 있다.
- Adams의 공정성 이론(equity theory)은 공평의 형태에 초점을 맞추고 있다.
- McClelland의 동기부여 이론은 동기부여의 힘에 집중하고 있다.

노인과 관련된 동기부여 이론은 보다 구체적으로 건강을 개선하는데 필요한 행동 변화에 적용할 수 있으며, 그 예는:

- 금연
- 알코올 금단과 절제
- 영양 변화들
- 체중 감소
- 운동
- 수면 위생

동기부여 이론들은 행동을 변화시키기 위해 동기부여 요소를 결정하는 것이 중요하다. 따라서 최종 결과를 향한 비판적인 결정과 지속적인 피드백은 노인들 사이의 건강 행동을 변화시키는 중요한 요인이다. 동기부여 이론의 연구자들은 동기부여자들이 다음과 같은 잠재력을 가지고 있는 것을 확인하였다.

- 부정적인 행동의 결과를 피하고자 하는 욕구
- 목표의 달성
- 행동의 인식
- 건강 행동 그 자체
- 책임
- 진보 또는 증진
- 개인적인 성장

건강증진 활동들(Health promotion activities)은 이행과 성공을 강화하기 위한 이런 잠재적인 동기부여자들에게 초점이 맞춰져야 한다.

노인들과의 의사소통

노인 대상자들과의 의사소통은 많은 요인들로 인해 종종 이해하기 어려울 때도 있다. 의사소통의 장애는 다음의 간호진단을 이끌어낼 수도 있다.

- 다른 언어들
- 난청
- 연하곤란
- 치매

노인들과 함께 일할 때, 효과적인 의사소통은 필수적이며 건강관리 요원들의 책임이다. 성공적인 의사소통의 결과는 다음을 포함한다.

- 건강관리 요원들과 노인 대상자들은 효과적인 의사소통을 할 수 있다.
- 대상자들은 자신의 의사를 전달하기 위해 대체할 수 있는 의사소통 방법을 활용할 수 있다.
- 대상자들은 건강관리 요원들에 의해 정확하게 이해할 수 있는 메시지를 전달할 수 있다.

효과적인 의사소통을 위한 중재는 다음을 포함한다.

- 대상자의 수용 능력을 평가 - 노인은 당신이 전달하는 것을 이해할 수 있습니까?
- 대상자의 표현 능력을 평가 - 노인들은 자신의 요구와 바램을 전달할 수 있습니까?
- 대상자의 의사소통에 영향을 미치는 다음의 감각장애를 확인한다.
    - 청각장애
    - 실어증
    - 시각장애
- 직접 대상자와 직면하고 천천히 명확하고 간결하게 말한다.
- 노인에게 전달하고 싶은 기술이나 행동을 재연한다.
- 통역 서비스의 필요시 사용한다.
- 필요시 종이, 연필, 컴퓨터 통신을 사용한다.
- 대상자들에게 무엇을 말했는지 반복하도록 요구함으로써 메시지를 이해했는지 확인한다.
- 특히 인지 장애가 있는 노인들에서의 비언어적인 행동에 대해 집중한다.
- 노인들에게 예/아니오를 선택하도록 한다.
- 짧고 간단한 문장으로 쉬운 설명을 한다.
- 신체적인 지시(cues)나 몸짓(gesturing)을 사용한다.
- 혼돈을 줄이기 위해 선택을 제한한다.

알츠하이머협회(2008)는 많은 질문들의 평가와 의사소통 비법을 권하고 있으며, Table 3.2에 제시하였다. 환자의 의사소통의 어려움을 이해하고 의사소통을 촉진하기 위해서는 수용과 표현 능력의 확실한 평가가 필요하다.

T 3.2 언어 장애를 평가하고 의사소통을 용이하게 하기 위한 도구

수용 능력 평가	의사소통을 용이하게 하는 방법
환자가 예-아니오를 이해하고 선택할 수 있는가?	그렇다 혹은 아니다 라는 대답만을 요구하는 단순하고 직접적인 질문을 한다.
환자가 간단한 지시 사항을 읽을 수 있는가?	환자들에게 쉽게 보이는 장소에 지시 사항을 두도록 한다.
환자가 간단한 말로 된 지시사항을 이해할 수 있는가?	짧고, 단순한 문장을 사용하라. 개인의 처리 능력을 강화 시키기 위해서, 한 단계씩의 지시 사항을 이용한다 - 예를 들어, 씻을 시간입니다[미소; 잠시 쉬고]; 도와드리겠습니다. [잠시 쉬었다 진행]. 속어나 관용어구, 미묘한 의미를 쓰지 않도록 한다.
환자가 신체적인 신호로 주어지는 지시 사항을 이해할 수 있는가?	몸짓을 이용한다. 바라는 행동을 재연한다(예: 먹기). 단어를 이해하지는 못해도 신체 언어나 진지함, 분위기는 읽는 경우가 종종 있다는 사실을 명심한다.
환자가 두 가지 대상이나 선택 사항이 제시될 때 선택을 할 수 있는가?	선택을 제한하도록 한다: 너무 많은 선택 사항은 혼란과 좌절을 가져올 수 있다.

표현 능력 평가	의사소통을 용이하게 하는 방법
환자가 올바른 단어를 찾는데 어려움을 겪는가?	환자가 말하려는 단어를 여러분이 확실히 알 경우, 그것을 반복하라. 확실치 않을 경우에는 추측하지 않는다. 그로 인해 환자의 혼란과 좌절이 증가될 수 있기 때문이다.
환자가 문장을 만들거나 논리적으로 생각하는데 어려움이 있는가?	의미 있는 단어와 생각들을 나열하라. 핵심 생각과 발상을 확인하도록 노력하라. 환자를 "완전히 혼란스런 상태에 있는" 사람으로 치부하지 않는다.
환자가 욕을 하거나, 무례하고 공격적인 언어를 사용하거나, 공격적이고 싸우려는 태도를 보이는가?	질책하지 않는다. 말이 아니라 감정에 응답한다. 감정을 확인한다. 잘못된 인지와 배고픔, 목마름, 배변 욕구, 통증 등과 관련된 것을 포함해 충족되지 않은 욕구를 확인한다. ('치매 환자 사정' 을 보고 노력하시오)
환자가 말을 하는 것을 피하거나, 다양한 어조로 의미 없이 중얼거리는가?	비언어적인 의사소통을 읽도록 한다. 선수치는 것이 필요할 수도 있음.

T 3.2 언어 장애를 평가하고 의사소통을 용이하게 하기 위한 도구(계속)

일반적인 의사소통법

- 환자의 기본 언어가 영어가 아닐 경우, 더 효과적인 다른 언어의 여부를 확인한다
  ; 가족에게 묻거나 필요한 경우 통역을 사용한다.
- 청력과 시력장애를 확인한다; 사전에 보조기구(보청기와 안경)의 사용을 묻고 병원에서도 사용할 수 있도록 한다.
- 환자와 대화할 때 주의를 집중시키기 위해 주의산만한 환경을 제거한다.
- 환자의 앞에서 접근하며, 눈을 마주치며, 이름을 물어본 후 침착한 목소리로 이야기 한다.
- 첫째로 이야기하고 잠시 기다린 후 두 번째로 위협적인 느낌을 줄이기 위해 터치한다.
- 구두 테스트나 대상자의 능력을 넘어서는 질문은 피한다.
- 인터폰이 있는 방은 환자에게 혼란을 주거나 놀라게 할 수 있으므로 피하도록 한다.
- 환자에게 당신의 주장을 받아들이도록 언쟁하거나 고집 부리지 않도록 한다.
- 기억력 손상뿐 아니라 의사소통을 어렵게 하는 것들을 인식한다. 예를 들어, 환자의 단기 기억은 몇 분 이내로 "여기서 기다려요" 하는 방향의 이해가 필요한 경우 환자 혼자 있게 하는 것은 위험하다. 마찬가지로 환자에게 전화를 사용하여 돕는 방법을 기대하는 것은 어리석은 일이다. 단기 기억 손상이 심한 환자의 경우, 각 직원들과의 만남에서 처음 만남보다 조금 전 방을 나갔거나 수분이 지난 후 되돌아온 직원을 더 잘 인식한다.

From Alzheimer's Association. Tips for Better Communication. Retrieved March 24. 2008. from http://www.alz.org/living_with_alzheimers_communication.asp

교수-학습 이론과 원리

교육은 지식의 이동에 대해 언급하며, 학습은 지식과 기술의 향상, 또는 행동을 변화시키는 것을 목표하는 교육적인 경험에서 기인한다. 행동주의 이론들은 좋은 행동은 교수-학습과정의 결과로서 즉각적이고 일관적인 긍정적인 피드백에 초점을 두고 있다. 이 과정과 관련된 부정적인 행동은 무시된다. 올바른 행동을 반복 실행하는 것이 중요하다.

인지된 교수-학습 이론들은 인간의 통찰력 개발을 목표로 한 적극적인 학습 방법에 초점을 둔다. 설정과 달성을 목표로 하며 이러한 교수-학습 과정의 기초가 되는 원칙이다.

구조적인 이론들은 효과적인 교육과 학습을 촉진하기 위해 행동주의와 인지적인 조작을 모두 결합한 참여과정을 둘러싸고 있다. 학습을 위한 기초는 학생들의 지난 경험에 의해 만들어진다.

- 비록 노인에 대한 많은 통념들 때문에 건강관리요원들이 노인에 대해 가르치는 것을 피하려고 하지만 노인들이 새로운 지식을 얻는 것은 가능하며 심지어 더 많은 나이에도 행동을 변화시키는 것이 가능하다.

- 노인들은 많은 다양한 교육 경험과 학습 스타일을 가지고 있어 개별화된 교육 전략이 요구된다.
- 노인들의 학습 스타일을 확인하고, 그에 따른 개별적인 방법으로 가르치는 것이 성공적인 교육과 학습을 위해 중요하다.
- 건강정보활용능력(Health literacy)은 기본적인 건강정보와 적합한 건강관리를 위한 서비스에 대한 방법을 알고, 이해하는 개인적인 능력에 따라 결정된다.
- 낮은 건강정보활용능력은 주로 노인들에게 발생하는데 의료서비스의 필요성이 가장 절실하다. 건강정보활용능력은 노인들이 정보를 읽을 수 있을 뿐만 아니라 그들이 읽고 있는 것을 이해하고, 설명을 듣고, 약물치료법을 기대하고, 질문을 전달하게 한다.
- 건강정보활용능력은 노인들에게 투약지침과 건강 중재를 완전히 이해할 수 있는 능력에 영향을 준다.
- 건강정보활용능력은 효과적인 진단 검사를 준비하고, 다음 진료를 예약하고, 건강을 유지하는 대상자의 능력을 방해한다.
- 건강정보활용능력은 건강관리 방법과 치료법들에 중요한 요소이다.
- 명확한 의사소통은 낮은 건강정보활용능력을 가지고 있는 대상자의 건강을 유지하고 돕기 위해 필요한 능력이다.

노인간호학의 오늘

노인인구의 증가로 노인에 대해 교육 받은 유능한 간호사의 수를 증가시켜야 한다는 요구가 커지고 있다. 비록 간호가 자격을 주기 위해 인증 절차를 제공하고 노인 보호의 표준을 발전하게 한 최초의 직업임에도 불구하고, 노인간호는 전문 간호로써 자격을 획득하는데 오랜 시간이 걸렸다. 증가된 많은 수의 간호프로그램들이 노인간호의 교육과정을 제공하거나 프로그램을 통해 최고의 노인간호실무를 통합하는 동안 노인간호는 간호학생들 사이에서 여전히 인기 있는 전문 영역이다.

간호와 노인이 관련된 일부 용어들은 서로 바뀌어 사용되기도 한다.

- 노인병 간호학(Geriatric nursing)은 노인의 건강문제 또는 3차 간호의 요구와 더불어 노년층의 간호를 말한다.
- 노인간호학(Gerontological nursing)은 건강증진, 교육, 질병의 예방(1차 및 2차 간호)를 포함한다.
- 장수간호학(Gerontic nursing)은 비록 일반적으로 알려진 용어는 아니지만, 노인 간호의 이러한 측면을 모두 포함하고 있다.

미국간호협회(American Nurses Association)는 1966년 처음으로 노인간호를 전문분야로 인정했다. 미국간호협회는 1976년 처음으로 노인간호학에 대한 표준화된 실무지침서를 출판하였고, 그 뒤 1987, 1995년에 개정하였다. 노인간호를 전문으로 하는 여러 단체가 조직되었다.

- 1984년 노인간호 과학에 관련된 지식의 성장을 지원하기 위하여 국립 노인간호학기구(National Gerontological Nursing Organization)가 조직되었다.
- 미국노년학회(Gerontological Society of America), 미국노화학회(American Society of Aging), 미국노인병학회(American Geriatrics Society)는 노화의 지식과 연구를 지원하는 각 전문 분야 협력 조직이다.

참고문헌

Abdellah, F. G., Beland, I. L., Martin, A., & Matheney, R. V. (1960). *Patient-centered approaches to nursing*. New York: Macmillan.

Alzheimer's Association. (2008). *Tips for better communication.* Retrieved March 24, 2008, from http://www.alz.org/living_with_alzheimers_communication.asp

Benner, P., & Wrubel, J. (1989). *The primacy of caring: Stress and coping in health and illness.* Kent, OH: Addison-Wesley.

Campinha-Bacote, J. (2003). *The process of cultural competence in the delivery of healthcare services* (3rd ed.). Cincinnati, OH: Transcultural C.A.R.E. Associates Press.

Collaborative on Ethnogeriatric Education. (2000). *Core curriculum in ethnogeriatrics.* Retrieved March 20, 2007, from http://www.stanford.edu/group/ethnoger/target.html

Hartford Institute for Geriatric Nursing. (2000). *Try this: Best practices in nursing care to older adults*. New York: Author. Retrieved March 20, 2008, from http://www.hartfordign.org

Henderson, V. (1966). *The nature of nursing*. New York: Macmillan.

Jackson, J. J. (1985). Race, national origin, ethnicity, and aging. In R. Binstock & E. Shanas (Eds.), *Handbook of aging and social sciences* (pp. 264–268). New York: Van Nostrand Reinhold Company.

King, I. M. (1971). *Toward a theory for nursing: General concepts of human behavior.* New York: John Wiley & Sons.

Leininger, M. (1991). Transcultural nursing: The study and practice field. *Imprint, 38*(2), 55–66.

Neuman, B. (1982). The systems concept and nursing. In B. Neuman, *The Neuman systems model: Application to nursing education and practice* (pp. 3–7). Norwalk, CT: Appleton-Century-Crofts.

Nightingale, F. (1859). *Notes on nursing: What it is and what it is not* [With an introduction by Barbara Stevens Barnum and commentaries by contemporary nursing leaders. 1992, Commemorative edition]. Philadelphia: J.B. Lippincott Company.

Orem, D. E. (1971). *Nursing: Concepts of practice*. New York: McGraw-Hill.

Peplau, H. E. (1952). *Interpersonal relations in nursing*. New York: G.P. Putnam's Sons.

Purnell, L. (2000). A description of the Purnell model for cultural competence. *Journal of Transcultural Nursing, 11*(1), 40–46.

Rogers, M. E. (1970). *An introduction to the theoretical basis of nursing.* Philadelphia: FA Davis.

Rowe, J. W., & Kahn, R. L. (1998). Aging. *Aging, 10*, 142–144.

Roy, C., & Andrews, H. (1999). *The Roy adaptation model* (2nd ed.). Stamford, CT: Appleton & Lange.

Watson, J. (1979). *Nursing: The philosophy and science of caring*. Boston: Little, Brown and Company.

4 사정

Assessment

과거력과 신체검진의 고려사항

건강력

건강사정은 항상 건강력과 함께 시작한다. 이것은 통상 노인과 간호사 사이의 첫 번째 만남이고 그것은 치료적 관계의 시작으로 특징 짓는다. 간호사는 노인 대상자의 신뢰 획득에 초점을 맞춘다. 노인이 급박하게 느끼지 않게 충분한 양의 시간을 건강력에 두어야 한다.

정상적인 노화의 변화는 반응시간의 전반적인 지연의 결과이다. 노인은 기억으로부터 날짜와 세부적인 일을 추려내는데 어려움을 갖는다. 노인으로부터 좋은 건강력을 얻기 위한 다음과 같은 많은 도전들이 있다.

- 나이(노인은 말을 길게 한다)
- 기억
- 축소해서 보고하는 경향
- 의사소통 장애

이전의 내, 외과적인 문제의 자세한 상황을 제공하기 위한 불편감에 대해 좌절을 야기하지 않도록 노인들에게 그들의 건강력에 관해 생각하기 위한 시간을 주는 것은 중요하다. 노인들은 다음과 같은 이유로 특정한 내과적인 정보를 보류시킬 수도 있다.

- 정보를 말하기 너무 힘들 수도 있다.
- 대상자는 그들의 건강문제의 결과를 두려워 할 수도 있다. 고통스런 검사의 기억이나 긴장이 되는 진단의 두려움은 노인이 증상을 축소하도록 야기할 수 있다.
- 대상자는 건강관리시스템이나 그들의 자녀들에 대해 부담을 가질 수도 있고 게다가 질병의 증상을 숨기거나 축소화 할 수도 있다.

건강력은 다음을 포함한다.

- 내과적 과거력
- 외과적 과거력
- 문화적 환경
- 사회적 지지의 자원
- 경제 지지의 자원
- 직업/퇴직 상황
- 교육
- 현재 계획
- 건강촉진을 위한 행동자
    - 흡연
    - 알콜 사용
    - 수면양상
    - 식사(하루동안의 식사 기억)
    - 운동
    - 약초 추가물
- 약물치료(약초 추가물 또는 의사의 처방없는 약물치료)
- 노화의 공통문제의 존재
    - 치매
    - 우울증
    - 근골격장애(골관절염)
    - 감각변화
    - 요로기능
    - 의료정보 이해능력

체계를 철저히 점검해야 한다.

- 심혈관계
- 호흡기계
- 말초혈관계
- 피부계
- 위장계
- 비뇨생식계
- 근골격계(보행)
- 신경계(감각 포함)

노인에서 질병의 증상을 예측하고 기능과 인지에 대해 사정하라.

- 갑작스런 기능의 쇠퇴 또는 일상생활(목욕하기, 옷 입기, 화장실 사용하기, 먹기, 이동하기, 보행)을 독립적으로 완벽히 수행하는 활동 능력에 대한 변화는 종종 노인의 생리적 질병 발병의 신호이다. The Katz Index(1970)는 노인의 기능을 사정하기 위해 많은 건강 관리 시설에서 넓게 사용되었던 뛰어난 기능 사정도구이다.
- 섬망으로 알려진 인지상태의 급격한 변화는 첫 번째로 나타나는 노인 질병의 표시이다. 이것은 인지적 손상이 있는 노인과 인지적 손상이 없는 노인 모두에게 사실이다. 왜냐하면 변화된 인지상태는 흔히 노인들에게서 일어나는 질병 증상의 하나이고, 인지사정은 Mini-Cog가 적절한 것으로서 효과적이고 신뢰할 만한 도구로 사용되기 때문이다(Figure 4.1).

F 4.1 The Mini-Cog and Mini-Cog 점수 계산법

적용

1. 환자에게 주의 깊게 듣게하고 관계없는 세 단어를 기억해서 그 단어들을 반복해라.
2. 환자에게 이미 원시계가 그려진 종이든지 빈 종이든지 시계 정면을 그리도록 지시한다. 그 후에 환자가 시계에 숫자를 그려 넣은 후 그 또는 그녀에게 정확한 시간을 읽을 수 있도록 시계의 바늘을 그리도록 요청한다.
3. 환자에게 이전의 진술했던 세 단어들을 되풀이 하도록 한다.

평가

시계그리기 테스트 후에 각각 기억된 단어에 대하여 1점을 준다.

세 단어를 전혀 연상시키지 못한 환자는 치매로 분류된다(점수=0).

세 가지 단어를 모두 기억한 환자는 치매가 아닌 것으로 분류된다(점수=3).

하나 또는 두 개의 중간 단어를 회상하는 환자는 시계그리기 테스트에 근거하여 분류된다.

(비정상 = 치매 ; 정상 = 치매 아님)

만약 모든 숫자가 정확한 순서와 위치하여 요구된 시간에 바늘이 놓이게 되면 CDT는 정상으로 간주된다.

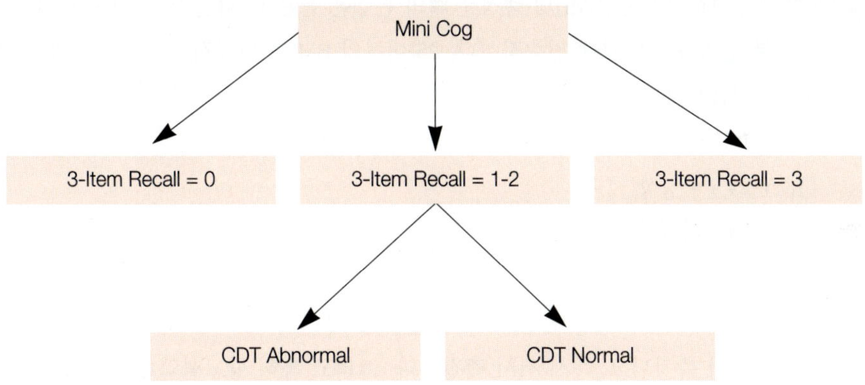

From "TheMini-Cog, A Cognitive" Vilal Signs'Measurefor DementiaScreeningin Multi-lingual Elderly 'byS.Borson.J. Scanlan. M.Brush. P.Vilallano.andA. Dokmak.2000. International Journat of Geriatric Psychiatry 15(11). pp. 1021-1027. CopyrightJohnWiley& SonsLimited. Reproducedwith permission

신체사정

머리에서 발끝까지 신체적 검사가 수행되는 전체적인 신체검진과 건강력이 뒤따라야 한다. 이것은 진단을 내리기 위해 객관적인 자료를 어떻게 취해야 하는가이다.

환자의 활력징후를 측정한다.

- 체온: 노인의 광범위하게 다양한 감염의 반응이다. 어떤 노인들은 체온이 올라가는 것으로 반응하고 다른 이들은 발열 반응 없이 진행적인 감염으로 나타난다. 열은 노인사이에서 애매할수 있는데 그 이유는,
  - 열생산 감소와 발열원의 반응감소
  - 낮은 기초 체온
  - 손상된 면역력
  - 열과 냉을 조절하는 능력의 손상
- 분당 60~100회의 맥박: 비규칙적인 리듬을 기록하고 필요하면 심전도 테스트를 시행하라.
- 호흡(분당 12~18회)
- 몸무게, 키, 체질량 지수(BMI)의 측정은 뼈의 손실은 물론 더 나은 영양 비교를 위한 기준선과 수분 섭취량의 발달에 필수적이다. 25 이하의 BMI는 이상적으로 간주된다. BMI 매개변수는 다음과같다. :
  - 18.5 이하 = 저체중
  - 18.5~24.9 = 정상
  - 25~29.9 = 과체중
  - 30 이상 = 비만

- 혈압은 앉아서 측정되고, 즉시 서서 측정된다. 그리고 특히 항고혈압제를 복용하는 중이라면 1분 동안 서 있는 자세로 측정된다. 20 mmHg 이상의 혈압 감소는 병리적 고혈압을 가리킨다. 그리고 추후 평가가 요구된다. 혈압판독은 the Seventh Report of Joint National Committee on prevention, Detection, Evaluation, and Treatment of High Blood Pressure(JNC-VII) 혈압 지침을 따른다(Table 4.1). 그것은 고혈압 관리를 위한 기본 전략을 따를 수 있는 마음을 유지하는데 도움을 준다.
  - 혈압이 너무 높아지기 전에 혈압을 평가하고 관리해라.
  - 50이 넘은 사람에게 수축기압은 중요하고 효과적으로 관리되어야 한다.
  - 2개 또는 그 이상의 항고혈압제 복용은 종종 조절을 유지하는데 필수적이다.
  - 지속적인 평가는 종종 필요하고 그래서 치료 간호사와 대상자의 관계 유지는 필수적이다.

T4.1 혈압지침

혈압 분류	수축기 혈압 (mmHG)		이완기혈압 (mmHG)
정상(Normal)	<120	and	<80
고혈압전단계(Psehypertensive)	120-139	or	80-89
1단계 고혈압(Stage I hypertension)	140-159	or	90-99
2단계 고혈압(Stage II hypertension)	≥160	or	≥100

From Seventy Report of the Joint National Committee on Prevention, Detection, Evaluation, and Treatment of High Blood Pressure, by U.S. Department of Health and Human Services, National Institute of health National Heart, Lung, and Blood Institute National High Blood Pressure Education Program, NIH Publication No. 04-5230, August 2004.

활력징후에 더하여 머리에서 발끝까지 신체사정은 다음의 측정을 포함한다.

- 피부
  - 혈관종
  - 기미
  - 해롭지 않은 노쇠한 주근깨
  - 염증을 일으키는 섬유종
  - 각질섬유, 암 전구증상, 암
  - 대상포진
  - 욕창성궤양
  - 탈수
- 모발 성장과 손톱
  - 균등
  - 모발 성장의 감소
  - 손톱의 진균 감염
- 머리와 목
  - 병리장애와 외상
  - 백내장 평가
  - 노환의 표시(각막 주위에 회색빛을 띄는 호, 각막에 지질이 쌓임으로써 발생함, 반드시 고지혈증과 관련되지 않음)
  - 시각의 예민화
  - 중심시력(정확하게 세밀한 것을 보는 능력, 읽는 능력, 얼굴을 인식하는 능력) 백내장과 황반변성의 평가(노인들의 시력감소를 이끄는 요인)와 비정상적인 결과의 사후점검을 위한 안과의사의 견해

- 고막과 귀에서의 빛의 반사 확인
- 감염의 증상과 표시, 그리고 부드러움을 위해 코를 촉진한다.
- 정상이 아닌 구개파열을 검사하고 입과 치아 장애의 더 나은 관리를 위해 치과의에게 의뢰
- 갑상선의 비대와 결절을 촉진

• 심장과 폐
  - 목의 심혈관과 경정맥을 검사한다: 그들은 반드시 대칭적이고, 뛰지 않고, 팽창하지 않고, 잡음의 부재, 갑작스러운 소리여야 한다.
  - 심첨에서의 심장의 시작을 검사하고 청진한다. 처음 두 개의 심장 소리는 청진되어야 하고 갑작스러운 소리, 잡음, 리듬과 맥박은 기록되어야 한다.
  - 잡음(결손이 있는 심장 평가)은 아마도 악성이 아니거나(징후와 증상과 관련이 없는) 다음과 관련된다.
    - 숨 가쁨
    - 경정맥의 비대
    - 호흡곤란, 최소의 활동에서의 발한
  - 폐를 조사하고 촉감진탕음과 동등한 확장을 위해 촉진하라.
  - 폐기종 또는 dullness(정상 폐조직이 체액이나 고형 조직으로 대체됨을 의심)의 폐 부분을 두드려라.
  - 말단에 있는 주변 맥박, 온기 및 색깔을 평가하라.

• 근골격계
  - 보행을 평가하라.
  - 행동의 연결 범위, 부드러움, 염발음을 평가하라.
  - 턱관절에서 시작하고 발목과 발가락의 아래쪽에서 시작한다.
  - 각각의 관절, 뼈 근육체계의 비정상, 부드러움, 대칭적 평등, 강도와 운동범위를 평가하라.

• 복부
  - 비정상적인 상처, 맥박, 팽창을 점검하라.
  - 모든 네 개의 상하악에서의 장음을 청진하라.

• 비뇨생식기
  - 여자 노인은 공통적인 노화에 따른 유방과 산부인과적 비정상의 평가를 위해 산부인과 의사에게 진료를 계속해야 한다.
  - 남자 노인은 전립선의 비대 또는 암 검사를 해마다 해야 한다.

- 임상검사
  - 노인의 평가에서 임상검사의 적절한 사용은 나이에 따르는 정상 범위의 지식과 간호사의 대상자의 건강과 투약력의 인식을 요구한다.
  - 노인의 사정에서 일반적으로 사용되는 임상검사는 Exribit 4.1에서 제공된다.

E4.1 노인사정에 사용되는 일반적 임상검사

콜레스테롤: 총콜레스테롤(TC), 고밀도 지단백(HDL)과 저밀도 지단백(LDL)

정상범위

TC < 200 mg/dl

HDL > 50 mg/dl

LDL < 100 mg/dl

순환 콜레스테롤의 양을 측정한다. 이는 고지혈증 예방에서의 약물관리 뿐만 아니라 심혈관계 질환의 위험에 유용한 지표이다.

전혈구측정(CBC): hemoglobin(Hg), hematocrit(Hct), 백혈구(WBC)

정상범위

남자

Hg 13~18 g/dl

Hct 45~52%

여자

Hg 12~16 g/dl

Hct 37~48%

WBC 4,300~10,800 cells/mm^3

감염에 있어서 적혈구의 산소 운반 능력과 백혈구의 역할을 결정하기 위해서 적혈구(Hg, Hct, ESR) 기능과 백혈구의 기능(leukocytes)을 검사하라.

약물 반응(예: digoxin, dilantin, phenytoin, theophyllin, lithium)

참고치를 위해 개별검사를 보시오.

검사의 수집은 몸에 있는 특정 약물의 수준 측정을 위해 사용된다. 투약용량의 관리에 효율적이다.

Glucose and hemoglobin A1C(HgA1C)

정상범위

Glucose(fasting) 70~105 mg/dl

HgA1C < 8%

노인의 혈당수준과 당기능에 대한 혈당관리약물의 효과를 평가하기 위해 사용된다.

E4.1 노인사정에 사용되는 일반적 임상검사

철(Fe)

정상범위

Serum iron 35~165 ug/L

헤모글로빈에서의 역할과 적혈구 기능을 한다. 철분 감소는 철결핍성빈혈로 진단한다.

international normalized ratio(INR)

정상범위

INR 2~3

혈액 응고 능력을 측정하라. 와파린(wafarin) 치료의 반응을 평가하기 위해 종종 사용된다.

신 기능 검사와 크레아티닌

정상범위

BUN 10~20 mg/dl

남자

Serum creatinine(CR) 0.6~1.2 mg/dl

여자

Serum CR 0.5~1.1 mg/dl

일반적으로 노인의 신기능의 평가에 사용한다.

간기능검사

참고치를 위해 개별검사를 보시오.

정상과 비정상의 간기능 평가에 사용된다.

전립선특이항원

정상범위

PSA < 4 ug/L

병리적인 전립선 활동의 조기증상 발견에 사용된다. 예를 들어, 양성전립선비대나 전립선암 등의

갑상선기능검사(T3,T4, TSH)

정상범위

T3 75~220 ng/dl

T4 4.5~11.2 ug/dl

TSH 0.4~4.2 uU/ml

갑상선 문제가 노인들에게 일반적이기 때문에 이 검사들은 갑상선 기능을 결정하는데 자주 사용된다.

비타민 분석

참고치를 위해 개별검사를 보시오.

몸의 비타민 기능을 위한 검사이다. 비타민 X처럼 비타민은 모든 신체적 체계의 기능에 필수적인 역할을 한다.

정상적인 노화

정상적인 노화는 필연적이고 되돌릴 수 없는 것으로 간혹 간주된다. 그럼에도 불구하고 노인들 사이에서 발생하는 나이에 따른 변화에서 많은 변이성이 있다. 개인적인 노화는 피할수 있고 가역적인 많은 요인에 의해 영향을 받는다. 간호사가 노화와 관련된 정상적인 신체변화를 이해하는 것은 중요하다. 그렇게 함으로써 간호사는 비정상적인 변화 또는 신체기관 조직의 변화의 차이점을 차별화 하는 능력이 있어야 한다. 이러한 변화는 다음의 필수적인 간호 중재와 함께 논의된다.

심혈관계(Cardiovascular System)

- 심장은 더 비대되고 흉곽에서 더 많은 공간을 차지한다.
- 심장의 기능적인 근육 부피의 양이 감소한다.
- 순환체계를 통하여 박출되는 혈액의 양은 감소한다.
- 갑작스런 S4 심음이 더 분명히 나타난다.
- 조기 수축과 부정맥이 발생할 수 있다.
- 혈류 흐름이 늦어진다.
- 상처 치료가 지연되고, 약물효과, 신진대사, 분배가 지연된다.
- 노인들은 종종 낮은 이완기 혈압을 경험한다.
- 노인들은 종종 증가되는 맥압을 경험한다.
- 변화가 정상적일 수 있지만 노인들 또한 심혈관계 평가를 나타내는 심근증(cardiovmy-opathy)을 나타낼 수 있다.
- 심장과 혈압에 대한 긴장을 감소시키기 위해 운동의 역할에 관해서 환자 교육을 제공해라.
- 심잡음(S4)은 그 영향을 결정하기 위해 검사를 더 요구할 수 있다.
- 피곤함, 가쁜호흡(SOB), 호흡곤란(DOE), 어지러움, 흉통, 두통, 갑작스런 체중 증가, 그리고 인지기능의 변화 혹은 인지는 모든 완전한 평가를 요구한다.
- 약이 투여될 경우 효과에는 더 많은 시간이 걸릴 수 있다.
- 이완기 혈압 감소는 뇌졸중의 위험이 있다.

말초혈관계(Peripheral vascular System)

- 말초혈관저항(혈액의 심장과 폐로의 귀환이 힘들다)이 증가한다.
- 정맥의 판막은 효과적으로 기능하지 못해서 부종을 형성한다(비병리적).
- 나이, 식이, 유전과 운동의 부족은 비병리적인 것에서 병리적(죽상동맥경화증과 동맥경 화증)인 것으로 전환 될 수 있다고 환자에게 알려줘라. 그것은 심혈관질환(CVD)을 야기할 수 있다.

- 죽상경화증과 동맥경화증을 예방하는 물질과 함께 콜레스테롤 수치를 관찰해야 한다.
- 운동은 콜레스테롤 수치를 낮추게 한다고 환자에게 알려주어라.
- 환자의 심장 변화의 진행을 느리게 하기 위한 수단으로 올바른 투약, 운동프로그램과 식이요법을 토의하라.

호흡기계(Respiatory System)

- 폐활량 감소
- 폐탄성 감소
- 뼈의 수분과 칼슘의 감소는 흉곽을 딱딱하게 한다.
- 섬모수 감소
- 기침반사 감소
- 청진이 어려우므로 조용한 환경에서 모든 폐 영역을 청진해야 한다.
- 오염물질과 흡연은 섬모를 나쁘게 한다는 정보를 알리고, 금연중재가 다음과 같은 형태로 필요할 것이다.
    - 행동적 관리부분
    - 지지그룹
    - 니코틴 대체 요법
    - 항우울제 투약(Wellbutrin)
- 노인에서 질식에 대한 중재를 시행하라.
- 폐기능을 자주 사정하라.
- 규칙적인 운동을 격려하라.

피부계(Integumentary System)

- 피부는 더 얇아지고 더 부서지기 쉽다.
- 피부는 건조하고 탄력성을 잃는다(주름).
- 땀샘은 작아져서 땀이 더 적게 난다.
- 피하지방과 근육층은 감소되기 시작하고, 충화가 적어져 더 쉽게 멍든다.
- 건성이 흔하다.
- 피부 찢어짐이 흔하다.
- 손톱과 발톱이 두꺼워지고 부서지게 된다.
- 머리카락은 회색이 되고, 얇아지고, 가늘어진다.
- 얼굴의 잔털은 여성에서 발달한다.
- 체모는 여성과 남성에게서 감소한다.

- 선크림의 사용을 증가시키고, 태양에 과다노출 되는 것을 피하도록 환자에게 말하라.
- 피부를 건조시키는 비누의 사용은 피하고 목욕 후 로숀을 사용하라.
- 패딩으로 발뒤꿈치와 팔꿈치와 같은 고위험 부위를 보호하라.
- 효과적인 발 관리를 위하여 발병 전문가에게 환자를 의뢰하라.
- 노인의 외모를 유지하도록 도와라.

위장관계(Gastrointestinal System)

- 염증 있는 잇몸, 치주질환, 예민한 치아, 치아 손상은 젊었을 때 부적절한 염소와 구강관리로 인해 흔하다.
- 감소된 식도의 연동운동은 삼키기를 어렵게 만든다.
- 노년환(각막주변의 링)이 나타날 수 있다.
- 노년기 초기에 눈의 기준 사정을 하도록 하여 매년 안과검진을 추후검사 하도록 하라.
- 위장관의 연동운동의 감소. 위산생성과 영양의 흡수
- 노폐물 배출의 어려움(변비)
  - 노인의 저작능력을 사정하라.
  - 추가로 노인 구강평가가 필요하다면 의뢰하라.
  - 노인들의 식습관을 변화시키는데 도움을 주어라.
  - 영양상태를 자주 사정하라.
  - 노인의 수분섭취를 격려하라
  - 식사에 섬유소의 부피를 추가하라
  - 운동권장
  - 관장과 완화제는 아마도 심한 상황에서 주어진다.
  - 필요하면 장 습관 훈련프로그램을 실시한다.
  - 최악의 경우, 영양의 소화흡수를 강화하기 위해 외과적 수술이 적합할지도 모른다.
- 분변매복(일차적 원인은 변실금이다) 원인은 다음과 같다.
  - 다량의 약물(칼슘채널차단제, 철분)
  - 진정제 사용
  - 부동
  - 적은 수분섭취
  - 세가지 질병(섬망, 우울과 치매)

- 설사의 불수의적인 누출(변실금) 원인은 다음과 같다.
  - 괄약근의 조절 감소
  - 운동 감소
  - 항문관의 감각저하
- 변실금의 합병증
  - 홍반출현
  - 사회적 고립
  - 우울증
  - 낙상위험
  - 욕창

비뇨기계(Urinary system)

- 신장은 네프론과 사구체의 감소를 나타낸다.
- 방광근과 용적이 감소한다.
- 요실금은 정상적인 노화의 변화는 아니지만 종종 정상적인 변화의 반응에서 발생한다. 요실금 종류는 다음을 포함한다.
  - 긴장성
  - 긴박성
  - 역류성
  - 일시적
- 요실금 위험인자는 다음과 같다.
  - 부동
  - 인지장애
  - 약물
  - 변비
  - 당뇨
  - 뇌졸중
- 다음과 같은 요실금의 합병증 사정하기
  - 낙상
  - 피부자극
  - 사회적 고립
  - 우울증
- 적절할 때 케겔 운동(kegel exercise) 사용을 교육하라.
- 필요할 때 소변훈련을 실시하라.

성/생식기계(Sexual/Reproductive system)

- 전반적으로 남자에 있어서 테스토스테론, 여자에게 있어서는 에스트로겐, 프로게스테론, 안드로겐 감소가 있다.
- 성적 사정(sexual assessment)을 수행한다.
- 노인이 성에 대해 토론할 때 편안함을 느끼도록 돕는다.
- 여자
  - 난소에서 난포의 고갈이 발생한다.
  - 자연적으로 유방조직은 지방조직으로 대체된다.
  - 대음순 위축
  - 질점액의 분비감소
  - 질구가 짧고 좁아진다.
  - 오르가즘의 수축 강도의 감소
  - 오르가즘 단계의 감소
  - 인공적인 질 점액 분비물은 정상적인 노화 변화에 대응하도록 도움을 줄 것이다.
- 남자
  - 발기와 사정을 위해 오랜 시간이 필요할 수 있다.
  - 발기까지의 시간 증가에 대해 남자에게 정보를 준다.
  - 구강 발기 물질의 유용성에 대해 의논하라.

감각계(Sensory system)

- 시각
  - 시력의 쇠퇴
  - 자극에 반응하는 동공의 축소 능력이 감소된다.
  - 말초 시각이 감소한다.
  - 수정체의 탄성 감소로 노안(presbyopia)이 흔하고, 가까운 물체와 빛에 재초점화하는 수정체의 능력이 감소된다.
  - 눈의 수정체가 노랗게 된다.
  - 노인환(Arcus senilus: 각막주변의 띠)이 나타날 수 있다.
  - 노인에게 노인초기에 눈 평가의 기준선을 갖도록 하고 눈검진을 매년 시행하도록 한다.
- 청력
  - 딱딱한 귀지의 양이 증가한다.
  - 청력의 변화가 흔하다.
  - 귀지 제거가 필요할 수도 있다.

- 청력을 전달하는 고주파 감각 뉴런의 점차적인 감소로 노인성 난청이 흔하다.

• 미각과 후각
  - 미뢰가 30% 감소한다.
  - 미각과 후각에 대한 과거력을 철저히 조사한다.
  - 코와 입의 신체검진을 시행한다.
  - 달고 짠 음식으로 과잉 보상하는 것을 피하기 위해 식이 중재를 시행한다.

신경계(Neurological system)

• 전체 뇌 무게가 감소한다.
• 백질에 대한 회백질 비율의 변화가 있다.
• 신경원의 감소가 있다.
• 노인성 반점의 수가 증가한다.
• 뇌혈류가 감소한다.
• 경미한 기억력 감소가 흔하나 인지 손상이 노화의 정상적인 변화는 아니다.
• 노인이 활동적인 신체와 마음을 유지하도록 돕는다.
• 노인이 인지적인 활동에 참가하도록 격려한다.

참고문헌

Borson, S., Scanlan, J., Brush, M., Vitallano, P., & Dokmak, A. (2000). The Mini-Cog: A cognitive "vital signs" measure for dementia screening in multi-lingual elderly. *International Journal of Geriatric Psychiatry, 15*(11), 1021–1027.

Katz, S., Dow, T. D., Cash, H. R., & Grotz, R. C. (1970). Progress in the development of the index of ADL. *The Gerontologist, 10*(1), 20–30.

U.S. Department of Health and Human Services, National Institute of Health National Heart, Lung, and Blood Institute National High Blood Pressure Education Program. (2004, August). *The seventh report of the Joint National Committee on Prevention, Detection, Evaluation, and Treatment of High Blood Pressure.* NIH Publication No. 04-5230.

5 건강증진

Health Promotion

노화의 병리적인 변화는 노년기 초기에 습득된 건강 실천 부족으로 나타날 수 있다. 질병관리센터(2004)는 2000년 미국에서 가장 흔한 사망 원인이 흡연, 빈약한 식단, 신체활동의 부족, 알코올 소비, 미생물이었다고 보고하였다. 나이가 들어감에도 불구하고, 노인들은 몇 년 후까지도 여전히 건강 증진 활동으로부터 이득을 취할 수 있다. 사실 건강 증진은 유년시절만큼 노년기에서도 중요하다. 노인은 그들의 영양수준을 개선하고, 운동을 시작하고, 밤에 잠을 더 잘 자고, 그리고 그들의 전반적인 건강과 안전을 개선 하지 못할 정도로 너무 늙은것은 아니다.

예방 수준

일차 예방

일차 예방은 발생하는 질병이나 질환을 예방하기 위한 평가를 하고 있으며 이는 다음과 같다.

- 금연
- 알콜 소비 제한
- 좋은 영양
- 운동
- 적절한 수면
- 안전한 생활양식
- 면역 강화

이차 예방: 선별검사

이차 예방은 더 쉽게 효과적으로 치료하고 치유하기 위해 초기 단계에서 질병의 존재를 발견하기 위해 시행하는 방법과 시술로 언급된다. 보통 유방 조영술, 고혈압 선별검사, 전립선 특이 항원 혈액 검사는 이러한 형태의 선별검사의 몇 가지 예이다.

초기 단계에서 질병을 발견하는 전략은 매년 신체검진을 포함하고 있다; 종양 표지자, 콜레스테롤, 높은 치료율이 있는 질병에 대한 혈액검사와 내적인 문제의 존재를 확인하는 영상학적 진단을 말한다. 이차 질환 특히 초기 발견 안내서는 Table 5.1에 나열되어 있다.

삼차 예방(질병 관리)

삼차 예방은 질병이나 그런 상태가 진단된 후 질병이나 그와 같은 상황에도 불구하고 최적의 건강과 안녕 수준으로 대상자를 되돌리기 위한 시도로서 필요하다. 뇌졸중 후에 시행되는 신체적, 직업적, 언어 병리적 서비스는 삼차 예방 전략의 전형적인 예이다.

노인의 건강 증진 장애요인

- 노인의 건강증진의 이점에 대한 오해
- 병리적 질환과 정상 노화의 분리
- 동기부여의 변화(3장 동기부여 이론 참조)
- 건강 증진 행위에 대한 보상의 결여

알코올 사용

알콜 의존과 알코올 중독은 노인에서 다음과 같은 부정적인 효과를 포함하고 있다.

- 기능
- 인지
- 건강
- 삶의 질

알콜 사용은 노인에서 접근하기 어렵다.

- 노인에서 알코올 사용의 증상은 의식 상태와 기능에서의 변화를 포함하는데 그것은 섬망, 치매, 우울과 흡사할 수도 있다.
- 노인은 더 이상 노동인구가 아니며, 일상 수행의 어려움으로 알코올 사용이 흔히 발견된다.

T5.1 노인을 위한 이차 예방 전략

주기적인 건강검진에 대해 고려해야 할 중재와 권고	*사망 유발 요인* *심장 질환* *악성 신생물(폐, 결직장, 유방)* *뇌혈관 질환* *만성 폐쇄성 폐질환* *폐렴과 독감*

일반인에 대한 중재

감별검사 혈압 키와 몸무게 대변 잠혈 검사[a]와 또는 S상결장경 검사 유방조영술과 임상 유방 검진[b](여자 69세 이상) Pap 검사(여자)[c] 시각 감별검사 청력 손상에 대한 사정 음주 문제에 대한 사정	*손상 예방* 무릎과 어깨 벨트 오토바이와 자전거 헬멧[d] 추락 예방[d] 소화기의 안전한 보관 또는 제거[d] 흡연 검출기[d] 뜨거운 물을 130℉ 또는 그 이하로 셋팅[d] 가족들의 심폐소생술 훈련
상담 *물질 남용* 금연 운전, 수영, 보트 등[d]을 타는 동안 알코올이나 약물사용 피하기	*구강 건강* 구강 관리 제공자에게 규칙적인 방문[d] 치실, 매일 불소치약으로 이 닦기[d]
식이와 운동 지방과 콜레스테롤 줄이기: 열량 균형 유지하기: 곡류와 과일 야채 섭취 강조하기 적절한 칼슘 섭취(여성) 규칙적 신체 활동[d]	*성적 행위* STD 예방: 고위험 성행위[d]를 피하라: 콘돔사용 *면역* 폐렴 쌍구균 백신 독감 파상풍-디프테리아 촉진제 *화학적 예방법(chemoprophylaxis)* 폐경기 여성에게 호르몬 예방법 토의하기

T5.1 노인을 위한 이차 예방 전략(계속)

고위험 인구에 대한 중재	
시설에 수용된 사람들	잠재적 중재(자세한 고위험: high risk[HR] 정의를 보라)
만성적 내과적 상태: 결핵 접촉; 저소득; 이민자; 알콜	PPD (HR1): A 형 간염 백신 (HR2): amantadine/rimantadine (HR4)
75세 또는 그 이상이나 낙상 위험 요소를 가진 70세 또는 그 이상인 사람들	PPD (HR1) 낙상예방 중재 (HR 5)
심혈관 질환 위험 요소	콜레스테롤 감별검사를 고려하라 (HR8)
피부암 가족력: 반점(nevi): 맑은 피부, 눈, 머리카락	과한 한낮의 태양을 피하라. 보호 의복을 착용하라[d].
미국 원주민/알래스카 원주민	PPD (HR1): A형 간염 백신 (HR2)
개발도상국으로의 여행자들	A형 간염백신 (HR2): B형 간염 백신 (HR8)
혈액 수혜자들	HIV 검사 (HR3): B형 간염 백신 (HR8)
고위험 성 행위자	A형 간염 백신 (HR2): HIV 검사 (HR3): B형 간염 백신(HR 8): RPR/VDRL (HR9)
길거리 마약 또는 주사제 사용	PPD(HR1): A형 간염 백신 (HR2): HIV 검사 (HR3): B형 간염 백신 (HR8): RPR/VDRK (HR9): 감염 위험을 줄이기 위해 조언하라 (HR 10)
건강 관리자/ 검사자	PPD(HR1): A형 간염 백신 (HR2) amantadine/rimantadine (HR4): B형 간염 백신 (HR8)
수두에 걸리기 쉬운 사람	수두 백신 (HR11)

[a] 매년

[b] 유방 조영술은 매 1~2년 마다. 매년 임상 유방 검진과 함께 1~2년마다 유방조영술

[c] 성적 활동을 하는 모든 여성은 자궁 경부를 : 최소 3년에 한번. 만약 이전 정규 감별 검사에서 지속적으로 정상 결과로 나왔다면 65세 이후 검사는 중단하도록 고려해라

[d] 이러한 행위에 영향을 주는 임상의의 상담 능력은 입증되지 않았다.

주의: 2007 메디케어와 메디케이드 서비스를 위한 미국 보건당국의 *임상 예방의 안내서*에서 각색되었다. 2008. 3. 23일 정정되었다. http:odphp.osophs.dhhs.gov/pubs/guidecps/PDF/Frontmtr.pdf

알코올 중독은 노인이 신체적으로 독소를 분해할 수 없고 젊은 사람보다 효과적으로 알코올을 배설할 수 없기 때문에 노인에서 큰 문제이다. 알코올 사용의 사정은 CAGE 설문지와 같은 도구를 사용하여 가장 효과적으로 이루어질 수 있다.

- 음주를 중단하려고 시도한 적이 있는가?
- 다른 사람이 당신에게 음주하는 것에 대하여 질문할 때 귀찮아진 적이 있는가?
- 음주에 대하여 죄책감을 느낀 적이 있는가?
- 눈 뜨자마자 아침에 알코올 사용을 한 적이 있는가?

알코올 문제로 치료를 받고 있는 노인들은 긍정적인 건강 결과를 성취 할 수 있다. 사실 노인이 그들의 알코올 중독에 대한 치료를 받을 때 그들의 예후는 젊은 사람에게 한 것보다 더 좋다. 노인에서 알코올 남용이 의심될 때 즉시 그들의 효과적인 치료를 위하여 적절한 프로그램에 의뢰하는 것이 필요하다(예를 들어, 알코올 집단 또는 입원이나 외래 환자의 해독 및 치료 프로그램). 정상적이고 병리적인 노화와 관련된 급성 알코올 금단 증상 동안 노인에게 특별한 치료가 적용되어야 한다.

흡연

흡연은 노인에서 심혈관 및 호흡기 질환과 암에 제한되지 않고 그것을 포함한 여러 가지 해로운 영향을 준다. 현재 노인 집단은 그들의 성인기 전생애동안 잠재적으로 흡연했던 첫번째 사람들에 속한다. 노인들이 노인의 나이에도 금연의 이점을 경험하는 것은 가능하다. 노인은 흡연이 원인이 되었던 몇 가지 유해성을 경험하기 쉬웠기 때문에 젊은 사람들보다 금연하는데 더 동기부여가 될 수도 있다는 점에서 중요하다. 금연중재는 다음을 포함한다.

- 행동 관리 부문
- 지지 그룹
- 니코틴 대체 요법
- 항우울제 투약(Wellbutrin™)

영양과 수화(Hydration)

노인 식사의 약 20%가 부적절한 것으로 평가되었다. 노인은 영양에 관한 많은 위험 요소가 있다. 이는 다음을 포함하고 있다.

- 정상 노화는 노인을 영양결핍 위험에 놓이게 한다.
- 병리적 질환
- 후각, 시각, 미각의 감소와 매우 잦은 치과적 문제
- 고지방과 콜레스테롤과 같은 일생동안의 식습관
- 미각과 후각의 감각 감소는 영양불량으로 이끌 수 있는 식욕 감소를 초래할 수 있다.
- 한정된 수입
- 구매 식품 이동의 결여
- 사회적 고립

성장실패(failure to thrive, FTT)는 설명할 수 있는 의학적 진단이 부재할 경우 영양실조를 경험하는 대상자를 묘사하기 위해 사용되는 증후군이다. 성장실패는 종종 다음과 같은 것들과 함께 발견된다.

- 탈수
- 손상된 인지
- 치매
- 손상된 거동
- 일상생활에서 최소 두 가지 활동의 어려움
- 방치

영양 사정은 다음과 같은 것을 사용할 수 있다.

- 24시간 회상
- 영양 사정 서식(Figure 5.1)

영양 증진 중재는 다음을 포함한다.

- 좋은 영양에 관한 환자 교육과 강화(교육과 학습에 대한 이론과 원칙의 토론에 대해 3장을 보라).
  - 제시된 자원은 MyPyramid 음식 가이드이다(Figure 5.2).

운동

질병을 예방하고 건강을 증진시키는데 있어 규칙적인 운동의 역할은 강조해도 지나치지 않다. 규칙적인 운동은 다음과 같은 결과를 낳는다.

- 변비 감소
- 수면 증진
- 혈압 감소
- 콜레스테롤 수준 감소
- 소화 증진
- 체중 감소
- 사회화 기회 강화
- 통증 조절 증진
- 환경변화에 반응하는 체온 조절력 증가
- 저체온 위험 감소

노인에서 많은 운동의 이점에도 불구하고 일반적으로 운동의 양은 나이에 따라 감소한다. 운동 증진의 중재는 노인이 즐기고 참여하는데 동기화 될 수 있는 운동 프로그램을 선택하도록 돕는 것을 포함한다. 운동 프로그램의 예는 다음을 포함한다.

- 걷기
- 수중운동
- 체력 훈련
- 요가

수면

밤 동안 잠이 들거나 자는데 관한 어려움은 노인들에서 가장 흔한 불편감 중의 하나이다. 많은 노인들이 잠들기 어렵고 자주 밤 시간 동안 깬다고 보고했다. 노인의 약 절반이 한번 또는 그 이상 수면문제를 보고했다. 수면 장애의 핵심 지표는 다음을 포함한다.

- 잠들거나 또는 밤 시간에 깬 뒤에 잠들기 어려워 지연된 시간
- 주간의 피곤함 또는 졸림

수면 양상은 정상 그리고 병리적 노화에 의해 영향을 받는다. 수면 사정은 성공적인 수면 관리의 첫 번째 핵심이다(Exribit 5.1). 수면 중재는 다음을 포함한다.

- 주간동안 신체활동을 증가시켜라.
- 밤 동안 더 잘 쉴 수 있게 고통스런 환경으로부터 고통 받는 노인을 돕기 위하여 진통제나 대안적 통증관리법을 증가시켜라.
- 수면 환경을 조사하라. 소음과 불빛에 대한 조정이 수면을 더 잘 취하도록 노인을 도울 수 있을 것이다.
- 노인의 삶에 대한 스트레스를 사정하라. 근심스런 삶의 요소를 규명하고 해결하는 것은 노인이 더 편안하게 잠잘 수 있게 할 수도 있다.
- 낮잠자는 것은 밤동안의 숙면에 방해가 되는 경향이 있다. 낮잠을 취하는 노인은 낮잠이 밤 동안 모든 필요한 수면을 감소시키기 쉬울 것이라는 점을 알아야만 한다.

F 5.1 단순영양평가(Mini Nutritional Assessment)

Mini Nutritional Assessment
MNA®

이름 : 성별: 날짜:

연령: 체중: 키: I.D. number:

Screening상의 네모칸 안에 해당하는 숫자를 채우시오.
점수의 합이 11점 또는 그 이하인 경우 계속해서 assessment의 영양부족지표점수를 체크하시오.

선별검사(Screeing)

A. 과거 3달 넘게 식욕을 잃거나 소화문제, 씹거나 삼키기가 어려워 음식섭취가 줄어든 적이 있습니까?
- 0 = 자주 식욕을 잃었다.
- 1 = 가끔 식욕을 잃었다.
- 2 = 식욕을 잃은 적이 없다. ☐

B. 지난 3달 동안 체중이 줄었습니까?
- 0 = 3 kg 넘게 줄었다.
- 1 = 잘 모른다.
- 2 = 1~3 kg정도 줄었다.
- 3 = 줄지않았다. ☐

C. 당신의 이동능력은?
- 0 = 침대나 의자에만 있을 수 있다.
- 1 = 침대나 의자는 벗어 날수 있으나 외출은 할 수 없다.
- 2 = 외출이 가능하다. ☐

D. 과거 3달동안 정신적 스트레스나 치명적인 질병이 있었습니까?
- 0 = 예 1 = 아니요 ☐

E. 신경정신학적문제가 있었습니까?
- 0 = 치매감 또는 우울감이 자주 있음.
- 1 = 약간의 치매감이 있음.
- 2 = 신경정신적문제는 없음. ☐

F. 체질량지수(BMI), 몸무게(kg)/키(m)^2
- 0 = BMI가 19보다 낮다.
- 1 = BMI가 19이거나 이보다 낮다.
- 2 = BMI가 21이거나 이보다 낮다.
- 3 = BMI가 23이거나 이보다 높다. ☐

Screening 점수 : 최대소계점수 14점. ☐☐

12점이상. 정상 = 위험하지 않음 = assessment를 완성할 필요 없음.

11점이하. 영양부족가능 = assessment 계속 수행

평가(Assessment)

G. 혼자 산다(요양소 또는 병원이 아닌 곳에서).
- 0 = 예 1 = 아니요 ☐

H. 처방된 약을 하루에 3번이상 복용한다.
- 0 = 예 1 = 아니요 ☐

J. 하루에 제대로 된 병원식을 몇 회 먹는가?
- 0 = 1회
- 1 = 2회
- 2 = 3회 ☐

K. 단백질 섭취원을 선택하시오.
- · 하루에 최소한 1회 유제품(우유, 치즈, 요거트) 섭취
  - 0 = 예 1 = 아니요 ☐
- · 일주일에 2회 이상 콩류나 달걀 섭취.
  - 0 = 예 1 = 아니요 ☐
- · 매일 고기, 생선, 가금류 섭취.
  - 0 = 예 1 = 아니요 ☐
- 0.0 = 0 또는 '예' 1개
- 0.5 = '예' 2개
- 1.0 = '예' 3개

L. 하루에 2회이상 야채나 과일 섭취
- 0 = 예 1 = 아니요 ☐
- 0.0 = '예' 1개 이하
- 0.5 = '예' 2개
- 1.0 = '예' 3개

M. 하루에 음료(물, 쥬스, 커피, 차, 우유)를 몇 번정도 마시는가?
- 0.0 = 3컵 이하
- 0.5 = 3~5컵
- 1.0 = 5컵 이상 ☐☐

N. 음식 섭취 방법.
- 0 = 도움없이 먹을 수 없다.
- 1 = 혼자 먹을 수 있으나 어려움이 있다.
- 2 = 혼자 먹는데 문제 없다. ☐

F 5.1 단순영양평가(Mini Nutritional Assessment) (계속)

O. 영양상태에 대한 자신의 견해.
- 0 = 영양부족으로 보인다.
- 1 = 영양상태를 확실히 모르겠다.
- 2 = 영양상태는 문제 없어 보인다. □

P. 다른 사람들과 비교해 보았을 때 환자로써 이 사람의 건강상태는 어떠한가?
- 0 = 좋지 않음.
- 1 = 잘 모르겠다.
- 2 = 그럭저럭 괜찮다.
- 3 = 매우 좋다. □

Q. Mid-arm circumference(MAC)(cm)
- 0.0 = 21보다 낮음
- 0.5 = 21~22사이
- 1.0 = 22 또는 그 이상 □

R. Calf circumference(CC)(cm)
- 0 = 31보다 낮음
- 1 = 31 또는 그 이상 □

평가(최대 16점) □□□

선별검사 점수 □□

전체 점수(최대 30점) □□□

영양실조지수 점수

17~23.5점	영양실조 위험	□
17점 미만	영양실조	□

MNA는 네슬레에 의해 만들어짐. Nestle, 1994, Revision 2006. N67200 12/99 10M

자료출처: Overview of the MNA : Its History and chellenges, by B. vellas. H. Villars, G. Abellan. et al., 2006. Journal of Nutritional Health and aging. 10.pp. 456-465. Screening for Undernutrition in Geriatric Practice: Developing the Short-Form Mini Nutritional Assessment (MNA-SF). by L. Z. Rubenstein. J. O. Harker. A. Salva. Y. Guigoz, & B. Vellas. 2001. Journal of Gerontology, 56A, pp. M366-M377. The Mini-Nutritional Assessment (MNA) Reviewof the literature: What Does It Tell Us?. by Y. Guigoz. 2006. Journal of Nutritional Health and aging.10. pp.466-487. For information: http://www. mna-elderly.com

F 5.2 MyPyramid food guide

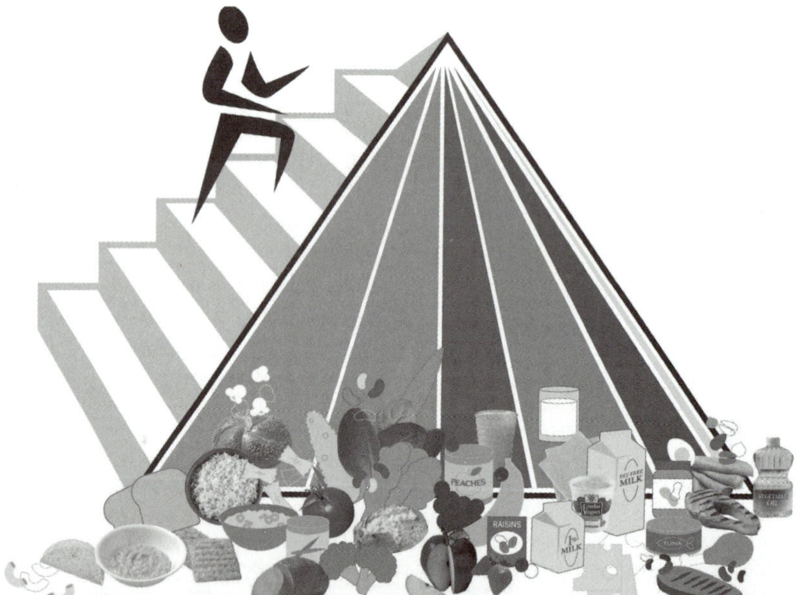

곡물류	채소류	과일류	우유	고기와 콩류
매일 최소 3 oz.의 정백하지 않은 씨리얼, 빵, 크래커, 밥, 파스타를 먹는다. 1 oz.는 빵한조각, 아침씨리얼 한컵, 조리된 밥, 씨리얼, 파스타 1/2컵에 해당.	브로컬리, 시금치와 같은 어두운 녹색 채소나 다른 어두운 녹색잎 채소를 더 먹는다. 당근이나 감자와 같은 주황색 채소를 먹는다. 얼룩콩, 강낭콩, 렌즈콩과 같은 말린 콩이나 완두콩을 더 먹는다.	다양한 과일을 먹는다. 얼리거나 말리지 않은 신선과일을 선택한다. 간단히 과일쥬스로 마신다.	우유나 요거트등 유제품을 선택할 때 저지방 혹은 무지방을 선택한다. 만약 우유를 먹을 수 없다면 lactose가 없는 제품이나 칼슘 보강 음식이나 음료를 먹는다.	저지방 살코기나 가금류를 선택한다. 구워먹는다. 단백질 공급원을 생선이나 콩,완두콩,땅콩, 씨앗으로 바꾼다.
2000칼로리를 얻으려면 아래의 각 음식 그룹을 합한만큼 섭취하여야 한다. 당신에게 맞는 결과는 MyPyramid gov.에서 찾을 수 있다.				
매일 6 oz. 섭취	매일 21/2컵 섭취	매일 2컵 섭취	매일 3컵 섭취	매일 51/2 oz. 섭취

당신의 음식과 신체적 활동 사이에 균형을 찾아라.

- 하루 권장 칼로리를 확실히 유지해라.
- 일주일 대부분을 최소 50분 신체적 활동을 해라.
- 하루에 약 60분 이상 신체적인 활동을 한다면 몸무게가 늘어나는 것을 막을 수 있다.
- 몸무게를 줄일 필요가 있다면 하루에 최소 50~90정도 신체적 활동을 해라.
- 어린이나 청소년들은 매일 또는 대부분 50씩 신체적 활동을 해야 한다.

지방, 설탕, 소금(나트륨)의 범위를 알자.

- 지방 공급원은 생선, 콩, 식물성기름으로 한다.
- 버터, 마가린, 쇼트닝, 돼지비계와 같은 것이 함유된 고체지방 섭취를 제한한다.
- 영양성분 라벨에서 포화지방, 트랜스지방, 저나트륨을 확인한다.
- 설탕이 적게 들어간 음식, 음료를 선택한다. 칼로리에 조금 기여한다면 설탕을 첨가한다.

From U.S. Department of Agriculture. Center for Nutrition Policy and Promotion. CNPP=15. (2005. April). Retrieved April. 15. 2008. from http://www.MyPyramid.gov

F 5.3 미국의 성인 권장 예방접종일정(2003-2004): 연령별

연령대 / 백신	19-49세	50-64세	65세 이상
파상풍, 디프테리아(Td)*	매 10년마다 1회 booster[1]		
인플루엔자	매년 1회[2]	매년 1회[2]	
폐렴알균 (polysaccharide)	1회[3,4]		1회[3,4]
간염 B*	3회 (0,1-2, 4-6 달)[5]		
간염 A	2회 (0, 6-12 달)[6]		
홍역, 이하선염, 풍진(MMR)*	홍역, 이하선염, 풍진 백신 투여가 정확치 않다면 1회, 징후나 직업상 필요하면 2회[7]		
수두*	민감한 사람들은 2회 (0, 4-8 주)[8]		
가시아메바수막뇌염 (polysaccharide)	1회[9]		

Recommended Adult Immunization Schedule에서 발췌, by Age Group and Medical Conditions, U.S. 2003-2004 on back cover

■ 이 연령대 모든 사람 ▨ 어렸을 때 예방접종 ☰ 의료적 도출징후가 있는 사람

* Covered by vaccine Injury Compensation Program. For information on how to file a claim call 800-338-2382. Please also visit To file a claim for vaccine injury contact: U.S. Court of federal claims, 717 medison place, N.W., Washington D.C. 20005, 202-2199657

이 스케쥴표에 권장된 연령대는 19세이상의 사람들을 위해 현재 허가된 백신의 순서도이다. 허가된 combination 백신은 언제든지 어떤 구성으로든 지시되어진대로 사용되며 다른 구성도 금기되지 않는다. 공급자는 manufacturers' package에 들어있는 자세한 권장사항대로 진찰해야한다.

보고서는 모두 Vaccine Adverse Event Reporting System(VAERS)에서 임상적으로 중요한 post-vaccination 반응이다. 보고서의 형식과 지시서는 VAERS보고서를 참고하였으며 이 보고서는 전화 800-822-7967 또는 웹사이트 에서 열람가능하다.

위 백신 리스트에 대한 추가적인 정보와 immunization시 금기사항은 National Immunization Program Website 또는 National Immunization Hotline 800-232-2522(영문) 또는 800-232-0233(스페인어)로 전화하시오.

F 5.3 미국의 성인 권장 예방접종일정(2003-2004): 의학적 상태별

백신 의학적 상태	파상풍, 디프테리아 (Td)*,[1]	인플루엔자[2]	폐렴알균 (polysac-charide)[3,4]	간염B*[5]	간염 A[6]	홍역, 이하선염, 풍진 (MMR)*[7]	수두*[8]
임신		A					
당뇨,심장질환, 만성폐질환, 만성 간질환, 만성알콜중독 포함		B	C		D		
선천성면역결핍, 백혈병, 림프종, 악성종양발생, alkylating agents, 항전이제, 방사선 또는 다량의 corticosteroid 치료시			E				F
신부전, 말기신부전질환,혈액응고인자농축액 또는 투석시			E	G			
비장절제를 포함한 지라부재증(Asplenia), 말단 보충 구성물결핍		H	E, I, J				
HIV 감염			E, K			L	

See Special Notes for Medical Conditions below - Recommended Adult Immunization Schedule에서 발췌, by Age Group and Medical Conditions, U.S. 2003-2004 on back cover

이 연령대 모든 사람 / 이 연령대 모든사람이 어렸을 때 예방접종 / 의료적 노출징후가 있는 사람 / 금기

의학적 상태에 대한 고려사항

A. 만성질환이 없는 여성의 경우, 만약 임신 중이라면 influenza season 동안 3개월 중 2번째 또는 3번째에 백신투여. 만성질환이 있는 여성의 경우, 임신 중 어느 때나 백신 투여

B. 만성 간질환과 알콜중독의 경우 비록 독감 징후가 없더라도 매년 1회 투여. 만약 환자가 50세가 넘었거나 징후가 있을 경우, 환자가 필요로 하는 경우 독감 백신 투여

C. 천식은 독감 백신은 가능하나 폐렴알균은 하지 않는다.

D. 모든 만성 간 질환 사람

E. 65세 이하의 사람들은 최초 백신투여 후 5년 이상이 지난 후 다시 백신을 맞는다.

F. 체액성 면역은 손상되었으나 접촉성 세포 면역은 예방접종을 받은 경우

G. 투석환자: 특정형태의 백신(40ug/ml) 또는 동일 위치에 20ug/ml 2회 백신 투여. 신장질환 초기에 백신투여. hep B surface antigen (anti-HBs) 항체적정농도양을 매년 투여, 만약 anti-HBs level이 10mlU/ml 이하로 내려가면 추가로 투여

H. 지라부재증 환자들 사이에 심각하거나 복합성 독감 감염의 위험에 관한 특별한 자료는 없다.

I. 수막알균 백신과 Hib 백신을 고려하여 투여

J. 선택적 비장절제: 수술 최소 2주전에 투여

K. 가능한 CD4 cell의 수가 가장 높을 때를 진단하여 투여

L. MMR 또는 홍역을 포함한 백신은 심각한 면역억제 반응이 있는 HIV 감염 환자에게는 보류

E 5.1 The pittsburgh Sleep Quality Index(PSQI)

지침: 지난 한 달 동안 당신의 평소 잠자는 습관에 따라 질문에 답하시오. 당신의 답변은 가장 정확한 답변이 되어야 한다. 모든 질문에 답하세요.

지난 한 달 동안

1. 보통 언제 잠이 듭니까?
2. 매일 밤 깊은 잠에 들기까지 몇 분 정도가 걸립니까?
3. 보통 몇 시에 일어납니까?
4. 밤에 실제로 몇 시간 정도 잠을 잡니까?(침대에 있는 시간과는 다를 것이다.)

5. 지난 한 달동안 몇 번 정도 잠을 자는데 문제가 있었습니까? 그 이유는...	없음(0)	1주일에 1번(1)	1주일에 2번 이상(2)	1주일에 3번 이상(3)
a. 30분 안에 잠들 수 없었다.				
b. 밤중에 또는 아침 일찍 잠을 깬다.				
c. 화장실을 가기 위해 일어난다.				
d. 편히 숨쉬기 어렵다.				
e. 기침이나 코를 크게 곤다.				
f. 추운 느낌이 든다.				
g. 더운 느낌이 든다.				
h. 악몽을 꾼다.				
i. 고통을 느낀다.				
j. 이 외에 다른 이유가 있으면 기입하고 횟수를 체크하세요. 이유 :				
6. 지난 한 달 동안 잠을 이루기 위해 얼마나 자주 약(처방약, OTC)을 복용합니까?				
7. 지난 한 달 동안 운전을 하거나 식사때 또는 사회 활동을 하는 동안 얼마나 자주 깨어있기 힘들었습니까?				
8. 지난 한 달 동안 어떤 일을 끝까지 하는데 얼마나 많은 문제가 있었습니까?				
	매우 좋음(0)	약간 좋음(1)	약간 나쁨(2)	매우 나쁨(3)
9. 지난 한 달동안 당신의 수면의 질을 평가한다면?				

Component 1	#9 Score	C1________
Component 2	#2 Score (≤15분=0; 16-30분=1; 31-60분=2; 〉60분=3)+#5a Score (합산한 결과 0=0, 1-2=1, 3-4=2, 5-6=3)	C2________
Component 3	#4 Score (〉7=0; 6-7=1, 5-6=2; 〈5=3)	C3________
Component 4	(자는 시간/침대에 있는 시간) x 100 >85%=0, 75%-84%=1, 65%-74%=2, <65%=3	C4________
Component 5	#5b에서 5j까지 Score의 합 (0=0, 1-9=1, 10-18=2, 19-27=3)	C5________
Component 6	#6 Score	C6________
Component 7	#7 Score +#8 Score (0=0; 1-2=1; 3-4=2; 5-6=3)	C7________

7개 component 점수 합________ Global PSQI Score________

Reprinted from "The pittsburgh Sleep Quality Index: A New Instrument for Psychiatric Practice and Research," by D. J. Buysse, C. F. Reynolds III, T. H. Monk, S. R. Berman, and D. J. Kupfer, 1989, Journal of psychiatric research, 28(2), pp. 193-213. Copyright 1989, with permission from Elsevier Science.

성인 면역

일차예방과 공중 보건에서 가장 큰 진보중의 하나는 질병을 예방하기 위해 면역력을 사용해 온 것이다. 성인 면역 지침서는 Figure 5.3에 있다. 두 가지 백신 - 노인에서 높은 사망률과 유병율의 위험으로 흔히 일어나고 예방할 수 있는 질환은 독감과 바이러스성 폐렴이다. 독감은 매년 대략 4억2천7백명이 입원하고 사망하는 결과를 낳았다. 이러한 높은 수와 예방할 수 있는 백신의 유용성에도 불구하고 매년 지역사회 거주 노인의 60% 미만이 예방접종 하였다.

주요 Health People 2010 목표는 모든 노인 특히, 다음과 같은 사람들에게 독감 예방접종을 증가시키기 위한 것이다.

- 호흡기계 질환
- 만성 심장 질환
- 만성 신장 질환
- 면역억제

예방접종은 달걀에 알러지가 있는 사람이나 과거에 백신에 대한 반응을 경험한 사람들에게서는 금기이다. 폐렴은 여러 가능성 있는 유기체에 의해 야기되는 감염질환이다.

- 폐렴은 미국에서 감염질환을 사망으로 이끈다.
- 전체 사망원인 중 6번째 사망원인이다.
- 폐렴구균 감염은 매년 약 100,000명의 사망 원인으로 추정하고 있다.
- 폐렴 예방접종은 10년마다 또는 고 위험 인구에게 더 자주 권고된다.
- 많은 노인들은 폐렴을 예방하기 위해 예방접종을 하지 않는다.
- 폐렴 백신은 바이러스성 감염을 56%~81%까지 예방하는데 효과적이다.
- 백신은 몇몇 면역 억제된 환자들에게서 유용하지 않다.
- 폐렴 백신의 적응증:
    - 65세 이상의 모든 노인
    - 만성 질환이나 고위험지역에 사는 2~64세의 사람
    - 폐렴구균 감염은 매년 약 100,000명의 사망 원인으로 추정하고 있다.

대체적이고 보완적인 건강관리

노화의 정상 변화와 병리적 변화가 일어날 때 흔히 치료를 위한 한약의 사용은 지난 10년에 걸쳐서 상당히 증가했다. 미국 노인회(2004)는 노인의 3분의 2가 2002년에 대체 의학을 사용했다고 보고했다.

한약은 중국과 다른 아시아 문화권을 포함하여 많은 문화권에서 전통적인 약물로 선호된다. 기능식품으로 언급되는 이러한 한약의 유용성과 그것의 일화와 같은 증거는 이러한 대체식품 판매의 갑작스런 증가를 낳았다. 기능식품 또한 처방약보다 덜 비싼 경향이 있다.

미국 노인회(2004)는 그들이 인식한 효과와 저렴한 가격이 13%의 노인인구가 의학적 문제를 치료하기 위하여 처방약에서 한약으로 돌아서게 했다고 보고했다.

한약품은 흔히 노인에서 사용된다:

- 비타민 C, D, E는 골관절염의 증상을 경감시키는 증거가 있다. 그러나 비타민 E는 출혈 장애의 위험이 증가되는 결과를 낳았다.
- 생강과 글루코사민 또한 관절염과 관련된 통증을 감소시키기 위해 노인들에 의해 널리 사용되어 왔다. 그러나 글루코사민은 당뇨환자에서 인슐린과 구강 저혈당 약을 방해할 수 도 있다.
- 검은 감초는 관절염의 증상을 감소시켜주는 관절 염증 감소제로 생각되어 왔다. 그러나 그것은 불규칙한 심장리듬을 유발할 수도 있고 몇 가지 이뇨제와 비타민 K와 상호작용할 수도 있다.
- 은행은 기억력을 강화시키기 위해 노인에서 널리 사용되나 그것은 출혈 장애의 위험을 증가시키는 것으로 나타났다.
- 톱 야자는 커진 전립선의 증상을 경감하고 전립선암을 예방하기 위해 많은 노인에서 사용된다. 그러나 이 기능식품은 전립선 특이 항원 수치를 거짓으로 낮게 할 수 있고 출혈 장애의 위험성을 증가시키는 결과를 가져온다.
- 인삼은 스트레스를 감소시키기 위해 노인에서 사용된다.
- 성요한의 풀은 우울증의 대체 또는 보조 치료제로 종종 사용된다.
- 털갈매나무의 껍질은 저칼륨혈증을 유발할 수도 있다.

흔히 사용되는 한약과 그 적응증의 요약이 Table 5.2에서 제시된다.

T 5.2 국립 독물학 프로그램(National Toxicology Program) 연구에 의한 약초의 구성 성분

알로에 베라 겔(Aloe vera gel)	식용과 화장품 원료로 널리 사용된다. 미국에서 9번째로 잘 팔린다(2002). 겔은 경도의 화상 치료제로서 수 세기동안 사용되어 왔고 내수 소비 품목으로 지속적으로 사용되었다.
승마(Black cohosh)	생리전 증후군, 월경곤란증과 폐경을 치료하는데 사용된다. 2002년 11번째로 판매되었다.
Bladderwrack	요오드의 원료로 갑상선 질환 치료와 체중 감량 준비의 구성성분으로도 사용된다.
나래지치(Comfrey)	차로 소비되는 약초이며 또한 샐러드에 싱싱한 잎을 사용한다. 그러나 이는 독성분으로 알려진 pyrrolizidine alkaloids(예: symphatine)을 포함한다. 멍, 염좌, 다른 외부 상처에 항염증 치료제로서 외용제로 사용된다. NTP부분에 기본을 두고 comfrey의 알칼리 성분에 대해 연구한다. FDA는 마켓에서 그 성분이 제거된 이 약초가 포함된 제조식품을 권장한다.
Echinacea purpurea extract	미국에서 가장 흔히 사용되는 한약이다(2002). 감기, 인후통, 독감을 치료하는데 면역자극제로서 사용된다.
마황(Ephedra)	마황으로 알려져있다: 2002년도에 21번째로 판매되었다. 전통적으로 천식증상과 상기도 감염을 치료하는데 사용되었다. 종종 체중감량과 에너지를 준비하는데서 찾아볼 수 있고 이는 또한 카페인을 포함한다. 심계항진과 정신적, 상부 위장관의 진전, 불면증과 같은 자율적 과민성 증상(특히 다른 자극과 함께 일어날 때)의 부작용과 연관이 있다.
은행 추출물(Gingko biloba extract)	4번째 판매고이다(2002). 은행열매와 씨는 수 천년동안 의학적으로 사용되어 왔다. 녹색잎의 추출물은 미국에서 인기가 상승한 것으로 보여진다. 은행 추출물은 혈관확장을 증강시키고 혈류를 향상시켜서 특히 단기간 기억력 감소, 두통, 우울에 이로운 것으로 보인다.
인삼과 인삼사포닌 (Gingeng and ginsenosides)	한약에서 인삼은 1996년 4번째에서 2002년 13번째로 하향 판매되었다. 인삼사포닌은 효과적인 요소로 생각되었다. 인삼은 고혈압, 당뇨, 우울을 포함한 다양한 상황에서 치료제로 사용되었고 다양한 건강에 해로운 작용과 관련되었다.
Goldenseal	판매에서 7번째이다(2002). 전통적으로 소화기 문제와 감염을 치료하기 위해 사용되었다. 현재 하제, 강장제, 이뇨제로 포함되었다. 약물 검사에서 다른 약물의 존재를 위장하여 오인하게 된다.
녹차 추출물(Green tea extract)	항산화 특성으로 2002년 15번째로 판매되었다.
Kava Kava	한약에서 25번째로 가장 흔히 사용된다(2002). kava kava는 정신활성 특성을 가지고 있고 진정제와 항우울제로 팔린다. 최근 심각한 간 독성 보고서는 유럽에서의 판매에 제한이 되었고 명백하게 미국에서도 판매에 영향을 주었다. 어떤 구성 요소는 치료적인 물질의 효용/독성을 바꿀 수도 있다.
우유엉겅퀴추출물(Milk thistle extract)	2002년 8위 판매고였다. 간경화와 간염을 포함한 여러 간질환과 우울을 치료하는데 사용되었고 모유 생산을 증가시킨다.

T5.2 국립 독물학 프로그램(National Toxicology Program) 연구에 의한 약초의 구성 성분(계속)

Pulegone	주요한 테르펜류 구성 약초이다. 박하류는 다른 박하에서 더 적은 농도로 밝혀져 있다. 박하류는 구충제, 생리촉진제, 유산촉진제로 사용된다. Pluegone은 간, 신장, 중추신경계에 독성이 있는 것으로 잘 알려져있다.
센나잎(Senna)	마켓에서 화학자극 형태의 하제로 널리 사용되는 것 중 하나를 제거하기 때문에 사용이 증가된 완화제이다. p53+/- 이식유전자 쥐 실험은 과정 중에 있다.
Thujone	테르펜류가 sage와 tansy를 포함한 다양한 약초에서 발견되었고 다북쑥속의 식물에 고농축 되어있다. 쓴 쑥 추출물인 향기가 나는 압생트와 술을 마시는 것과 관련되어 주의 독성 물질로서 의심해야 한다.

National Toxicology Program. Medicinal hebs. Retrieved March 23.2008. from http://ntp. niehs.nih.gov/herbalfacts06.pdf

참고문헌

Buysse, D. J., Reynolds III, C. F., Monk, T. H., Berman, S. R., & Kupfer, D. J. (1989). The Pittsburgh Sleep Quality Index: A new instrument for psychiatric practice and research. *Journal of Psychiatric Research, 28*(2), 193–213.

Centers for Disease Control and Merck Institute for Aging and Health. (2004). The state of aging and health in America. Retrieved July 13, 2007, from http://www.cdc.gov/aging/pdf/State_of_Aging_and_Health_in_America_2004.pdf

Gerontological Society of America. (2004, July). Alternative medicine gains popularity. *Gerontology News, 4,* 3.

Guigoz, Y. (2006). The mini-nutritional assessment (MNA®) review of the literature: What does it tell us? *Journal of Nutritional Health and Aging, 10,* 466–487.

Lichtenstein, A. H., Rasmussen, H., Yu, W. W., Epstein, S. R., & Russell, R. M. (2008). Modified MyPyramid for older adults. *Journal of Nutrition Commentary,* 5–11.

National Toxicology Program. (2008). Medicinal herbs. Retrieved March 23, 2008, from http://ntp.niehs.nih.gov/files/herbalfacts06.pdf

Rubenstein, L. Z., Harker, J. O., Salva, A., Guigoz, Y., & Vellas, B. (2001). Screening for undernutrition in geriatric practice: Developing the short-form mini nutritional assessment (MNA-SF). *Journal of Gerontology, 56A,* M366–M377.

Vellas, B., Villars, H., Abellan, G., et al. (2006). Overview of the MNA®: Its history and challenges. *Journal of Nutritional Health and Aging, 10,* 456–465.

6 간호 환경

Environments of Care

안전과 보안의 문제

낙상

노인간호에 있어 낙상과 외상의 예방은 중요한 문제이다. 모든 시설에 노인들의 낙상은 국가적인 문제이다. 재가 노인의 약 1/3, 장기 시설 거주 노인의 2/3가 매년 낙상을 경험한다. 노인의 낙상 결과는 치명적이다.

- 골절을 입을 수 있다.
- 의원성 질환의 시작일 수 있다.
- 사망을 초래할 수도 있다.

미국국립보건통계 센터(The National Center for Health Statistics)에서 발표한 노인의 낙상 관련 사망율은 1998~2006년 사이에 급격히 증가하였다. 남성 노인은 낙상으로 사망하는 경우가 많고, 여성 노인은 둔부골절로 인해 입원하는 경우가 많다. 낙상에 영향을 미치는 노화의 정상적 변화는 다음과 같다.

- 감각의 변화
- 시력과 청력의 저하
- 비뇨기 기능의 변화

병리적인 변화 또한 낙상을 초래한다.

- 인지장애
- 골다공증
- 뇌졸중
- 감각의 손상

노인들의 가장 중요한 낙상 위험요인으로는 과거의 낙상 경험이다.

- 낙상 예방은 노인들의 낙상으로 인한 부정적 결과를 예방하는데 매우 중요하다.
- 예방은 사정을 하는 것으로 시작된다(Table 6.1).
- 예방법으로는 아래의 것들이 있다.
    - 낙상을 초래하는 위험한 요인들을 없앤다.
    - 눈이 부시지 않는 조명을 이용한다.
    - 바닥 전체에 양탄자를 깔거나 침대 옆에 패드를 설치한다.
    - 침상과 의자에 벨을 붙여 노인의 이동시 보호자가 알 수 있게 한다.

억제대의 사용

노인들의 낙상에 대한 부정적 결과에도 불구하고 억제대를 사용하는 것은 이를 예방하기 위한 적절한 중재가 아니다. 신체적 억제대는 몸을 자유롭게 움직이지 못하게 하는 기구나 물체를 가리킨다. 억제대에는 여러 종류가 있다.

- 신체적 억제대
    - 병원 침상의 난간(side rail)
    - 재킷
    - 벨트
    - 손목 억제대
- 화학성 억제대
    - 진정제
    - 최면제

억제대 사용으로 인한 부정적 영향이 너무 크기 때문에 더 이상 억제대를 사용하지 않도록 요구하고 있다. 질식과 억압을 포함한 사망과 사고의 위험은 신체적 억제대의 사용과 밀접한 관계가 있으며 다음과 같은 환자들에서 발생된다.

- 혼란
- 흥분
- 새로운 피부궤양 발병
- 폐렴
- 신경의 손상

T6.1 헨드릭 II 낙상 위험 모델 기준

혼란 혼미 충동성	4	
우울 증상	2	
배설 장애	1	
어지러움증 현기증	1	
남성	1	
항간질약의 복용	2	
벤조디아제핀의 복용	1	
일어나서 걷는 테스트		
한번에 일어난다-걸을 때 균형을 잃지 않음	0	
손으로 밀어서 한번에 일어난다	1	
여러번 시도해서 성공한다	3	
테스트 하면서 도움없이 일어나지 못한다(혹은 절대안정을 취하라는 처방이 내려졌을때) *사정이 불가능하다면, 환자의 차트에 날짜와 시간과 함께 기록해 놓는다	4	
5점 또는 그 이상=고위험 총 점수		

노인들은 즉각적인 신체적 위험에 처하게 되거나 자신 또는 남에게 손상을 입힐 위험이 있을 때 잠깐 동안만 억압시켜야 한다. 1987년의 Omnibus Budget Reconciliation Act에서 억제대는 장기보호시설에서만 사용될 수 있다고 결정하였다. 억제대의 대체물들은 환자를 낙상으로부터 보호하기 위해 사용되어져야 한다.

- 바닥 전체에 양탄자를 깐다.
- 바닥에 매트리스를 놓는다.
- 개인 간병인
- 의자나 침대의 벨

저·고체온증

정상적 혹은 병리적 노화로 인해 노인들은 더위와 추위를 조절하기 힘들다. 매년 여름 많은 노인들이 고온에 노출되거나 땀으로 인한 열 조절 불능으로 인하여 고체온 관련 열사병으로 사망한다. 열사병은 고체온의 가장 심각한 형태이며 신속히 치료를 하지 않으면 사망할 수도 있다. 많은 노인들은 저체온으로도 사망하는데, 이것은 운동을 함으로써 예방할 수 있다.

이동

노인들은 다양한 치료 환경에 거주한다.

- 집
- 노인 주택
- 양로원
- 노인 원호 생활 시설
- 연속 보호 은퇴 주거 단지
- 길거리

다른 곳으로 이동하는 것은 노인들에게 있어서 우울증을 발생 혹은 악화시킬 수 있는 일생의 중대한 사건이다. 다른 곳으로의 이동은 흔히 다음의 상황으로 인하여 발생한다.

- 질병
- 기능의 저하
- 배우자나 가족의 사망
- 은퇴나 부양자의 죽음으로 인한 재정 상태의 변화

다른 곳으로 이동함으로써 발생되는 부정적 결과 때문에 한 곳에서의 노화(aging in place)가 강조되고 있다.

이동 증후군(translocation syndrome)은 자택에서 요양원이나 노인 아파트로 이동하여 주위 환경이 변함으로 발생되며 정신착란을 유발시킬 수도 있다. 이 증후군으로 아래의 증상들이 나타날 수 있다.

- 신체적 건강의 악화
- 우울증
- 확립된 행동양식의 혼란
- 사회적 관계의 혼란

환자를 한 환경에서 다른 환경으로 옮기는 것은 이들을 분노하게 할 수 있다. 환자를 새로운 환경에 원활하게 이동시키는 것은 중요하다.

- 노인들에게 소중한 물건을 새로운 환경으로 가지고 오도록 하는 것은 도움이 된다.
- 노인들이 의사결정을 하고 필요와 요구를 명확히 표현하게 함으로써 최대한 개인의 권한을 존중하는 것은 새로운 환경에 적응하는데 중요한 역할을 한다.
- 환자를 규칙적으로 지도하고 안전을 보장하는 것이다.

이동증후군은 요양원 입소시나 요양원으로부터 급성 치료 환경으로 이동할 때 자주 발생한다.

- 이동증후군을 최소화하기 위해서는 노인의 치료 환경 이동에 있어서 세심한 주의를 기울여야 한다.
- 노인들의 기능과 인지의 변화를 지속적으로 사정하고 환경에 적응하도록 지지해 주어야 한다.
- 안전한 이동을 위해서는 기능, 인지, 애정의 변화를 신속히 파악하여 적절한 중재를 수행하여야 한다.
- 노인들의 이동 스트레스와 이송에 관한 연구는 많지 않다.

교통수단

많은 노인들은 운전을 계속한다. 미국에 거주하는 노인들의 비율이 증가함에 따라 고령의 운전자 수도 같이 증가할 것이다. 고령으로 인한 신경근육과 감각기관의 변화로 인한 노인들의 교통사고로 인하여 상해, 입원, 그리고 사망이 증가하고 있다(Table 6.2). 노인들의 교통사고 사망률이 2030년에는 지금보다 3배가 증가하여, 1995년의 알코올 관련 사망률보다 35% 높아질 것이다(Burkhardt, Berger, Creedon & McGavock, 1998)

차, 길, 고속도로는 노인들의 노화로 인한 변화를 고려하여 개발되지 않았기 때문에 고령의 운전자 증가로 인하여 부과적인 문제가 발생될 수 있다. 많은 노인들은 안전하게 운전을 할 수 없다. 노인들의 운전은 그들의 독립적 생활을 유지한다는 측면에서 심각한 윤리적 문제로 대두될 수 있다. 더 이상 운전을 하지 못하는 노인들은 교통수단의 심각한 문제를 직면한다. 노인들은 아래의 사항들 때문에 교통수단이 필요하다.

- 보건진료 예약
- 음식과 생필품의 구입
- 사회활동

많은 지역에서는 노인들을 위한 자동차 서비스(van service)가 있으나 이러한 서비스가 모든

T 6.2 노화로 인한 정상적인 변화가 운전에 미치는 영향

조직	노화로 인한 정상적인 변화
감각기관	시력 · 시력의 저하 · 자극에 대한 동공의 수축력 저하 · 주변 시야의 감소 · 황화현상 청력 · 청력 장애의 가능성 증가
신경계	· 자극에 대한 반응의 지연 · 회백질에서 백색질로의 비율 변화 · 뉴런의 감소 · 노인반점 증가 · 대뇌의 혈류량 감소

곳에서 가능한 것은 아니다.

- 자동차 서비스는 선착순이기 때문에 미리 예약을 해야 한다.
- 노인들이 보건의료시설이나 진료소에서 집으로 돌아가기 위해 장시간 차를 기다려야 하기 때문에 짧은 방문이 온 종일의 외출로 연장된다.
- 진료를 받기 위해 노인들은 버스나 지하철 등의 대중교통을 이용할 수 있다.
- 장애가 있는 노인들을 위해 대중교통 시스템의 접근성을 높였다.
- 버스 정류소나 지하철역까지의 원거리 보행은 노인들의 대중교통 이용에 장애가 될 수 있다.
- 노인들은 교통수단을 위해 보호자, 친구, 또는 이웃에 의존하는 경우가 종종 있다.
- 의료시설에 가기위한 교통수단의 장애는 노인들이 건강관련 문제로 치료 받는 것을 지연시킨다.
- 노인들의 식품 구입을 위한 교통수단의 부족은 영양실조를 초래할 수 있다.

공간소유권과 개인공간

대부분의 노인들은 다른 치료 환경으로 옮기는 것 보다는 자신의 집에 있는 것을 선호한다. 약 94%의 노인들은 시골에서 독거하거나 친척과 함께 산다. 지방에 거주하는 노인의 94%는 대부분 혼자 또는 배우자와 함께 산다. 일생을 같은 집에서 사는 것은 장점과 단점이 있다.

장점

- 소유권을 가지며 자신의 공간 · 영역의 통제 가능
- 추억을 공유하는 이웃과 함께 있고 서로를 돌봄
- 새로 이사 온 이웃의 부모나 조부모의 역할 가능

단점

- 집을 수리하거나 유지하는데 비용이 많이 들고 어렵기 때문에 노인들이 감당하거나 관리하기 힘들다.
- 기능, 시력, 그리고 청력의 저하는 가정과 사회활동의 적응을 어렵게 할 수 있다.
- 일상생활과 수단적 일상생활에 대한 치료와 보조는 가정에서 이루어지기 힘들다.
- 노인들은 주로 집 밖에서 치료를 받거나 외부인을 고용해야 한다.
- 외부인을 고용할 경우 비용이 많이 들고 미국노인의료보험제도(Medicare)나 사보험이 모든 비용을 보상해 주지 않는다.
- 다음의 서비스에 대해서는 보험 상환금을 받지 못할 수도 있으나, 많은 보건의료 서비스들은 가정환경에서도 제공된다.
    - 간호
    - 물리치료
    - 작업치료
    - 언어치료
    - 일상생활 보조
    - 사회 복지 활동

만약 노인이 가정환경에서 더 이상 살수 없고 다른 치료 환경으로 옮겨져야 하는 상황이라면, 그곳에서 개인공간을 확보하도록 세심한 주의를 기울여야 한다. 공간소유권(Territoriality)은 자신의 개인공간을 보호하기 위하여 주위에 경계를 치는 것이다. 간호사는 아래의 것들을 실행함으로써 노인들이 공간소유권을 확보하도록 도울 수 있다.

- 새로운 공간으로 개인 소유물을 가져오도록 한다.
- 다른 직원이나 거주자가 개인공간을 침범하거나 경계를 넘어가지 못하도록 한다.
- 개인공간에서 시간을 갖도록 격려한다.
- 노인의 개인공간의 범위, 편안하게 시선을 마주칠 수 있는 거리, 악수와 같은 일상적인 신체움직임을 관찰함으로써 편안함 정도를 사정한다.

지역사회중심 서비스와 자원

일반적으로 공인기관에서 노인들의 가정봉사서비스 필요 여부에 대한 사정을 하게된다. 메디케어는 가정봉사 서비스 수혜가능자를 평가하기 위하여 OASIS(총괄적 사정도구)를 활용한다. OASIS는 성인 가정간호 대상자의 포괄적인 사정과 결과에 근거한 서비스의 질(quality) 향상을 위하여 서비스의 효과를 측정할 수 있는 토대를 제공한다. 중앙정부와 지역별 노인관리국을 통하여 예산을 지원받는 지역사회시설은 다음과 같다.

- 고용자원
- 노인정 프로그램
- 노인 주택
- 성인주간보호 시설
- 지역사회 중심 거주 시설

노인을 위한 간호의 약 80%는 가족들에 의해 제공된다고 추정되고 있다. 돌봄은 간호제공자들에게 짐이 되며 다음의 문제를 초래할 수 있다.

- 우울증
- 슬픔
- 피로
- 사회활동의 저하
- 건강 문제

간호 전문시설에서 노인들을 위한 위탁간호를 제공하므로 보호자들은 휴식을 취할 수 있다. 다음의 서비스들은 간호 제공자(보호자)의 부담을 덜어줄 수 있다.

- 재가건강 보조
- 가정부
- 가사 서비스(chore services)
- 무료 점심 배달 서비스(Meal on wheels)

보호자들로 하여금 자신도 스스로 돌보고 취미생활이나 활동을 하도록 지지하고 격려해야 한다.

거주 시설

노인들을 위한 다양한 거주 시설이 있다.

간호전문시설(Skilled nursing facility)

간호전문시설(SNFs)은 사설기관이나 공공기관에서 운영할 수 있으며 메디케어, 메디케이드나 사보험으로부터 환급을 받거나 본인 부담일 수도 있다.

- SNFs에서 제공하는 서비스
    - 약물 투여
    - 상처 치료
    - 건강상태 사정
    - 식사
    - 일상생활의 보조
    - 물리치료
    - 호흡기치료
    - 언어치료 서비스
    - 작업치료
    - 수술 후 또는 질병치료 후의 단기 재활
    - 평생주거 서비스

간호전문시설의 기록은 MDS를 통해 이루어진다. 이것은 일반적 정의와 코딩범주를 포함하여 검사, 임상적 그리고 기능적 상태의 핵심요소로 구성되어 있다.

- MDS는 메이케어나 메디케이드의 보조를 받으면서 장기치료 시설에서 거주하는 사람들의 통합적인 사정의 기본이 된다.
- MDS는 주거인들 간의 문제나 시설내, 시설간, 또는 시설과 외부업체의 상태를 나타내는 표준화된 소통의 도구로도 사용된다.

노인생활시설(Assisted living facility)

노인생활시설(ALFs)은 급격하게 증가되는 노인들에게 노인주택(supportive residential housing)을 제공하기 위하여 1980년대에 개발되었다. 특히 ALFs는 노인들의 자립심에 중점을 둔다. 그리고 경미한 기능적 장애를 가진 노인들에게 인기가 높다. ALFs는 주로 가정과 같은 분위기를 조성하며 거주자들의 다음의 것들에 초점을 맞춘다.

- 자립심
- 프라이버시

• 독립성
• 존엄성
• 존중

ALFs는 SNFs보다 저렴하지만 비의료적 모델은 메디케어를 통한 환급을 받을 수 없게 되어 있다. 가정 노인 복지 메디케어 환급은 외부 홈케어 업체로부터 받을 수도 있다. ALSs에서의 서비스는 다양하지만 보통 아래의 것들을 제공한다.

• 24시간 감시
• 다이닝룸 세팅에서 하루 세끼 식사와 간식
• 개인관리와 건강관리, 레크리에이션 서비스

제공되는 서비스들은 매월 내는 비용에 포함되어 있을 수도 있고 추가 비용을 지불해야 할 수도 있다. ALFs에서 제공되는 건강관리와 간호서비스는 전국적으로 다양하다. 일부 시설에서는 24시간 간호가 가능하지만 일부 시설에는 간호사가 없는 경우도 있다. 각 주마다의 통일되지 않은 규정은 ALFs가 어떤 곳이고 어떤 일을 하는지에 대한 다양한 해석을 초래하였다.

연속 보호은퇴주거단지(CCRCs)

CCRCs는 "은퇴, 생활 및 간호보조서비스를 포함하는 일련의 모든 케어를 한 장소에서 장기적으로 제공하는 것이다"(New Life Styles, 2005). 1980년대에 노인들을 위하여 대체 주거공간의 목적으로 시작되었다. CCRC는 여러 단계의 간호를 제공한다.

• 자립생활
• 반의존생활
• 전문간호, 요양보호

노인들은 건강, 기능, 그리고 인지 상태의 변화에 따라 제공받는 간호의 단계를 조절하며 지역사회에 남아있을 수도 있다. CCRCs는 매우 고가이며 통행료와 월 회비를 내야 한다. 단,

• 전문치료는 메디케어 환급을 받을 수 있다.
• 자립, 반의존 생활은 개인적으로 지불해야 한다.
• 가정간호사에 의한 주기적인 홈케어 서비스는 메디케어 환급을 받을 수 있다.

CCRC 거주자들은 명확한 거주, 서비스, 그리고 간호서비스에 대한 장기 계약서에 서약을 해야 한다. AARP(2007)는 세 가지 종류의 CCRC계약이 있다고 보고한다.

• 장기계약(Extensive contract)은 최소한이거나 인상없이 무제한으로 평생 간호를 제공받는 것이다.

- 일반계약(Modified contract)은 장기간호의 기간이 명시되어 있다. 그러나 만성 질병 상태로 계약 기간이 초과된다면 비용을 더 지불해야 한다.
- 서비스 별 비용 계약(With fee-for-service contracts)은 장기간호를 받는 동안 일별 회비를 지급하는 형식이다.

CCRCs는 지역사회의 종교나 사회단체에서 구성원들을 돌보기 위해 시작되었다. 최근에는 개인 투자자들이 이를 매입하여 운영하기 시작하였다. 제공되는 서비스는 간호의 단계와 범위에 따라서

- 자립생활이 가능한 노인들의 기본적인 레크리에이션 서비스로부터
- 간호 전문 환경에서의 간호와 식사 제공까지 포함된다.

집 없는 노인들(Homeless Elders)

노인들에게 있어 노숙은 큰 문제이다. 노숙하는 노인들은 보건서비스를 찾는 경우가 드물기 때문에 그들에 대한 정보가 적고 접근하기가 어렵다. 몇몇의 조사에 따르면 미국의 집 없는 노인들은 약 60,000에서 400,000명에 이르는 것으로 예상하고 있다. 그 중에는 남성들이 주를 이루고 있다. 집이 없는 노인들이 보건의료 서비스를 이용하지 않음으로써 다음을 경험하고 있다.

- 극심한 신체적 질병
- 정신적 질병
- 알코올 남용
- 마약 남용

이러한 위험 요인들은 집 없는 노인들의 다음의 상태를 초래한다.

- 질병률
- 사망률
- 골밀도의 저하
- 영양실조
- 낙상으로 인한 골반골절
- 자동차 사고

참고문헌

American Association of Retired Persons (AARP). (2007). Continuing care retirement communities. Retrieved July 14, 2007, from http://www.aarp.org/families/housing_choices/other_options/a2004-02-26-retirementcommunity.html

Burkhardt, J. E., Berger, A. M., Creedon, M., & McGavock, A. T. (1998). *Mobility and independence: Changes and challenges for older drivers.* Washington, DC: Department of Health and Human Services (DHHS), under the auspices of the Joint DHHS/DOT Coordinating Council on Access and Mobility.

New Life Styles. (2005). Types of senior housing and care. Retrieved August 25, 2007, from http://www.newlifestyles.com/resources/articles/Selecting_a_Continuing.aspx

7 영성과 사망과 임종

Spirituality and Death and Dying

임종은 인생에 있어 최종의 단계이다. 사람들은 삶의 마지막 단계에 다가가면서 삶의 의미를 찾고 사후세계의 존재 여부를 궁금해 한다. 젊은사람에 비해 노인들이 인생의 종말에 가까웠다고 해서 죽음에 대한 준비가 되어 있는것은 아니다. 임종간호에는 다음의 것들이 포함된다.

- 의사소통
- 신체적 간호
- 영적 간호
- 감정적 간호
- 심리적 간호
- 가족 슬픔의 위로

효과적인 임종간호의 원칙

임종간호의 목표는 환자가 "좋은 죽음"을 경험하도록 도와주는 것이다. 고통 완화간호는 좋은 죽음을 맞이하기 위한 필수 요소를 제공하는 것이다. 세계보건기구(WHO, 2005)는 고통 완화간호를 "환자의 질병 치료가 효과가 없을 때 하는 전인치료이다. 통증의 조절, 기타 증상, 그리고 정신적, 사회적, 영적 문제가 우선이다."라고 정의했다.

임종간호의 네 가지 차원으로는 신체적, 정신적, 사회적, 그리고 영적으로 나눌 수 있다.

신체적 차원

임종간호에서 신체적 차원은 환자가 고통을 느끼지 않도록 보증하는 것이다. 어떤 노인도 사망 시 고통을 느끼면 안 된다. 간호제공자들은 다음의 규칙을 따라야 한다.

- 통증이 있는지 정기적으로 사정한다.
- 약물요법과 비약물요법을 정기적인 스케줄에 의해(필요시에 주는 것이 아니라) 투여하여 환자가 통증이 없도록 한다.
- 노인들의 자립심을 가능한 오래 유지하도록 격려한다.
- 일상생활 동작의 수행능력을 매일 사정한다.
- 노인이 스스로 일상생활 동작을 더 이상 수행할 수 없을 때 도움을 필요로 할 수 있다.
- 임종 시 주로 나타날 수 있는 신체적 증상으로는 호흡곤란, 기침, 식욕 감퇴, 변비, 설사, 오심, 구토와 피로가 있다. 이러한 증상들은 Table 7.1에 요약되어 있다.

심리적 차원

심리적 차원의 임종간호는 노인들이 자기 자신을 어떻게 느끼는가와 다른 사람들과의 관계에 초점을 둔다. 아직 해결하지 못한 개인적인 문제가 있는가? 책임을 다하기 위해 아직 끝내지 못한 일이 있는가?

- 노화의 발달과업을 성공적으로 마쳤는지 사정한다.
- 인생의 마지막 단계는 노화의 중요한 발달과업을 완성할 수 있는 기회가 된다.
- 임종을 앞둔 노인과 여러 문제점들을 토론하는 것은 미완성 과업을 규명하는데 도움을 준다.
- 너무 늦었다고 볼 수도 있지만, 어떤 노인들은 학위를 수여 받기도 하고, 소원했던 가족들과 연락하고, 임종의 침대(death bed)에서 결혼을 하기도 하였다.
- 간호사는 오랫동안 연락하지 않은 두 사람 간에 전화통화를 연결해 주거나 대화를 중재해 주는 역할을 할 수도 있다.
- 간호사는 노인들이 발달과업을 완수하고 좋은 죽음을 맞이하도록 매우 중요한 역할을 할 수 있다.
- 임종을 앞두고 우울증, 불안감, 혼돈, 흥분, 섬망 상태를 보이기도 한다. 이들의 증상과 간호중재는 Table 7.2에 제시되어 있다.

사회적 차원

임종간호의 사회적 차원은 노인들에게 주어졌던 역할과 그 역할에서 해방되었는지의 여부를 파악하는 것이다. 손자들을 돌보는 조부모들의 수가 증가하면서, 할머니들은 만약 자신이 세상을 떠난다면 누가 손자들을 돌볼지 걱정하게 된다.

- 직업을 가진 노인들은 자신의 죽음 후의 책임감으로 고민할 수 있다.
- 환자, 정신적 손상이 있는 배우자나 형제를 돌보고 있는 경우 사랑하는 이들의 미래가 걱정 될 수 있다.

T7.1 삶의 마지막 단계에서 볼 수 있는 신체적 증상

신체적 증상	간호 중재
호흡장애	· 호흡수와 호흡장애의 양상, 자극과 완화요인(i.e., 운동)을 사정한다. · 20회/분 이상의 호흡수, 호흡곤란, accessory muscle의 사용, 작아진 심음 또는 우발음이 들릴 때에는 follow-up과 중재가 필요하다. · 구강, 설하, 좌약으로 모르핀 용액을 매 2시간마다 필요에 따라 투여한다. 이뇨제(e.g., 라식스), 기관지 확장제, 스테로이드, 항생제, 콜린억제제, 진정제 또한 사용 될 수도 있다. · 특별히 모르핀에 반응하지 않는 환자들의 증상을 완화시키기 위해 산소를 공급할 수도 있다. · 주위환경이 시원하도록 하며 환자의 흉부가 확장될 수 있도록 자세를 유지시킨다.
기침	· 기침의 원인을 사정한다. · 체액과다 때문이면 이뇨제(e.g., Lasix)를 사용하여 치료한다. · 흡연을 줄이고 주위환경의 공기가 깨끗하고, 시원하고, 습기가 유지되도록 한다. · 침상의 머리쪽을 상승시킨다. · 충분한 수분을 섭취하도록 한다. · 기침 완화제, 마취제, 기관지 확장제 그리고 국소마취제를 투여한다.
식욕감퇴	· 임종이 가까움에 따라 식욕이 없어지는 것은 자연스러운 것이다. 마지막 시기에 음식과 수분 섭취는 고통을 줄 수도 있으며, 이에 따라 식욕감퇴는 처치가 필요하지 않다. · 부드러운 칫솔이나 구강용 면봉 등을 이용하여 구강관리를 해주는 것은 건조함, 구내염, 치아 문제, 감염 등을 예방하는데 매우 중요하다. · 환자가 수분을 섭취할 수 있다면, 스프나 토마토 주스, 이온음료 등을 제공하여 전해질 불균형을 예방한다.
변비	· 변비에 대한 모르핀 준비가 노인들에게 어떤 영향을 주는지 사정하고 변비 예방약을 투여한다. · 환자의 자가 보고와 복부팽만, 오심, 구토, 직장 고착 등 변비의 신체적 증상들을 사정한다. · 변 연화제인 docusate sodium(Colace)와 senna(Sennakot-s) 같은 자극성하제가 포함된 약물을 권한다. · 변비를 완화하기 위해서 좌약과 관장이 사용될 수 있다. · 변비가 장 폐색으로 진전되는 것에 주의해야 한다. 이것은 계속적인 복통을 유발할 수 있고 긴급의료 상황이다.
설사	· 설사의 여부와 원인을 사정하고, 가능하다면 병인을 제거한다. · 충분한 섬유질과 수분을 섭취하도록 한다. · 하루 중 노인들의 변실금이 가장 자주 나타나는 시간을 파악한다. · 변실금의 패턴을 파악한 후, 설사가 나타나는 시간보다 삼십 분 전에 화장실에 갈 것을 권한다. · diphenoxylate(Lomotil)이나 loperamide(Imodium)와 같은 지사제 복용을 고려해야 한다.
오심과 구토	· 환자의 오심에 대한 자가 보고를 사정한다. 일지를 기록하는 것이 도움이 될 수 있다. · 구토의 유발과 완화 요인을 사정한다. 메스꺼움이나 입을 틀어막는 행동은 둔감한 환자에게서도 파악될 수 있다. · 진토제를 24시간 지속적으로 투여한다(필요에 의해서가 아닌). prochlorperazine(Compazine)과 metoclopramide(Reglan)는 좌약, 정맥주사, 비경구적으로 투여될 수 있다. · 진토제 하나만으로 증상이 완화되지 않을 때는, lorazepam(Ativan), dephenhydramine(Benadryl), haloperidol(Haldol), metochlopramide(Reglan)의 혼합사용을 고려해야 한다.
피로	· 피로는 임종을 앞둔 노인들에게 주요 고민거리가 되며 삶의 질에 큰 영향을 준다. · 통증, 오심, 구토, 호흡곤란은 피로에 큰 영향을 준다. · 가벼운 운동과 적절한 휴식은 피로를 회복하는데 효과적이다. · 심상유도치료법(Music and guided imagery)은 휴식을 도모하고 피로 시에는 자극제로서 유익하다.

영적 차원

임종간호의 영적 차원은 노인들로 하여금 이 세상으로부터 어떤 다른 존재로 초월하게 한다.

- 만약 자신의 삶의 의미와 사후에 대한 기대가 있다면, 죽음은 평화로울 수 있다.
- 종종 노인들은 사망 직전까지 삶의 의미를 찾으려 노력한다.
- 한 때 노인들에게 영성이 있다는 것을 인정하지 않았다.
- Rewe와 Kahn(1997)의 연구에서 성공적인 노화를 이루는 요소로 영성을 포함시키지 않았다.
- 최근에는 영성이 건강과 기능면에서 없어서는 안 될 요소로 구분되었다.
- 영성은 삶의 의미와 목적을 찾는데 기초가 된다.
- 영성은 특별히 단체에 의해서 행해지는 영적인 믿음을 강조하는(예: 불교, 가톨릭, 기독교, 유대교) 종교와는 구분된다.
- Koenig 등, 2001은 종교를
  a. 신성한 존재 또는 초월한 존재(하나님, 전능한 존재, 또는 궁극의 진실)와의 친밀한 관계형성과
  b. 단체에서 함께 생활하는 개개인의 관계와 책임감에 대한 이해를 양육하기 위한 믿음, 수행, 의식과 상징의 조직체계라고 정의했다.
- 많은 사람들이 특정한 종교로부터 영성을 찾으려 하지만, 종교단체에 참여하는 것이 영성의 전제조건이 되는 것은 아니다.
- 많은 노인들은 깊은 영성을 가지고 있으면서도, 종교 단체 활동을 하지 않는다.
- 영성의 중요성은 사회에서 인정하되, 영성을 표현하는 방법은 매우 다양하다.
- 영성의 역할은 성인들에게 매우 강력하나, 노년기에는 그 역할이 더욱 커진다.
- 노인들은 삶의 의미를 찾고, 사후 세계의 존재에 대한 의문을 가질 수 있다.
- 임종간호에 대한 연구가 계속되고 있고, 간호의 역할로서 임종 시 영성 건강을 증진시키는 것이 활성화되고 있다.
- 간호사는 노인 각자의 영성과 종교가 다르다는 것을 이해하는 것이 중요하다.
- 영성은 신체적, 정신적, 중독성 질환으로부터의 해방과 삶의 질, 그리고 생존과 관련 있다.
- 영성이 노인의 건강과 기능, 좋은 죽음에 미치는 영향은 영성의 필요성을 간호계획에 포함시켜야 한다는 것을 나타낸다.
- 종교, 영성 활동을 하는 노인들은 그렇지 않은 노인들에 비해 정신적으로 잘 대처하고 신체적으로 더 건강하다(Koenig, 2007).
- 사망에 있어서 영성의 역할을 이해하는 것이 노인의 영성 간호의 첫 단계이다.
- 노인의 영성 간호는 아래의 것들을 사정하는 것으로 시작된다.

T7.2 삶의 마지막 단계에서 볼 수 있는 심리적 증상

심리적 증상	간호 중재
우울	· 우울의 원인을 사정한다: 완화되지 않은 통증이나 예견된 슬픔 · 노인들의 임종에 대한 두려움에 대해 논의하고 우울 해결을 돕는다. · 상담을 받도록 한다. · 필요하다면 자살 위험을 중재한다. · 세로토닌 재흡수 억제제(SSRI) fluoxetine(Prozac), paroxetine(Paxil), sertraline (Zoloft); 삼환계항우울제(TCA) amitriptyline(Elavil), imipramine(Tofranil), nortriptyline(Pamelor); 모노아민 산화효소 억제제(MAOI) phenelzine(Nardil), tranylcypromine(Parnate); 그리고 다른 비정형 항우울제(other atypical antidepressants, Desyrel), bupropion(Buspar) 등을 투여할 수 있다.
불안과 흥분	· 불안과 흥분의 원인을 사정한다; 완화되지 않은 통증, 뇨정체, 변비, 그리고 오심이 주 원인일 수 있으며 적절한 처치를 해 주어야 한다. · 노인들의 임종에 대한 두려움과 걱정에 대해 논의함으로 불안을 초래하는 요인들을 해결하는데 도움을 준다. · Lorazepam(Ativan), diazepam(Valium), clonazepam(Klonopin)과 같은 불안완화제를 투여한다. 그러나 이 약물들은 노인들에게 섬망현상을 유발할 수 도 있다. · 불안완화제가 불안을 해소시키지 못했다면, phenobartital 같은 바르비투르산 염이나 haloperidol(Haldol)과 같은 신경이완제를 사용할 수 있다.
섬망과 혼돈	· 혼돈평가법(Confusion Assessment Method)과 같은 일반화된 도구를 이용하여 섬망을 사정한다. · 섬망은 임종 시 생명을 위협하는 상태나 치료전략으로 인해 흔히 발생될 수 있다. · 섬망의 원인을 파악하고 이를 빨리 제거해 주는 것이 환자의 회복속도를 최대한 높일 것이다. · 섬망이 해결되는 동안, 보호자에게 감지 시스템을 이용해 노인의 배회 행동을 알리고 낙상방지 전략을 수행한다. · 조용하고, 부드럽게 간호하는 것이 필요하며 섬망이 있는 노인들은 불안과 흥분의 원인이 되는 간호 활동이 강요되어서는 안된다.

- 개인의 믿음과 실천
- 영성이 환자에게 주는 의미
- 환자가 특정한 종교 활동을 하는지의 여부
- 영성이 지지와 힘의 원동력이 되는지의 여부
- 환자가 특정한 종교 전통, 의식, 활동을 선호하는지의 여부

- 영적 사정척도에는 Stoll' s Spiritual Assessment Guide와 O' Brien' s Spiritual Assessment Scale 등 많은 종류가 있다. 이러한 척도들은 노인들의 영성을 사정하는데 도움을 줄 수 있다.
- 영적 사정을 통해 노인의 영적 부족을 발견하고 영적 유대감을 개선시키는데 도움을 줄 수 있다.
- 간호사는 시설이 허용하는 범위 내에서 영적 및 종교적 신념을 격려한다.

T7.3 문화에 따른 죽음을 보는 시각

토착 미국인	아프리카계 미국인	아시아계 미국인	라틴계 미국인
죽음을 직선보다는 원형으로 본다.	노인들의 열악한 보건 의료에 대한 기억이 임종 결정에 걱정요인으로 작용할 수 있다.	임종 간호 결정은 노인이 스스로 의사 결정을 할 수 있음에도 불구하고, 자신의 역할이라고 생각하는 가족 구성원에 의해서 결정된다. 이것은 노인으로 불치병에 걸린 것을 알지 못하게 하여 보호하기 위함이다. 육체를 보존하기 위해 부검과 장기 기증은 하지 않는다.	임종 문제 또는 생명연장 치료의 보류나 중지의 권리, 안락사를 위한 호스피스, 장기 기증 등의 의사결정을 꺼려한다. 환자의 안녕보다는 가족의 안녕을 중요시 여긴다.

- 간호사는 각 시설에 종교관련 요원이 있는지 확인하고 노인이 필요할 때 상호학제팀(interdisciplinary team)의 도움을 받을 수 있다.
- 환자와의 영적 상담과 기도는 환자와 가족에게 위로를 준다.
  - 말기 환자 간병(palliative care)의 특징은 보호자, 가족, 그리고 환자간의 의사소통이다.
  - 간호사는 상호학제적 팀(interdisciplinary team)을 모아 죽음을 앞둔 노인들을 위해 계획을 세우는 역할을 한다.
  - 팀 회의를 정기적으로 가져 간호 계획과 그 계획이 효과적이었는지 사정하고 환자의 다차원적인 간호 요구를 충족시킨다.
  - 간호 계획과 평가를 위해 환자와 가족이 참여할 것을 격려한다.
  - 문화마다 죽음을 보는 시각이 다르다. 문화에 따른 시각은 Table 7.3에 제시되어 있다.

사전 의사 결정(Advanced Directives)

사전 의사 결정은 노인들이 자신의 임종 시 보건의료 결정에 참여하거나 지시하도록 하고 미래에 아무런 결정을 할 수 없을 경우를 대비해서 하는 것이다. 사전 의사 결정은 내, 외과적 치료를 승낙하거나 거부할 수 있는 권리를 포함한다.

- 1990년 환자 자기결정권 법령(Patient Self-Determination Act)은 모든 건강관련 기관으로 하여금 그 기관에서 건강관리를 받는 모든 성인들을 위한 사전 의사 결정에 대한 자세한 정책과 절차를 유지하도록 하기 위하여 제정되었다.
- 모든 노인들은 사전 의사 결정을 준비할 권리가 있으며 이러한 권리에 대해 사전에 통보 받아야 한다.
- 법령에 따르지 않는다면 메디케어와 메디케이드 지불 금액을 받을 수 없다.
- 사전 의사 결정은 노인들이 질병에 걸리기 전 자신의 인생과 건강관리에 대한 의사 결정을 하도록 해준다. 이러한 의사 결정을 하는 것이 필수는 아니나(그리고 많은 노인들이 하지 않는다), 병원에서는 이러한 선택권을 환자들에게 제공해야 한다.
- 구두 진술, 생전유서, 지속적 대리인은 미래 보건의료 치료 결정을 위해 합법적인 사전 의사 결정으로 고려될 수 있다.
- 노인들로 하여금 그들이 원하는 방식대로 임종할 수 있도록 사전 의사 결정을 격려할 수 있다.
- 간호사는 모든 간호 환경에서 사전 의사 결정을 할 수 있도록 격려할 기회가 있다.
- 생명 유지 치료의 지속과 중단에 대한 결정과 관련하여 환자의 가족과 의료 제공자의 의견이 자주 충돌한다. 이러한 상황에서는 환자의 결정을 따르는 것이 가장 적절하다.
- 문화적 가치는 임종 시 영양과 수분을 제공할 것인지 제공하지 않을 것인지 결정하는데 영향을 미친다.
- 노인들은 잠재적인 건강 문제와 가능한 치료에 대한 의사 결정 내용을 의료제공자나 믿을 수 있는 친구와 가족에게 구두로 진술을 할 수 있다.
- 구두 진술은 윤리원칙과 노인의 과거 판단에 따른 신중한 결정이다. 이것은 노인이 스스로 의료 결정을 할 수 없을 때 사용될 수 있다.
- 만약 구두 진술이 의료제공자에게 주어졌다면, 그 내용을 환자 차트에 기록하는 것은 환자의 바램을 증거로 남겨놓을 수 있는 방법이다.
- 생전유서는 생명 유지 치료의 선호에 대한 서면 진술이다.
- 생전유서는 노인들이 불치, 의식이 없는 상태가 되었거나 치료에 대한 의사 결정을 더 이상 할 수 없게 되었을 때 생명 유지 치료를 수락하거나 거부할 것인지를 나타낸다.
- 생전유서는 서면으로 되어있기 때문에 노인의 진료 기록과 함께 보관되고, 이의 유용성은 의료 제공자가 노인의 바램을 이행할 수 있는 능력에 달려있다.

- 금전적인 문제에서의 대리권과 비슷하게, 노인은 자신을 대신해서 믿을 수 있는 사람을 지명하여 보건 의료 의사 결정을 하도록 위임할 수 있다.
- 지속적 대리인이나 의료 법정 대리인은 노인들의 의사 결정 능력이 없을 때 보건의료 판단을 대신해 준다.
- 지속적 대리인은 진단정보를 받아 볼 수 있으며, 가능한 치료 방법들을 검토하고, 환자의 편에 서서 치료를 승낙하거나 거부할 수 있다.
- 의료 법정 대리인은 합법적인 사전 의사 결정으로써 생전 유서보다 융통성이 있다.
- 문서는 생명 유지 조치에만 한정되어 있는 것이 아니다; 노인시설 선택, 수술, 또는 비응급 상황 처치시에도 적용된다.
- 지속적 대리인의 최대 제한점은 환자를 대신해서 의사 결정을 해줄 수 있는 사람을 찾는 것이다.
- 노인이 오래 살면서 주위의 가족들을 모두 잃고 대리 의사결정자가 되어 줄 사람이 없다면, 법원 지정 대리인을 신청하거나 고용하여 혜택을 볼 수 있다.
- 유서는 서면으로 된 문서로 사망 시 재산분배를 어떻게 할 것인지 나타낸다.
- 유서는 노인의 자산 처분에 도움을 주지만, 일반적으로 보건 의료 결정에 대한 사전 의사 결정 정보는 포함되어 있지 않다.

호스피스와 말기 환자 간병

호스피스는 임종 시에 매우 중요하지만 충분히 사용되고 있지 않다. 호스피스는 미국에서 20년 이상 말기 환자와 가족에게 사랑으로 간병을 해왔으나 아직 많은 사람들이 이 서비스에 대하여 알지 못하고 있다.

- 노인들에 있어 지난 십년간 호스피스의 사용이 급증되었다(Hospice Association of America, 2007).
- 호스피스는 철학적으로 환자가 품위 있고 고통 없이 사망할 수 있게 한다.
- 삶의 질을 중요시하며 간호 시 가족과 사랑하는 사람들을 포함시킨다.
- 호스피스 팀은 죽어가는 사람과 가족이 심리적 만족과 사망에 대한 영적 준비가 될 수 있도록 환경을 조성한다.
- 호스피스는 죽음이 삶의 한 과정이라는 철학을 지지한다.
- 전통적인 호스피스 간호의 목표는
    - 말기 환자의 고통 완화
    - 좋은 죽음 유도
    - 가족 지원
    - 삶과 죽음의 의미를 찾도록 보조

슬픔

간호사의 업무는 임종을 앞둔 노인이 사망하는 것으로 끝나지 않는다. 슬픔은 정상적인 애도 과정의 흔한 증상이다. 간호사는 가족의 슬픔의 과정에서 도움을 줄 수 있다. 슬픔은 노인이 사망하기 전에 시작되고 진행은 각 가족마다 다르게 나타난다.

슬픔의 종류로는 급성 슬픔(acute), 예견된 슬픔(anticipatory), 슬픔 반응 장애(dysfunctional)가 있다.

- 급성 슬픔은 상실 느낌의 반응으로 발생한다.
- 예견된 슬픔은 임박한 상실을 예상하며 발생한다.
- 슬픔 반응 장애나 복합 슬픔(complicated grief)의 증후가 지속되면, 정신적 기능 손상을 초래할 수 있다.

Kubler-Ross(1964)는 상실의 성공적 해결을 위해 거쳐야 하는 몇 단계를 제시하였다. 이 단계들의 진행 과정은 예측할 수 없지만 반드시 필요하다.

- 거부(이 일은 나에게 일어나지 않을 거야)
- 분노(왜 이런 일이 나에게 일어나지?)
- 협상(만약 ~ 이렇게 된다면 난 반드시 더 나은 사람이 될 거야)
- 우울(더 이상 신경 쓰지 말아야지)
- 수용(어떤 일이 생겨도 받아들일 준비가 되어 있어)

노인을 잃은 가족들은 쉽게 "극복" 하지 못한다. 슬픔을 경험하고 있는 사람은 다음의 증상들을 나타낸다.

- 체중 감소
- 중독성 물질 남용
- 우울증
- 지속된 수면장애
- 신체적 문제
- 자살 생각
- 개인위생 부족

슬픔 사정은 슬픔의 종류, 가족의 반응, 슬픔의 단계, 이룩해야 하는 과업, 그리고 슬픔의 과정에 영향을 주는 추가 요인을 파악하는데 도움을 준다.

- 간호사가 가족의 슬픔에 대한 정보를 수집했다면, 경청을 하는 것이 문제를 해결하는데 도움을 준다.

- 치료적 의사 소통(therapeutic communication)의 원칙을 이용하여, 간호사는 슬픔 과정에서 문제를 확인하고 가족끼리 그들의 상황에 대해 대화를 하고, 적절하게 경험을 나눔으로 그들이 홀로 있지 않다는 것을 알도록 한다.
- 간호사는 이별극복 전문가(bereavement specialists)나 지원모임과 같은 시스템을 확인할 수 있다.
- 간호사는 힘이 들더라도 노인의 삶을 종결해주는 장례예식에 가족들이 참여하도록 용기를 주어야 한다.
- 필요 시 슬픔 과정을 효과적으로 종료하기 위하여 전문인을 필요로 할 수 있다.
- 슬픔 중재는 완전히 종료되지 않으나 고통은 시간이 지남에 따라 감소된다.

과부

배우자를 잃은 직후 격렬한 슬픔을 극복하기 위한 몇 가지 방법이 있다.

- 가족과 의료 전문가의 지지
- 과부 지지 모임
- 교역자의 방문
- 사회 복지 사업

- 배우자의 죽음 전에 호스피스 서비스를 이용했다면, 지지 서비스는 사망 후로부터 1년 동안 계속된다.
- 배우자를 잃은 후, 보건의료 전문가는 최근에 미망인이 된 노인의 건강상태를 모니터하는 것이 중요하다.
- 극심한 슬픔을 느끼는 미망인은 자기관리 활동을 무시하거나 영양실조, 약물복용 무시, 사회 활동 거부, 중독성 물질을 남용할 수 있다.
- 수년간 친밀한 관계에 있었던 사람을 잃었다면 이는 그 사람의 삶과 건강에 심각한 영향을 미칠 수 있다.
- 신체적, 심리적 친밀함은 자아상과 자기 존중감에 매우 중요하다; 긴 결혼기간 후 미망인이 되는 것은 자아상에 큰 영향을 미친다.
- 일반적으로 배우자를 잃고 과부가 되는 것은 인생의 큰 사건으로 여겨진다. 미망인의 건강에 영향을 미치는 심각한 사회 스트레스로 분류된다.
- 노년에 부인을 잃고 홀아비가 된 노인은 가정살림을 관리하는데 문제가 있으며, 남편을 잃은 미망인은 경제적 부담감을 경험한다.

참고문헌

Hospice Association of America. (2007). Hospice facts and figures. Retrieved March 21, 2007, from http://www.nahc.org/HAA/2007HospiceFactsStatistics.pdf

Koenig, H. G. (2007). Religion and remission of depression in medical inpatients with heart failure/pulmonary disease. *Journal of Nervous and Mental Disease, 195*(5), 389–395.

Koenig, H. G., McCullogh, M., & Larson, D. B. (2001). *Handbook of religion and health.* New York: Oxford University Press.

Kubler-Ross, E. (1964). *On death and dying.* New York: Macmillan.

Matzo, M. L., & Sherman, D. W. (Eds.). (2006). *Palliative care nursing: Quality of care to the end of life.* New York: Springer Publishing.

Rowe, J. W., & Kahn, R. L (1997). Successful aging. *Aging, 10*, 142–144.

World Health Organization. (2005). *Definition of palliative care.* Retrieved June 6, 2005, from http://www.who.org

8 급성과 만성 신체적 질병

Acute and Chronic Physical Illnesses

수명의 연장과 함께 노인인구가 증가함에 따라, 만성 질병을 가진 노인인구도 증가하고 있다. 이러한 만성적인 상태는 효과적인 질병 관리를 필요로 한다. 1995년에는 9억 명 정도가 만성 질병을 가지고 있었지만, 2030년에는 약 15억 명 정도가 만성 질병에 이환될 것이라 예상하고 있다(Robert Wood Johnson Foundation, 1996). 고령화연구연합(AAR, 2002)은 노인들이 다음의 만성 질병을 가지고 있다고 보고하고 있다.

심장과 말초 혈관 장애

고혈압

고혈압은 개선 불가능한 요인, 개선 가능한 요인, 그리고 생활양식으로 인해 발생한다. 고혈압은 다양한 종류의 심혈관 질환과 신장질환의 위험요소가 된다(Table 4.1의 JNC-VII의 혈압 기준 참조). 고혈압은 증상과 징후가 없기 때문에 소리없는 살인자로 알려져 왔다.

- 고혈압을 가지고 있는 사람 중 약 1/3이 자신이 고혈압이 있는 것을 알지 못하고 있다.
- 미국심장협회(AHA, 2005)는 고혈압 환자 중 최소한 절반은 약물 복용을 하고 있지 않으며 약 25% 이상은 고혈압 치료를 충분히 받고 있지 않다고 예측하고 있다.
- 당뇨와 흡연이 병행되었을 때 위험이 증가되며, 고혈압으로부터 생기는 합병증의 위험 또한 증가한다.

고혈압 치료를 위한 간호 중재로 다음의 것들이 있다.

- 식이조절과 생활양식 개선
  - 운동
  - 스트레스 관리

- 약물 복용
  - 일차적 치료는 hydrochlorothizade(HCTZ)나 Diuril 같은 타이아자이드 이뇨제와 atenolol(Tenormin), labetolol(Normodyne), 또는 propranolol(Inderal) 같은 베타 차단제로 구성되어 있다. 이뇨제와 베타 차단제가 금기되었을 경우 일차적 치료로 Benazepril(Lotensin) 또는 catopril(Capoten)과 같은 angiotensing-converting enzyme(ACE 저해제)과 diltiazem(Cardizen)이 사용될 수 있다.
  - 항고혈압 약물의 부작용으로는 건조함, 지속적 기침, 그리고 발기불능이 있다.

울혈성 심부전

울혈성 심부전(CHF)은 만성 질병 상태로 응급상황을 초래한다. 연령이 증가됨에 따라 더 자주 발생된다.

- 미국에서는 약 480만 명이 CHF 환자이며, 매해 400,000명이 증가하고 있다.
- CHF를 진단 받은 노인들의 약 절반이 5년 이내로 사망한다.
- CHF의 증상과 예후는 동반 질환의 여부에 영향을 받는다.
  - 약 80%의 CHF 환자는 65세 이상이다.
  - CHF는 매해 약 100만 명의 노인들에게 영향을 미친다.
  - CHF는 다양한 요인에 의한 질병으로 노화와 관련된 심장의 변화로 더욱 악화된다.
  - 일반적으로 CHF는 심장의 펌프 기능이 약화되어 인체의 신진대사 요구에 필요한 충분한 혈액을 순환시키지 못할 때 발생한다.
  - CHF는 좌심부전이나 우심부전를 나타낼 때 사용된다. 대부분의 노인들의 병리는 좌심실 기능장애이다.
  - CHF의 주요원인은 심근경색과 관동맥 질환이다.
- CHF를 초래하는 기타 요인
  - 판막질환
  - 부정맥
  - 감염
  - 류마티스 심장병
  - 갑상선 기능 항진증
  - 빈혈
  - 소금과 수분의 과다섭취
  - 스테로이드 투여
  - 심장 약물의 투여 중지

- 다음은 노인들이 겪는 CHF의 전형적인 증상이다.
  - 숨이 가쁨
  - 운동 시 호흡곤란
  - 피로
  - 허약감
  - 기능의 변화
  - 인지의 변화
  - 하지 부종
  - 폐에 물이 참
- 기타 증상
  - 발한
  - 빈맥
  - 심계항진
  - 식욕부진
  - 불면증
- 정상, 병리적 노화로 인한 변화는 CHF의 조기진단과 치료를 어렵게 만들 수 있다.
  - CHF로 인한 발 부종과 체중 증가는 일반적 노화로 인한 발부종과 만성폐쇄성질환을 위한 스테로이드 치료의 부작용과 혼돈될 수 있다.
  - 기침 반사의 변화는 폐 기능 변화의 조기발견을 방해할 수 있다.
  - 가슴의 통증 또는 긴장, 피로, 일반적 허약감, 비효과적 기침, 그리고 불면증은 노화와 좌위호흡의 흔한 증상이다.

간호사는 노인들에게 나타나는 공통적인 증상과 징후를 관찰하여 CHF의 조기 증상을 규명하는데 중요한 역할을 한다. 노인들에게 있어 CHF의 효과적인 관리방법은 다음과 같다.

- 교육을 시킨다.
  - 자가 관리- 운동과 휴식의 교대
  - 저염식 또는 나트륨 제한 식이
  - Angiotensin-converting enzyme(ACE)억제제, 디곡신, 이뇨제, benzaperil(Lotensin) 또는 captropril(Capoten) 같은 ACE억제제의 복합적 약물 투여
- 조기 증상
  - 심장의 부담을 줄이기 위해 이뇨제를 투여한다. 더 이상 증상이 없고 소변 배설이 적절하다면 응급실, 가정 또는 외래에서 몇 시간동안 평가를 받고 난 후 퇴원할 수 있다.
  - 증상이 지속되거나 심박출량 감소에 실패할 경우 병원 치료와 입원이 요구된다.

협심증과 심근경색증

협심증은 65세에서 69세의 노인들 중 약 13.7%의 여성과 21%의 남성에게 발병된다.

- Merck Manual of Geriatrics(Beers & Berkow, 2000)에 의하면 노인의 약 35%에서 심근경색증(MI)이 나타나며 급성 MI로 인하여 입원하는 환자 중 60%가 65세 이상이다. 그리고 MI를 가지고 있는 38%의 여성과 25%의 남성이 1년 내 사망한다(American Heart Assoication, 2008).
- 노인들에게 협심증과 심근경색증을 유발하는 요인들은 다양하지만, 그 중 가장 흔한 요인은 관상동맥질환이다.
- MI를 유발하는 기타 원인으로는
  - 부정맥
  - 감염
  - 류마티스 심질환
  - 갑상선 기능 항진증
  - 빈혈
  - 소금과 수분의 과다 섭취
  - 스테로이드 투여
  - 심장 약물 복용중지
- 협심증은 심장 주변의 혈관으로 충분한 피가 흐르지 못해 심장 근육의 산소결핍으로 발생된다.
- 협심증은 허혈성심질환의 가장 흔한 증상이며 관상동맥질환을 가진 노인들이 협심증을 경험한다.
- 심근경색증은 심각하고 갑작스런 심장장애로, 보통 다양한 강도의 흉부 통증, 허약감, 발한, 오심과 구토 등의 특성이 있고 때때로 의식상실을 초래하기도 한다.
- MI는 혈액흐름의 완전차단으로 인하여 심근의 일부분이 사망하여 발생된다.
- MI의 전형적인 임상증상은 통증이다.
- 노인들의 MI로 인한 통증과 부정맥은 정상적, 병리적인 노화와 관련된 변화로 인하여 젊은 환자들보다 더욱 심각하게 나타난다.
- 노인들은 일반적인 MI 증상을 보이지 않을 수도 있다.
  - 압박하거나 방사되는 가슴의 통증
  - 피부 청색증
  - 발한
  - 심한 불안감
  - 오심과 구토
  - 딸꾹질

- 노인들에게 있어 MI 증후는 잠행성이거나 미약하게 나타날 수 있다(무증상 심장마비).
  - 증상호소를 꺼려한다.
  - 증상호소를 할 수 있는 의사전달 능력이 부족하다.
  - 중풍 후 실어증이 있다.
  - 치매가 있다.

- 일부 노인들은 협심증과 MI의 증상을 아래의 요인으로 착각할 수 있다.
  - 일반적인 노화로 인한 변화
  - 다른 질병 과정의 증상

- 노인들은 가슴의 통증이 없을 수 있으나 다음의 증상을 복합적으로 호소할 수 있다.
  - 등, 어깨, 턱, 또는 복부의 통증
  - 의식수준의 저하 또는 급성혼돈
  - 오심과 구토
  - 저혈압
  - 어지러움 또는 기절
  - 일과성 허혈발작
  - 뇌졸중
  - 허약
  - 피로
  - 낙상
  - 휴식 부족
  - 실금

간호사는 협심증과 심근경색증의 조기증상을 발견하는데 매우 중요한 역할을 한다. 두 가지 질병 모두 노인들에게 통증을 야기시키므로, 이들의 통증 호소에 관심을 기울이고 적절한 사정을 실시하여야 한다.

- 통증이 자연적 노화의 일부분이라는 간호사의 생각은 협심증과 심근경색을 위한 적절한 치료를 방해한다.
- 많은 노인들은 통증에 대해 아무것도 해 줄 수 없다고 생각하거나 간호사를 귀찮게 하고 싶지 않다는 이유로 통증 호소를 꺼려한다.
- 노인들의 통증은 표준화된 도구에 의해 사정된다. 자주 쓰이는 통증사정 도구로는 1에서 10의 숫자로 된 척도이며, 환자의 통증을 느끼는 정도가 가장 적을 때 1, 가장 많을 때 10

의 범위로 표현하게 한다.

- 통증 호소가 확인된다면, 상호학제팀을 이용하여 협심증과 심근경색의 구체적 증상을 확인한다.
    - 심전도(ECG)
    - 심장효소검사
- MI는 응급상황이며 이에 적절한 관리가 필요하다.
- 만성 협심증을 위한 약물치료로는
    - 심장 혈관의 원활한 관류를 위해 니트로글리세린 패치(Nitrodisc, Nitro-Dur)를 매일 붙인다.
    - 협심증의 경우에는 니트로글리세린 알약(Nitrostat, Nitrolingual)을 설하 투여한다. 올바른 패치의 사용법과 나이트로글리세린 설하약의 투여법을 교육한다.
    - 스타틴과 같은 지질저하제는 심혈관이 더 이상 폐색되는 것을 줄이는데 효과적이다.
    - 노인에게 있어 유병률과 사망률을 감소시키기 위하여 정상범위 내에 있는 환자들의 콜레스테롤 수치를 사정한다.
    - Acubutolol(Sectral)과 atenonol(Tenormin) 같은 베타 차단제 약물들은 협심증이 있는 환자의 MI를 예방하기 위해 처방될 수 있다.
- 간호사들은 다음의 프로그램을 추천할 수도 있다
    - 비만 환자를 위한 체중감량 프로그램
    - 신체적 운동
    - 저 콜레스테롤 식이와 저염식이

말초혈관 장애

말초혈관 질환(PVD)은 넓은 의미에서 사지(특별히 다리)의 혈액순환이 오랫동안 원활하지 않아 발생하는 것이다.

- PVD를 초래하는 위험요인
    - 당뇨병
    - 흡연
    - 고지방 식이
    - 앉아서 일하는 생활방식
- 간헐적 파행증은 혈관관련 통증을 나타내는 것으로 보행 중 다리근육에 나타나는 것이다.
    - 증상을 관절염이나 신경장애로 혼동하기 쉽다.
    - PVD는 통증이 시작되기 전까지 얼마나 보행을 했는지의 거리로 사정한다.
- 심각한 PVD의 경우 혈액순환을 원활하게 하기 위해 외과적 수술을 할 수 있다.

• 측부순환(Collateral circulation)을 원활하게 하기 위해서는 운동을 하는 것이 가장 효과적이다.
• 심부정맥 혈전증(DVT)은 혈액응고 또는 혈전이 다리의 혈관에 생성되어 발생하는 것이며 수술 후 부동의 가장 큰 위험요인이다.
  - DVT의 특징적 증상은 급성 통증과 발병 부위의 부종이다.
  - 응고된 혈액은 폐동맥과 같은 주요 동맥을 막을 수 있으므로 DVT는 응급 상황이며 때에 따라서 수술 또는 혈전용해제로 치료되어야 한다.
  - 고위험 환자는 Coumadin을 계속 복용 할 수 있으며 색전방지 스타킹을 착용하도록 한다.

호흡기계 장애

폐렴

폐렴은 미국의 감염성 질환 중 사망의 가장 큰 원인이며 여섯 번 째 가장 큰 사망 이유이다(Institute for Clinical Systems Improvement, 2003). 폐렴의 사망률은 특히 수술을 받았거나 인공호흡기를 사용하는 노인들에게서 높게 나타난다.

• 면역력의 저하와 같은 노화의 정상변화는 폐렴을 야기시키며 이들 변화는 다음과 같다.
  - 기침 반사의 변화
  - 기도 청결의 저하
• 폐렴의 위험요소로 다음의 만성질환과 상태가 있다.
  - 만성폐쇄성 폐질환(COPD)
  - 울혈성 심부전증
  - 위식도 역류
  - 연하장애
  - 경관식이
  - 기동장애
  - 영양상태의 변화
• 노인에게 있어 전형적인 폐렴의 증상은 없거나 사정하기 어렵다. 이들 증상은 다음과 같다.
  - 기침
  - 열
  - 호흡곤란
  - 농성 객담

- 늑막 흉통

- 폐렴을 앓고 있는 대부분의 노인들의 증상으로 다음의 것들이 있다.
  - 식욕부진
  - 혼돈, 섬망 또는 행동변화
  - 기능 변화
  - 질병에 대한 보상작용의 상실
- 폐렴 치료를 위한 간호 중재로는
  - 원인이 되는 미생물이나 바이러스를 없애는데 중점을 둔 약물을 투여한다.
  - 적절한 식이
  - 수분 섭취
  - 아세트아미노펜이나 NSAIDs를 이용한 통증 치료
  - 체위성 배액법을 이용한 호흡기 치료
  - 추후 관리가 필요한 합병증은 다음과 같다.
    * 호흡곤란
    * 기침의 악화
    * 오한이 시작되거나 심해짐
    * 약물요법 시작 후 48시간 이상 지속되는 열
    * 약물 부적응

독감

- 유행성 감기로 알려져 있는 인플루엔자는 전염성 바이러스 질병으로 주로 겨울에 감염된다.
- 미국질병관리본부(CDC, 2007a)는 미국 전체인구 중 10~20%가 매년 유행성 감기에 걸린다고 보고했다.
- 열, 인후염, 마른기침, 두통과 근육통의 증상을 보이는 독감은 건강한 어린이나 성인에게는 가벼운 질병이다.
- 노인들에게 있어 독감은 이들의 생명을 위협할 합병증으로 진전될 수 있고 이들의 합병증은
  - 정신상태의 변화
  - 탈수
  - 폐렴
  - 극심한 피로
- 매년 미국에서는 약 36,000명이 감기로 인해 사망하며 114,000명이 입원을 한다(미국질병

관리본부, 2007a).

- 노인들에게 있어 감기의 증상은 젊은이들과는 다르게 나타날 수 있다.
- 노인들에게 기침, 과로, 오심과 구토 등의 전형적인 증상들은 보이지 않을 수 있고, 다른 질병으로 진전될 수도 있다.
- 독감을 앓고 있는 노인들은 급성 혼돈이나 섬망을 보일 수 있다.
- 간호 수행
  - 영양
  - 수분
  - 휴식
- 질병의 증상 치료를 위하여 아세트아미노펜이나 이부프로펜과 같은 해열제와 기침완화제를 이용한다.
- 독감의 영향력을 약화시키거나 예방하기 위해서 가장 흔히 사용되는 방법은 예방접종이다.
- 바이러스가 계속 바뀌고 예측이 불가능하기 때문에 예방접종은 매년 하도록 되어 있다.
- 현재 메디케어는 매해 독감 예방접종을 위한 비용을 환급하고 있다.

결핵

결핵의 특성들:

- Mycobacterium tuberulosis로 인하여 생기는 감염성 질환이다.
- 비말(droplet)로 전파된다.
- 호흡기 청결 기전으로 감염이 예방될 수 있다.
- 폐에 안착하여 결절을 초래한다.
- 잠복기가 길다.

결핵의 역학:

- 전 세계 인구의 1/3이 잠복성 상태로 감염되어 있다(미국인의 4~6%).
- 세계 인구의 8백만에서 일천만 명이 매년 활동성 결핵을 앓는다.
- 주로 청년들에게 잘 걸리는 질병이나, 시설에서 생활하는 노인들에게 있어 결핵의 위험은 현저하게 증가하였다.

결핵의 증상들:

- 피로
- 식욕 감퇴

- 체중 감소
- 기침
- 야간 발한
- 열
- 흉부 통증

결핵의 진단:

- PPD 또는 Mantoux검사 >5 mm 혹은 그 이상
- QuantiFERRON-TB(잠복성의 감염과 bacillus Calmette-Guerin의 예방접종을 발견하는데 더 유용하다).
- 흉부 X-ray
- Lab-항상균 실험(3~8주 걸릴 수 있다).
- 능동적이고 수동적인 질병 치료
- 명확한 임상증상
- Isoniazid, rifampin, pyrazinamide, ethambutol을 이용한 복합적인 약물 치료 요법

기도 폐쇄성 질환

기도 폐쇄성 질환은 미국의 사망원인 중 네 번째로 조사되었다. 기도 폐쇄성 질환 중 세 가지 질병인 만성 기관지염, 천식, 그리고 폐기종을 통틀어 만성 폐쇄성 폐질환(COPD)이라 부르며 일반적으로 노인들에게서 발견된다.

- 만성 기관지염은 기도의 염증으로 인한 부종과 객담으로 호흡이 매우 힘들거나 어떤 경우에는 불가능한 상태이다.
- 천식은 기관지경련, 점막부종, 그리고 많은 양의 객담 생산이 증상으로 나타난다.
- 천식은 미국에서 증가하고 있으며, 질병 발생과 사망률은 노인을 비롯한 모든 연령층에서 증가하고 있다.
- 젊어서부터 질병을 계속 앓아온 노인도 있는가 하면 일부는 노후에 천식에 걸리기도 한다.
- 폐기종은 폐포(폐에서 실질적 기능을 하는 부분)의 손상으로 발생되며, 산소교환을 위한 폐조직 감소의 원인이 된다.
- 만성 폐쇄성 폐질환은 다양한 요인에 의해 발생될 수 있다.
  - 공기 오염
  - 흡연
- 만성 폐쇄성 폐질환을 위한 간호 중재는 다양하지만 모든 치료의 목표는 같다.

- 흡인과 약물을 이용하여 환자의 기도를 청결하게 유지한다.
- 환자에게 흡입약의 사용법을 교육한다.
- 환자에게 에너지 보존에 대해 교육한다.
- 안전하고 효율적인 산소투여요법을 교육한다.
- 필요시 기도의 염증을 줄이기 위해 스테로이드 약물을 투여한다.
- 말기에 호흡곤란을 안전하고 효과적으로 완화하는 것으로 알려진 오피오이드를 투여한다.

위장장애

위식도 역류 질환

- 위식도 역류 질환(GERD)은 노인들의 하부식도 조임근의 부적절한 폐쇄로 인하여 발생된다.
- 위산이 식도로 역류되면 침식(erosion)이나 화생(metaplasia) 상태를 초래한다.
- GERD는 노인들의 식도암 위험을 높인다.
- GERD의 위험요소(Miller, 2007)
    - 고지방 식이, 카페인, 초콜릿, 박하, 그리고 마늘
    - 알코올 중독증
    - 폭식
    - 탈장의 과거력
    - 흡연
    - 약물복용
        * 칼슘 길항제
        * 질산염
        * 비스테로이드성 소염제(NSAIDs)
        * 항콜린제
- GERD의 증상과 징후
    - 구취
    - 가슴앓이
    - 오심
    - 트림
    - 마른기침
- 치료

- Nexium, Pepcid 또는 Protonix와 같은 약물을 투여한다.
- 유발 가능 음식을 피하기 위한 식이 개선을 한다.
- 침대의 머리를 높인다.
- 금연

혈액학적 장애

빈혈

빈혈은 비정상적인 혈색소와 헤마토크릿 수치로 인해 주로 노인들에게 나타나는 병리적 질병이다. 빈혈이 있는 노인들은 병리적 원인을 파악하기 위하여 사정해야 한다.

- 약물이 노인들의 빈혈을 초래할 수도 있다.
  - 프로톤 펌프 억제제를 5년 이상 복용했을 경우, B_{12}의 흡수를 위한 내인성 인자의 량이 감소되어 대적혈구성(macrocytic) 빈혈을 초래한다.
- 빈혈을 일으키는 기타 위험 요인
  - 크론병
  - 궤양
  - 위염
  - 회장조루술, 결장절제술, 소장절제술 등의 외과적 수술
  - 암
  - 신장질환
  - HIV
  - 골수 생성을 저하시키는 기타 질병들
- 빈혈을 사정하기 위하여 혈색소, 헤마토크릿, 그리고 빈혈의 종류를 파악하기 위한 혈액 검사를 자주 시행한다.
- 치료
  - 단백질과 철분 함량이 높은 식단
  - 비타민 보충제

비뇨생식기계 장애

요로감염

요로감염(UTI)은 소변 내의 병리적 박테리아로 인하여 발생되는 노인들에게 가장 흔한 종류의 감염이다. 시설 노인들에게서 요로감염의 발병률이 현저히 증가하고 있다.

- 요로감염의 증상은
  - 실금
  - 혼돈상태의 악화
  - 낙상
  - 소변 횟수의 증가
  - 배뇨 곤란
  - 치골위 불쾌감
  - 열
  - 옆구리 통증(tenderness)
- 진단을 위하여 일반적으로 배양 및 민감성 검사를 위한 소변 채취를 실시한다.
- 항생제 치료는 증상이 나타났을 경우에만 시행한다.
  - 항생제는 단기간의 사용을 권한다. 지속적으로 사용되어 졌을 경우 여성 노인들에게 질염을 유발할 수 있다.
  - 노인들은 자연 면역력이 저하되었기 때문에 장기간의 치료를 요할 수도 있다.
- 유치 도뇨관은 감염의 위험을 증가시키기 때문에 가능한 사용을 피해야 한다.

성병

노인들의 특별한 요구에 대한 의료인들의 인식은 증가되었으나, 이들의 성적 필요에 대해서는 아직도 모르는 부분이 많이 남아 있다. 간호사는 사정 시 노인에게 있어 성기능은 더 이상 의미가 없다고 가정하며 이들의 성적요구에 대해서는 무시하는 경향이 있다. 노인들이 실제로 다음과 같은 성병에 감염되는 것이 사실이다.

- Neisseria gonorrhorae(임질)
  - 여성에게는 증상이 나타나지 않을 수 있으나 남성에게는 고통스러움
  - 도말 검사를 실시 한다
  - 치료:
    - * Ceftriaxone
    - * Ciprofloxacin
    - * Levofloxacin

- Treponema palladium(매독)
    - 남성과 여성 모두 증상이 나타나지 않을 수 있으나 운반체(carrier)일 수 있다.
    - 심혈관계 및 신경계 기능에 영향을 미칠 수 있다.
    - 검사가 매우 복잡하다.
    - 의심되는 경우 검사를 실시해야 한다.
    - 치료는 항생제를 이용한다.
        * Penicillin
- Chlamydia trachomates(클라미디아)
    - 가장 흔한 성병
    - 골반강 염증 질환의 주요 위험요소
    - 여성에게는 증상이 나타나지 않을 수 있으나 남성에게는 고통스러움
    - 도말 검사로 사정한다.
    - 치료:
        * Azithromycin or doxcycline or ceftriaxone
- 헤르페스 I, II
    - 성기 포진
    - 다섯 명 중 한명은 포진을 가지고 있다.
    - 성관계중 직접적인 접촉으로 인하여 전파된다.
    - 상해의 형태를 검사한다.
    - 치료:
        * Acyclovir
        * Famciclovir
        * Valacyclovir(첫 발병, 재발, 억제목적의 치료)
- 인체 유두종 바이러스
    - 70여종 이상의 바이러스가 생식기 점막에 영향을 미친다.
    - 증상이 없을 수 있다.
    - 암과 관련되어 있을 수 있다.
- 간호사는 노인들을 사정할 때 성적 사정도 같이 해야한다.
- 의료제공자의 경험부족과 성에 대한 일반적인 불편감이 노인들의 성적 요구를 사정하고 관리하는데 장애가 된다.
- 노인들의 성적 사정과 중재를 위한 모델(Exribit 8.1)은 젊은 층을 위해서도 널리 사용되어 진다.
- 노인들의 성에 대한 사정은 충분한 사생활방지를 위해 조용한 곳에서 실시해야 한다.

E 8.1 성 요법을 위한 PLISSIT 모델

P	성에 대한 논의를 시작하기 위해 환자로부터 허락을 받는다.
LI	성적 기능에 필요한 정보를 제공한다.
SS	개인에게 성적인 관계를 위한 상세한 제안을 한다.
IT	환자의 성적 문제에 대한 집중치료를 제공한다.

From Annon, J. (1976). The PLISSIT model: A proposed conceptual scheme for the behavioral treatment for sexual problems. Journal of Sex Education Therapy, 2(2). pp. 1-15.

- 의료제공자와 환자 사이의 신뢰를 형성하는 것은 매우 중요하다.
- 간호사는 노인들의 성에 대한 신념과 행위를 존중하고 비판적인 생각과 의견을 제시하는 일에 주의해야 한다.
- 성생활에 대한 과거력을 사정한다.
  - 파트너의 수와 과거력
  - 성행위
  - 성적 문제에 대한 신체적 증상과 징후
  - 문제의 유무
  - 현재 성생활에 대한 만족감
  - 보호 또는 예방물품의 사용. 노인들은 매독, 생식기 포진, 그리고 간염과 같은 질병을 젊었을 때부터 보유하고 있어 파트너에게 전파시켰을 수도 있다.

암

- 암은 모든 연령에서 발견되나, 다른 연령대와 비교할 때 암의 발생과 발병은 노인인구에서 높게 나타난다.
- 약 75%의 모든 악성종양이 미국인구의 약 13%를 차지하는 노인들에게서 발견된다.
- 2002년에 모든 유방암 환자의 56%, 모든 전립선암의 80%는 65세 이상의 노인이었다.
- 고령은 암을 유발시키는 위험요소이다.
- 노인들은 암이 진전되어 치료가 어려운 단계에서 진단을 받는 경향이 높고 사망률 또한 높다.
- 암의 진단과 사망률은 인종과 사회경제적 상태와 밀접한 관계가 있다.
- 남성과 여성 노인들에게 가장 높은 사망률을 초래하는 것은 폐암이다.
- 폐암 다음으로 사망률이 높은 암은 남성 노인에게는 전립선암, 여성 노인에게는 유방암과 결장암이다.

- 노인들에 대한 차별과 편견은 노인들이 새로운 임상적 암 치료 연구 시험에 참여하지 못하도록 하였다. 의료인들은 노인들이 암 치료의 부작용이 높게 나타나는 고위험 그룹으로 인식한다.
- 최근에는 노인들도 암을 적극적으로 치료하고 치료에 잘 적응한다. 노인들에게 나타나는 노화로 인한 정상적, 병리적 변화에 대해 고려해야 하나, 젊은이들이 받는 치료를 노인들에게도 동일하게 제공하여야 한다.
- 간호사는 암의 1차와 2차 예방에 있어 매우 중요한 역할을 한다(5장의 건강증진 참조).
- 진단 과정에서의 지지와 정보 제공은 치료에 대한 의사 결정과 암 치료의 예후 그리고 삶의 질 증진을 위한 필수조건이다.

전립선암

- 매해 암을 진단받는 모든 남성들 중 30% 이상이 전립선암으로 진단을 받게 될 것이다.
- 전립선암 발생 비율은 흑인들에게서 더 높게 나타난다(American Cancer Society, 2007).
- 전립선암은 조기발견 시 거의 100%의 생존율을 보인다(US Too! International, 2004).
- 전립선암 진단을 위한 전립선 항체검사는 노인들에게 전립선 종양의 발견과 치료에 큰 도움이 되었다.
- 전립선암 치료의 종류
    - 내부 방사선
    - 방사선 치료
    - 근치적 전립선 절제술
    - 조기검진
    - 말기에 사용되는 호르몬 요법
- 간호사는 이 질병의 치료와 더불어 증상을 최소화시키는데 중점을 두어 치료를 도와야 한다.

유방암

- 2006년, 미국 내 노인 여성 중 214,000명 이상이 유방암 진단을 받았으며, 40,000명 이상은 이 질병으로 사망하였다.
- 남성들의 전립선암과 같이, 여성들도 나이가 증가함에 따라 유방암의 발병 가능성이 높아진다.
- 유방 자가 검진과 유방 X선 검사는 유방암 검진에 도움이 된다.
- 유방 종양 절제술과 유방 절제술은 새로운 방사선과 화학요법 치료와 더불어 유방암 진단을 받은 여성 노인 생존율을 급격히 상승시켜 주었다.

- 간호사의 유방암 검진과 치료에 있어서의 역할은 여성 노인 환자의 긍정적 결과를 증진시키는데 매우 중요하다.

근골격계 장애

골관절염과 퇴행성관절염

- 골관절염(OA)은 노인들의 가장 흔한 만성 질병 중 하나이다.
- OA는 노인들에게 있어 통증의 가장 큰 원인이다.
- OA는 약 46,400,000명의 미국인에게 발병되고, 그 중 8.8%는 관절염 관련 장애가 있다고 보고되었다(미국질병통제국, 2007b).
- OA는 과거의 해부학적 이상, 상해, 시술, 또는 직업적 요인으로 인하여 발생하는 원발성 또는 2차적 장애이다.
- OA에 대한 간호 사정
    - 거의 대부분의 환자들은 통증을 호소하므로 이를 사정한다.
    - OA의 진단과 진행 단계를 파악하는데 도움을 주는 관절 X-ray
- OA의 치료를 위한 간호사의 역할
    - 통증 완화와 기능의 보존 또는 회복
- 약물을 이용한 치료
    - 비스테로이드성 소염진통제(NSAIDs)
    - 아세트아미노펜
    - 필요시, 마약성 진통제 투여
- OA를 가지고 있는 노인들의 통증을 줄이고 기능을 증가시키기 위한 다양한 보조적 대체요법이 널리 이용되고 있다.
    - 비타민 C, D, 그리고 E는 증상을 완화시켜주는 것으로 보고된 바 있다.
    - 생강과 글루코사민 또한 관절염과 관련된 통증을 완화시키는데 사용되었다.
    - 간호사는 기능성식품을 투여함에 있어 주의해야 하며 처방된 약물과의 상호작용에 대하여 알려진 것이 거의 없기 때문에 약초 사용의 위험 가능성들에 대하여 충분히 교육해야 한다.
    - 침술은 관절염의 비약물적 치료방법으로 널리 알려지고 있다.
- 관절전치술은 관절염이 있는 노인들로부터 큰 인기를 얻고 있다.
- 고관절전치술은 널리 활용되고 있으며 노인들의 통증을 감소시키고 기동성을 높여준다.
    - 고관절의 내전이 유지되지 않으면 인공관절이 위치에서 이탈될 수 있다.
- 이러한 외과적 수술 절차는 장기간 관절염으로 인하여 기능장애가 있었던 고관절과 무릎

관절을 교환하는 것이다.

- 80대와 90대 연령의 노인들이 대부분의 수혜자이다.
- 재활을 위하여 오랜 기간이 요구되나, 관절전치술은 새로운 기동성을 제공하고 삶의 질을 향상시킨다.

골다공증

골다공증은 노인들에게 가장 흔한 만성질환이다.

- 생리학적으로 골다공증은 뼈의 무기질이 제거되는 것으로 골질량과 골밀도의 저하가 일어난다.
- 골다공증은 척추, 요골의 말단, 그리고 대퇴골 부위에 가장 흔하게 발생한다.
- 골다공증은 미국의 약 440만 명의 50세 이상 여성과 남성들이 가지고 있다. 이 수치가 2010년에는 520만 명이 넘을 것으로 예상되고 있다(골다공증재단, 2003).
- 골다공증이 있는 노인들은 골질량의 저하로 인해 가벼운 외상에도 매우 취약하다.
- 노화로 인한 정상적인 감각기능과 신경근육 조정의 저하가 약물, 환경적 요인과 합해져 골다공증이 있는 노인들의 낙상과 관련된 골절의 위험성을 높인다.
- 상완골과 대퇴경부의 골절이 매우 흔하며, 65세 이상의 여성에게는 고관절 골절이 흔하다.
    - 고관절 골절은 노인들의 다른 어떤 종류의 골절보다 사망률이 높다.
- 노인들의 골절은 많은 경우에 기동성의 장애, 욕창성 궤양, 폐렴 그리고 실금 등과 관련하여 의원성 질병의 위험성을 높인다.
- 골다공증의 발병 위험율이 높은 노인
    - 체구가 작고, 피부가 하얗고 머리카락과 눈동자의 색이 밝은 여성
    - 골다공증의 가족력을 가지고 있는 노인
    - 폐경기 후의 여성
    - 65세 이상의 여성
    - 80세 이상의 남성
- 노인들의 발병 위험률을 높이는 요인
    - 저칼슘 식단
    - 흡연
    - 알코올 과다 섭취
    - 카페인 섭취
    - 좌식 생활 습관
- 골다공증이 있는 노인들에게는 후에 척추후만증이 발생될 수 있다.

- 척추후만증은 척추가 불룩하게 휘어져 신장이 줄고 만성 요통과 복부의 돌기, 위장계의 불편함, 그리고 폐기능 부족을 초래한다.

- 골밀도 검사는 골다공증의 위험이 있는 환자들의 골 손실을 탐지한다. 그러나 이 질병은 보통 증상이 없기 때문에 외상성 골절이 발생하기 전까지는 골다공증의 진단을 받는 경우가 드물다.
- 골다공증의 예방을 위한 간호 중재
  - 고칼슘의 식단을 권장(하루에 1,500 mg)
  - 정기적인 체중부하운동(weight-bearing exercise) 프로그램을 권장
  - 골다공증을 진단 받은 환자들에게 약물투여를 함으로써 추가적인 골 손실을 막을 수 있다. Alendronate sodium(Fosamax)은 매주 일회 복용하고, risedronate(Actonel) 또는 raloxifene(Evista)는 골손실을 예방하며 골질량을 증가시킨다.
  - 간호 중재로 낙상예방전략이 포함될 수 있다(5장 참조).

소화기계와 내분비계 장애

당뇨병

- 당뇨병(DM)은 혈당 수치의 증가로 인하여 생기는 만성질환이다.
- 질병통제예방센터(2005)는 170만 명의 미국인이 당뇨병을 가지고 있으며, 매해 200,000명이 당뇨와 관련된 합병증으로 사망한다고 보고하고 있다.
- DM은 '소리 없는 살인자' 로 알려져 있다. 약 590만 명의 미국인들은 자신이 질병을 가지고 있는지 모르고 지내는 것으로 추정된다. 국가와 주 단위의 검사와 교육의 노력으로 인해 1990년과 2000년 사이에 진단률이 49% 증가했으며 앞으로도 계속 증가될 것으로 기대되고 있다(Mokdad 등, 2001).
- DM은 만성적 대사성 질환으로 췌장 호르몬인 인슐린의 생성과 활용의 결핍으로 특징지어진다. 노인들에게서 인슐린 유효성의 변화로 인해 혈당치가 상승되어 DM의 증상이 나타난다.
- 당뇨에는 2가지 종류가 있다: 제1형과 제2형
  - 제1형은 유년기 당뇨병 또는 인슐린 의존형 당뇨병(IDDM)이라고도 불린다.
  - 제2형 당뇨병은 주로 성인기에 나타나 성인 당뇨병, 또는 인슐린 비의존형 당뇨병이라고 불리운다(NIDDM).
- 당뇨병은 심장병을 유발하는 위험요인으로 간주된다.
  - 80% 이상의 당뇨병 환자는 심장질환 또는 혈관계질환으로 사망한다.
  - 흡연은 이미 보상작용을 하고 있는 혈관을 더욱 수축시켜 심혈관질환의 위험성을 높인다.

- 당뇨병을 위한 간호 중재는 단기와 장기 인슐린 기능을 반영하는 HgA1C수치와 혈당수치의 철저한 검사로 시작되어야 한다.
- 치료의 종류는 환자 개인의 필요와 문제에 따라 다르다.
- NIDDM을 가진 노인들의 자가 관리
  - 식단 조절
  - 약물 투여
    - * 경구혈당제
    - * 인슐린 치료
  - 혈당수치 관찰
  - 발 검사
  - 운동

면역계의 장애

후천성 면역 결핍 바이러스(HIV)/후천성 면역 결핍증(AIDS)

- 10~20%의 HIV 감염은 50세 이상의 사람들에게서 발생한다.
- 그러나 이 비율은 실제보다 낮게 나타났을 가능성이 높고, 노인인구의 증가에 따라 계속적으로 증가될 것이다.
- 노인들은 정상적, 생리적, 노화로 인하여 젊은 사람들보다 더 빠르게 HIV에서 AIDS로 진전된다.
- 노화의 정상적, 생리적 변화로 인해 HIV와 AIDS의 증상은 발견되지 않을 수 있다.
- 노인들의 성적전파질환의 가능성에 대한 인식은 이러한 잠재적 질병에 대한 인식도 개선시킬 것이다.
- 간호사는 환자의 성력을 사정하며 노인의 성욕이 왕성하고 한명 이상의 파트너가 있다고 생각될 때 진단 검사를 실시해야 한다.
- HIV를 가진 노인들의 증상은 다른 질병의 것과 비슷하다.
  - 설사
  - 임파선 비대
  - 열
  - 감기 같은 증상
  - 두통
  - 발진
  - 피로

- 식욕 부진
- 체중 감소

- HIV는 다른 성적전파질환과 동시에 전염되기 때문에, ELISA 검사를 하여 HIV 바이러스 존재 여부를 진단할 수 있다.
  - 만약 이 검사가 양성반응을 보인다면, 웨스턴 블롯법을 이용해 HIV 감염을 확진할 수 있다.
  - HIV 감염의 확진을 위하여 바이러스 배양을 할 수도 있다.
  - CD4와 바이러스부하검사(viral load test)는 보조T임파구의 수를 측정하여 질병의 단계를 파악하는데 도움이 된다.
- HIV 노인들을 위한 간호 중재
  - 건강과 기능의 유지
  - 약물 투여와 교육
  - 항바이러스제와 고활성 항바이러스요법(세 개 혹은 그 이상의 항바이러스제를 같이 사용)
  - 뉴클레오시드/뉴클레오티드 역전사효소 억제제(NRTIs)
  - 비뉴클레오사이드 역전사효소 억제제
  - 프로테아제 억제제(Protease inhibitor)
  - 융합 억제제(fusion inhibitor)
  - 안전한 성행위에 대한 교육

신경계 장애

파킨슨병

파키슨병(PD)은 노인들에게 가장 흔한 퇴행성 신경질환 중 하나이다. 60세 이상 노인들의 100명 중 1명 꼴로 발생한다.

- 65세 이상에서 약 3% 정도가 PD를 가지고 있으며, 연령이 증가함에 따라 발병률도 증가한다.
- 파킨슨병은 여성보다는 남성에게 흑인이나 아시아인보다는 백인에게 더 많이 나타난다.
- 나이는 PD의 가장 주된 위험요인으로 노인들 사이에서 이 질병에 대한 관심이 매우 크다.
- PD는 천천히 발병되는 퇴행성 신경질환으로 PD의 증상이 나타날 때에는 이미 뇌의 70%에서 80%의 도파민 생성 신경세포들이 파괴되어 있는 상태이다.
- PD의 원인은 아직 밝혀지지 않고 있다.
  - 환경적 독소, 유해물질, 바이러스, 그리고 약물이 PD의 발병과 관련이 있다고 보고 있

으며 계속적으로 연구하고 있다.

- Chlorpromazine, Haloperidol, Reserpine, Methyldopa, Metacolpramide와 같은 약물들이 PD의 증상과 관련이 있다.

- PD에 대한 객관적인 임상적 증상은 없다.
- 보통 PD는 다음의 세 가지 상태에 의해 진단되어 진다.
  - 발작
  - 경직
  - 서동증(bradykinesia)
- 이러한 증상과 징후들 외에도 질병을 가진 환자들은 아래의 증상을 보인다.
  - 불안정한 자세
  - 자율신경계의 기능장애
  - 약물 유도 증상
- 간호의 주된 목적은 증상 관리이다. 질병이 진전됨에 따라 정신적, 사회적, 영적 지지가 필요하다.
  - PD의 치료로 levodopa와 carbidopa(Sinemet)의 약물을 복합적으로 투여한다.
  - Levodopa는 소장에서의 단백질 흡수를 방해하기 때문에 적절한 시간에 투여하는 것이 중요하다.
  - 환자의 증상이 진전될수록 일상생활 동작 능력이 저하되고, 약물요법의 필요성은 증가된다.
  - 약물의 부작용을 피하기 위해 비약물 치료요법을 선택하거나 약물치료를 미루거나 부작용으로 인한 불편감 때문에 치료를 연기할 수 있다.
  - 물리치료와 작업치료는 발을 질질 끌며 걷는 걸음걸이를 수정하는데 도움이 된다. 환자의 균형감각 능력에 초점을 두며 보조기구를 제공할 수 있다.
  - 파킨슨씨 질병을 가진 환자를 돌볼 때에는 영양요법도 필수적이다.
  - 부동은 변비의 가장 큰 원인이 되기 때문에 PD 환자의 식단을 잘 파악하여 극심한 변비를 예방해야 한다.
  - PD 환자들에게 운동은 매우 좋은 치료이다. 운동은 질병으로 인한 낙상 위험성을 줄이며 여러 기능들을 증진시킨다.
    * 기동성
    * 유연성
    * 자세의 균형
    * 전체적인 기능

뇌졸중

- 뇌졸중(CVA)은 미국에서 만성 장애의 가장 큰 원인 중 하나이다.
- CVA의 위험성은 나이가 증가함에 따라 급속히 증가하며 신규 뇌졸중 진단의 약 75%와 뇌졸중으로 인한 사망의 88%가 65세 이상 노인에게서 나타난다.
- CVA의 증상
  - 안면, 다리, 팔의 갑작스런 편측성 연약함 또는 무감각
  - 시력의 변화; 한쪽 눈의 시력 상실
  - 말하기 또는 언어의 이해가 어려움
  - 갑작스런 심한 두통과 어지러움
  - 불명확한 낙상
- CVA를 유발하는 위험요인은 심혈관질환의 위험요인과 흡사하다.
  - 흡연
  - 올코올 남용
  - 비만
  - 당뇨병
  - 고혈압
  - 고령
  - 흑인계 인종
- CVA는 위험요인으로부터 유래된 세 가지 명확한 병리적 과정에 의해 발생된다.
- 정기적인 건강 사정 시 효과적인 경동맥의 이상음 청진(혈액의 난류)은 노인의 혈관 폐쇄의 조기 발견과 뇌졸중 예방에 큰 도움이 된다.
- 출혈은 뇌혈관이 파열되어 뇌조직 일부가 사망하여 발생된다.
- 색전 또는 몸 일부에서 생성된 혈전은 뇌로 이동되어 뇌세포 사망을 초래할 수 있다.
- 뇌로 산소가 풍부한 혈액을 공급하는 경동맥이 폐색되어 혈류 공급을 방해하면 조직 괴사가 초래될 수 있다(국소빈혈).
- CVA의 위험요인의 노출 유무에 상관없이 노인들은 "작은 뇌졸중" 또는 경고성 뇌졸중인 일과성 허혈발작(TIA)을 경험한다.
  - TIA는 환자가 짧게는 20분에서 길게는 24시간 동안 의식을 잃는 것이다.
  - TIA는 전신 사정과 CVA의 위험요인, 종합적 증상과 함께 보고 되어야 한다.
  - TIA를 경험한 환자들에게 뇌졸중 예방에 대한 간호 계획을 신속히 수행해야 한다.
- CVA의 예방으로는 뇌로 충분한 혈액을 공급하는 것이다.
- 뇌의 원활한 혈액공급과 색전의 이동을 감소시키기 위해 경동맥 내막절제술(carotid endarterectomy)을 시행한다(경동맥으로부터 프라그 제거).
- 가장 좋은 CVA의 예방 간호로는 비만이나 고혈압 등의 위험요인을 줄이는 것이다.
  - 식단과 영양 관리
  - 운동과 체중 감량

- 혈압 관리
- 아스피린 매일 복용

• 뇌졸중 증상이 나타나면 다음의 진단검사를 시행한다.
  - 전산화 단층 촬영(CT)
  - 경동맥, 뇌혈관 조영술
  - 혈전용해 약물인 플라스미노겐 활성화 인자를 즉시 주입(증상이 나타난 후로 몇 시간 이내)
  - 플라스미노겐 활성화 인자는 뇌졸중을 초래한 혈전을 용해하여 뇌혈류를 신속히 회복하나 다음의 상태에는 효과적이지 못하다.
    * 출혈성 뇌졸중
    * 허혈성 뇌졸중
  - CVA 환자의 간호는 환자가 안정을 되찾고 최대한의 기능을 회복할 수 있도록 도와주는 것이다.

욕창

욕창성 궤양

욕창은 피부의 일부분이 장기간 침대나 의자로부터의 압력, 문지름, 마찰에 의해 발생된다.

• 매해 약 100만 건의 욕창이 새롭게 발생하는 것으로 추정되고 있다.

• 내적, 외적 위험요인 모두 욕창을 유발한다.
  - 부동(욕창 발생의 주요 원인)
  - 감염
  - 실금
  - 치매
  - 영양실조
  - 당뇨
  - 순환 장애
  - 혈관 손상
  - 부종
  - 지각력 감퇴
  - 이동
  - 표면의 높은 압력
  - 전단력(Sheering)

- 소변 또는 배변의 접촉
- 혈액 순환

- 욕창은 상처의 정도에 따라서 네 가지 종류로 분류된다(Table 8.1 참조).
- 욕창의 가장 효과적인 간호 중재는 예방이다.
- 위험요인(Table 8.2 참조)의 사정은 간호사가 예방 방법을 규명하고 수행할 수 있도록 함으로써 상처의 발생을 막을 수 있다.
- 예방 방법
  - 압박을 완화 하는 도구를 사용한다.
    * 매트리스
    * 패드
    * 양말
  - 적절한 신체정렬 - 30도 법칙 또는 침상을 30도 올린다.
  - 신뢰 할 수 있는 도구를 이용한 규칙적이며 일관성 있는 피부 사정은 환자의 욕창을 치료가 가능한 초기에 발견할 수 있도록 돕는다.
  - 체위 변화와 이동 시간
  - 영양실조를 초래할 수 있는 위험요소를 제거하고 적절한 식단을 제공한다.
  - 만성질환을 가지고 있는 노인들을 위해 건강보조식품을 제공할 수 있다.
- 욕창의 치료
  - 상처의 단계에 따라 추천 제품을 이용한다.
    * 1단계 욕창(nonblanchable erythema)은 청결과 압박 완화로 더 이상의 손상을 피할 수 있다; 투명드레싱을 사용할 수 있다.
    * 2단계 욕창은 표피와 진피의 손실이 특징적이며 밀봉드레싱을 이용해 치료하며 정기적으로 평가한다.
    * 3단계 욕창은 피부조직 전층의 손실과 깊은 궤양이 특징이다; 생리식염수나 드레싱물품을 이용한다.

감각기관 장애

공통적인 눈 질환

- 백내장
  - 눈의 수정체에 특정물질이 축적되어 발생한다.
  - 시력에 큰 영향을 준다.
  - 과거에는 치료할 수 없었다.

- 최근에는 레이저 시술로 수정체를 깨끗하게 하여 약 한 시간 안에 시력을 복구시키며 부작용도 적다.

- 녹내장
  - 눈의 후방에 압력이 병리적으로 축적되어 발생한다.
  - 압력 완화를 위한 안약을 지속적으로 사용해야 한다.
  - 안압 측정을 위해 안과를 정기적으로 방문해야 한다.
  - 필요시에는 외과적 수술도 가능하다.

공통적인 귀 질환: 노인성 난청

- 노화로 인하여 고음을 들을 수 없다.
- 여성이나 아이들의 고음을 잘 듣지 못한다.
- 치료는 주로 보청기를 이용하여 소리를 증폭시키는 것이다.
  - 노인들은 보청기가 필요하다는 사실을 창피해 하며 이는 모든 주위 환경의 모든 소리를 증폭시켜 난청을 악화시키기 때문에 종종 보청기 사용을 꺼려한다. 귀지가 꽉 차 난청 상태를 악화시키지 못하도록 사정하여야 한다.
  - 노인들이 입술을 읽을 수 있도록 얼굴을 마주보고 대화한다.
  - 소리 지르지 않는다.
  - 필기도구와 같은 다른 종류의 의사소통 방법을 사정한다.

T8.1 욕창의 단계 분류

욕창의 정의

- 욕창은 피부와/또는 뼈의 돌출 부위의 조직이 압박과 마찰에 의해서 국소적인 상해를 입은 것이다. 욕창을 초래하는 요인들에 대하여 아직 확실하게 밝혀지지 않았다.

욕창의 단계 분류

의심이 가는 심부 조직 상해

- 보라색이나 적갈색의 국소 부위의 피부색 변화 또는 연부조직의 압박으로 인한 피가 있는 물집. 이 부위의 피부에서 통증이 느껴지고, 주변 조직에 비해서 딱딱하고, 탄력성이 떨어지고, 습하고, 따뜻하거나 시원하다.

추가설명

- 피부가 검은 사람들에서는 심부조직의 상해를 발견하기 어려울 수 있다. 상처가 진전되면서 검은 상처 부위 주변에 얇은 수포들이 생긴다. 상처는 더욱 진전되어 얇은 가피로 덮여진다. 매우 신속히 진행될 수 있으며, 최상의 치료로도 추가적인 조직의 손실이 있을 수 있다.

1단계

- 뼈의 돌출 부위의 상처가 없고 손으로 눌렀을 때 그 부위가 하얗게 되지 않은(nonblanchable) 붉은색의 피부. 어두운 색깔의 피부에서는 하얗게 변하는 것이 보이지 않을 수 있으나 주변의 피부와 다른 색을 보일 수 있다.

추가설명

- 통증을 느낄 수 있으며, 주변 조직에 비해 단단하고 부드러우며 따뜻하거나 시원할 수 있다. 피부색이 어두운 사람에게서는 1단계는 발견하기 어려울 수 있다. 위험가능성이 있는 사람을 나타낸다(위험 가능성 예시).

2단계

- 진피의 부분적 상실로 선홍색의 경미한 개방성궤양. 혈청 함유 수포의 개방(파열) 혹은 피부손실이 없는 형태로 존재.

추가설명

- 타박상과 부육조직 없이 윤이 나거나 건조한 얕은 궤양의 형태로 존재. 이 단계는 피부의 박탈, tape burn, 회음부 피부염, 침연, 찰과상을 표현할 때 사용되어질 수 없다.

3단계

- 피부 조직 전층의 상실. 피하 지방층은 보일 수 있으나, 뼈, 건, 근육은 노출되지 않는다. 부육조직이 있을 수 있으나 피부상실의 깊이를 가리우지는 않는다. Undermining과 tunneling이 있을 수 있다.

추가설명

- 해부학적 위치에 따라 3단계 궤양의 깊이는 다르다. 콧등이나 귀, 후두, 복사뼈 등은 피하조직이 없어 궤양의 깊이가 얕다. 그러나 지방층이 많은 곳은 궤양의 깊이가 매우 깊다. 뼈와 건은 보이지 않으며 만져지지 않는다.

4단계

- 피부 조직 전층의 상실과 뼈, 건, 근육의 노출. 상처면의 부육조직과 가피가 있을 수 있다. Undermining과 Tunneling을 자주 동반한다.

추가설명

- 해부학적 위치에 따라 4단계 궤양의 깊이는 다르다. 콧등이나 귀, 후두, 복사뼈 등은 피하조직이 없어 궤양의 깊이가 얕다. 4단계 궤양은 근육층과 지지조직(예를 들어 근막, 건, 또는 관절낭)까지 침범하여 골수염을 초래한다. 뼈와 건이 보이며 만져진다.

단계분류가 불가능

- 피부 조직 전층의 손실이 있고 상처면 궤양의 기저부분은 부육조직(노란색, 검은색, 회색, 녹색, 또는 갈색)과 가피(검은색 또는 갈색)로 덮여있다.

추가설명

- 부육조직과 가피가 모두 제거되어 상처의 깊이를 알 수 있을 때 까지는 단계를 확정할 수 없다. 뒷발꿈치의 가피(건조하고, 홍반이 없음)는 몸의 자연적(생물학적) 덮개이므로 제거하지 말아야 한다.

From Up

dated Pressure Ulcer Staging 2007. by the National Pressure Ulcer Advisory Panel. retrieved from : Copyright 2007. National Pressure Ulcer Advisory Panel used with permission.

* Bruising indicates suspected deep-tissue injury.

T8.2 욕창위험정도를 예측하기위한 Braden 척도

환자 이름__________ 평가자 이름__________

					날짜				
지각인지도 압박에 의한 불쾌감에 대해 적절히 반응할 수 있는 능력	1. 전혀 느끼지 못함 통증에 대한 반응 (신음, 피한다, 잡는다 등)이 없음. 이 반응은 의식 수준의 저하와 진정에 의한 것이다. 혹은 신체 전체에 걸쳐 통각 장애가 있다.	2. 중도의 장애 있음 통증에만 반응한다. 불쾌감을 전할 때는 신음하거나 살짝 움직이는 정도밖에 하지 못한다. 혹은 지각장애가 있어 신체의 1/2 이상에 걸쳐 통증과 불쾌감을 완전하게 느끼지 못한다.	3. 경도의 장애 있음 부르는 소리에 반응한다. 그러나 불쾌감과 체위 변환 욕구를 항상 전할 수 있는 것은 아니다. 혹은 어느 정도 지각장애가 있으며 사지 중 1, 2개 부위에서 통증과 불쾌감을 완전하게 느끼지 못하는 부위가 있다.	4. 장애 없음 부르는 소리에 반응한다. 지각 결손이 없으며 통증과 불쾌감을 호소할 수 있다.					
습윤 피부가 습윤에 노출되는 정도	1. 항상 촉촉하다. 피부는 땀과 소변 등으로 인해 대부분 항상 축축하다. 환자를 이동시키거나 체위변환을 할 때마다 습기가 있다.	2. 대개 축축하다. 피부가 항상 그런 것은 아니지만 근무시간 중에 적어도 한 번은 침구류를 교환해야 한다.	3. 가끔 축축하다. 피부가 가끔 축축하다. 정기적인 교환 외에 하루 한 번 정도 침구류를 추가로교환할 필요가 있다.	4. 거의 축축하지 않다. 피부가 대개 건조하다. 정기적으로 침구류를 교환하면 된다.					
활동성 행동 범위	1. 누워있는 자세 일어나지 못하고 늘 누워 있다.	2. 앉아있을 수 있다. 대부분 앉을 수 있으나 아직 전혀 걷지는 못한다. 자력으로 체중을 지탱하지 못하거나 의자, 휠체어에 앉을 때에는 도움의 손길이 필요하다.	3. 가끔 걸을 수 있다. 도움의 손길과 상관없이 평소 가끔 걸을 수 있으나 매우 짧은 거리로 제한된다. 근무시간 중 대부분의 시간을 병상에서 지낸다.	4. 보행 가능 일어나 있을 때에는 하루 2번은 병실 밖으로 나가 걷는다. 그리고 적어도 2시간에 한 번은 병실 내에서 걷는다.					
가동성 체위를 바꾸거나 조절할 수 있는 능력	1. 전혀 움직이지 못함 도움없이는 몸을 물론 손발을 조금도 움직이지 못한다.	2. 매우 제한된다. 가끔 몸통 또는 사지를 약간 움직인다. 그러나 종종 자력으로 움직이거나 유효한 (압박을 제거할 수 있는) 움직임을 하지는 못한다.	3. 약간 제한된다. 약간 움직일 수 있으나 종종 자력으로 몸통 또는 손발을 움직일 수 있다.	4. 자유롭게 움직인다. 도움의 손길없이 자주 적절하게(체위변한 포함) 움직일 수 있다.					
영양상태 평상시 식사섭취상황	1. 불량 결코 전량 섭취하지 못한다. 웬만해서는 제공된 식사의 1/3 이상을 먹지 않는다. 단백질(고기 혹은 유제품)은 하루 두접시(컵) 이하의 섭취에 그친다. 수분섭취가 부족하다. 유동식을 섭취하지 못한다. 또는 금식 그리고/ 또는 투명한 유동식을 유지하거나 5일이상 정맥으로 투여한다.	2. 약간 불량 좀처럼 전량 섭취하지 못한다. 평소에는 제공된 식사의 약 1/2정도만 섭취한다. 단백질, 유제품은 하루 3접시(컵) 섭취한다. 가끔 소화태 영양제를 섭취할 때도 있다. 혹은 유동식과 경관영양을 섭취하나 그 양은 하루 필요섭취량 이하이다.	3. 양호 대게는 하루 세 번 이상 식사를 하고 한끼당 절반 이상은 섭취한다. 단백질, 유제품은 하루 4접시(컵) 섭취한다. 때때로 식사를 거부할 때가 있지만 권하면 대개 보충한다. 혹은 영양적으로 균형잡힌 경관영양과 고칼로리 수액을 맞는다.	4. 매우 양호 매끼 대체로 섭취한다. 보름은 단백질, 유제품을 하루 4접시, 분량 이상 섭취 한다. 때때로 간식을 먹는다. 식사를 보충할 필요는 없다.					
마찰과 밀리는 현상	1. 문제 있음 이동시 증등도에서 최대 한까지의 도움이 필요하다. 시트에 밀리지 않고 완전히 들어올리는 것은 불가능하다. 자주 침대나 의자에 미끄러지고, 최대한의 도움으로 자세를 다시 잡아주어야한다. 강직, 수축 혹은 초조는 지속적인 마찰을 일으킨다.	2. 잠재적으로 문제 있음 약하게 움직인다. 또는 최소한의 도움이 필요하다. 이동할 때 피부는 어느 정도 시트와 의자, 억제벨트, 보조도구 등에 밀릴 가능성이 있다. 대부분의 시간은 의지와 침상에서 비교적 좋은 체위를 유지할 수 있다.	3. 문제 없음 자력으로 의자와 침상에서 움직이며 이동 중 충분히 몸을 지탱할 수 있다. 항상 의자와 침상에서 좋은 자세를 유지할 수 있다.						
				총점수					

NPO = nothing by mouth: IV = intravenously: TPN - total parenteral nutrition.

참고문헌

Alliance for Aging Research. (2002). Medical never-never land. Retrieved August 10, 2007, from http://www.agingresearch.org/content/article/detail1698

American Cancer Society. (2007). Overview: Prostate cancer, how many men get prostate cancer? Retrieved July 18, 2007, from http://www.cancer.org/docroot/CRI/content/CRI_2_2_1X_How_many_men_get_prostate_cancer_36.asp?sitearea=

American Heart Association. (2005). Heart disease and stroke statistics. 2005 update. Retrieved April 23, 2008, from http://www.americanheart.org/downloadedheart/

American Heart Association. (2008). Facts about women and cardiovascular diseases. Retrieved March 21, 2008, from http://www.americanheart.org/presenter.jhtml?identifier=2876

Annon, J. (1976). The PLISSIT model: A proposed conceptual scheme for the behavioral treatment for sexual problems. *Journal of Sex Education Therapy, 2*(2), 1–15.

Beers, M. H., & Berkow, R. (Eds.). (2000). *Merck manual of geriatrics* (3rd ed.). Whitehouse Station, NJ: Merck Research Laboratories.

Braden Scale. Retrieved June 27, 2007, from http://www.bradenscale.com

Centers for Disease Control. (2005). Highlights in minority health, November 2003: National diabetes awareness month. Retrieved May 20, 2008, from http://www.cdc.gov/omhd/Highlights/2002&3/HNov03.htm

Centers for Disease Control. (2007a). Key facts about the flu. Retrieved July 18, 2007, from http://www.cdc.gov/flu/keyfacts.htm

Centers for Disease Control. (2007b). Arthritis data and statistics. Retrieved July 18, 2007, from http://www.cdc.gov/arthritis/data_statistics/index.htm

Institute for Clinical Systems Improvement. (2003). *Health care guideline: Community acquired pneumonia in adults*. Retrieved May 5, 2005, from http://www.icsi.org

Miller, S. K. (2007). Getting a grip on GERD. *American Nurse Today, 2*(6), 12–14.

Mokdad, A. H., Bowman, B. A., Ford, E. S., Vinicor, F., Marks, J. S., Koplan, J. P., et al. (2001). The continuing epidemics of obesity and diabetes in the United States. *Journal of the American Medical Association, 286,* 1195–1200.

National Osteoporosis Foundation. (2003). America's bone health: The state of osteoporosis and low bone mass. Retrieved July 18, 2007, from http://www.nof.org/advocacy/prevalence/index.htm

National Pressure Ulcer Advisory Panel. (2007). *Updated pressure ulcer staging 2007.* Retrieved March 23, 2008, from http://www.npuap.org/pr2.htm

Robert Wood Johnson Foundation. (1996). Chronic care in America: A 21st century challenge. Princeton, NJ: Author.

Us Too! International. (2004). Informed brochure. Retrieved January 16, 2005, from http://www.ustoo.org

9 인지장애와 심리장애

Cognitive and Psychological Disorders

개요

- 노인은 인지장애를 유발하는 세 가지 병리적인 인지문제와 심리문제가 흔히 발생한다.
- 이 건강문제는 섬망(delirium), 우울(depression), 치매(dementia)로 노인 건강관리자들에게는 흔히 3D로 알려져 있다.
- 적절한 치료를 위해서는 이들 건강문제의 발생률, 유병률, 원인, 치료에 대하여 이해해야 한다(Table 9.1).
- 섬망, 우울, 치매는 전혀 다른 질병 과정을 통해 발생한다.
- 그렇기는 하나 이 건강문제들은 유사하게 인지기능 감퇴 증상을 보인다.
- 노인에게는 이러한 건강문제들이 있음을 염두에 두고, 적절히 선별하여 더 정밀한 평가와 조기치료를 의뢰해야 한다.
- 전문간호사에 의한 조기 발견은 우울, 섬망, 치매에 의한 부정적 영향을 줄일 수 있다.
- 노인간호를 개선하고 이 건강문제의 영향을 줄이기 위한 치료적 간호 중재로는 회상과 생의 회고가 있다. 이 두 가지 성공적인 기법은 모든 인지수준의 노인들에게 적합하다.
  - "회상은 다차원적이고, 여러 목적을 갖는 자연발생적 정신현상으로 전 생애에 걸쳐 다양한 형태로 그리고 다양한 맥락에서 나타난다. 생의 회고는 일종의 회상으로 회상보다는 더 집중적이고 심도가 깊다" (Haight & Haight, 2007).
  - 이 기법은 편안한 기억을 성찰하여 노인의 안정감을 높여 준다.
  - Haight, Michel, Hendrix(2000)는 회상이 우울 저하에 미치는 긍정적 영향을 밝혔다.
  - Puentes(2002)는 회상이 경청자의 질문이나 주제에 따라 방향이 지워진다고 하였다.
  - 전형적인 회상은 45에서 1시간 정도의 반구조화 회합의 형태로 이루어진다. 이 회합은 긍정적 기억, 환자의 과거력, 이야기 구술을 촉진하는데 초점을 둔다. 결과 산물보다는 과정이 더 중요하다.

T9.1 섬망, 치매, 우울의 대조적 증상과 징후

증상과 징후	섬망	치매	우울
발생	급성/돌발적: 원인에 따라 다름: 종종 황혼 무렵에 발생	잠행성/서서히, 종종 원인에 따라 잘 인식되지 않음	주요 생활변화와 함께 발생: 종종 갑자기 발생하지만 서서히 진행
과정	단기: 징후의 일일 변동: 야간, 어두울 때, 기상 시 악화	장기: 일일변화 없음: 점진적으로 악화되나 오랫동안은 안정적: 스트레스가 증가하기도 함	일일변화, 주로 아침에 악화: 상황에 따라 변동되나 섬망에 비해 심하지 않음
진행	급격	느리지만 지속적	다양함: 급격하거나 느리지만 일반적으로는 일정함
기간	수시간에서 1개월 이내: 파악되지 않거나 치료하지 않으면 연장 가능	수개월에서 수년	6주 이상: 수개월에서 수년 지속 가능
의식	혼동	명료	명료
기민성	혼미에서 과민까지 변동	전반적으로 정상	정상
주의 집중	주의산만: 쉽게 산만해지고 주의를 다른 곳으로 전환하기 어려움	전반적으로 정상	경미하게 저하
지남력	전반적으로 장애: 시간, 장소에 대한 지남력 상실: 사람에 대한 지남력은 유지되기도 함	전반적으로 정상	선택적인 지남력 상실
기억력	최근기억과 즉각적 기억력 상실: 질병과 입원 사건을 기억하지 못함: 지도내용을 기억하지 못함	최근기억과 먼기억 상실	선택적 혹은 '패취(단편적)' 기억력 상실: 완전한 기억력의 '섬' : 동기가 낮아 평가하기 어려움
사고 과정	비조직적: 혼란스럽고 무관한, 일관성 없는 대화: 사고의 흐름이 비논리적이고 분명하지 않음	추상적 사고가 어려움: 사고 빈약: 판단력 상실: 단어를 찾지 못함	완전하나 좌절, 무기력, 자기 비하 관련 주제
지각	환각, 환시, 환청 등 지각 장해: 사람과 대상을 잘못 인식	일반적으로 지각 장애는 없음	완전: 중증이 아닌 한 착각과 환각 없음

T 9.1 섬망, 치매, 우울의 대조적 증상과 징후(계속)

증상과 징후	섬망	치매	우울
정신운동	다양: 과소행동, 과다행동, 혼합형	정상: 실행증이 있기도 함	다양: 정신운동 지체나 초조행동
연관 특성	다양: 정서 변화: 자동적 과다-과소각성 증후군	정서가 피상적, 부적절, 취약한 경향이 있음: 지적 결손을 숨기려 시도: 성격변화, 언어상실, 실인증 가능: 통찰력 부족	정서 저하: 불행 무드: 구체적이고 과장된 불만: 개인적 생각에 집착: 언어적 정교화: 신체화 증상 호소: 개인위생 불량: 자기를 등한시함
검사에 대한 태도	검사 받지 않음: 지시 내용 기억 실패: 주의를 주지 않으면 자주 실수	가족이 실패를 밝혀줌: 오답에 가까운 답변: 검사에 답변하려 노력: 정답을 찾기에 많은 노력: 수행한 것에 대하여 자주 희드백 요구	자신이 실패를 밝힘: 자주 "모른다"고 답변: 노력을 하지 않음: 자주 포기: 검사에 무관심: 답을 찾으려 시도하지 않고 걱정하지 않음

Braes, T Milisen, K, & Foreman, M. D. (2007). Assessment cognitive function. in E. Capezuil. D. Zwicker, M. Mezey, T. T. Fulmer. D. Gray-Miceli, & M. Kluger(Eds.). Evidence-based geriatirc nursing protocols for best practice(3rd ed. pp. 43-44). New York: Springer Publishing.

우울과 자살(Depression and Suicide)

- 한 때 노인의 우울 발생률이 높은 이유를 노인들이 자주 경험하는 상실에서 찾았다.
- 노인 자살률은 다른 연령층보다 높다.
- 상황적 생활 사건이 우울로의 발전에 중요한 역할을 하지만 유일한 원인은 아니다. 우울과 관련되는 생활사건은 다음과 같다.
  - 은퇴
  - 거주지 이전
  - 배우자, 친구, 가족 상실
  - 재정의 제약
  - 질병
- 최근의 우울 연구에서 우울로의 발전에서 상실 경험 자체보다는 다른 요인들이 있음을 발견하였다.
- 우울 발생에 관련이 있는 신경전달물질이 노인의 우울 진행에도 기여한다.
- 노화에 동반되는 많은 생리적 변화로 인해 노인이 다른 연령에 비해 신경전달 물질에 더 취약하다.

- 노인들은 심각한 우울증을 경험하고, 동반 질환이 있는 노인은 발생률이 더 높다.
- 고관절 골절이나 심장질환 등으로 입원한 노인의 12%가 우울 진단을 받는다.
- 요양원 입소 노인의 우울증 발생률은 15~25%에 이른다.
- 한 가족에서 여러 사람이 우울증이 발견되므로 유전적 요인도 중요하다.
- 여성이 남성에 비해 우울증 발생률이 높다.
- 개인뿐 아니라 가족의 알코올 남용이나 약물 남용과 우울증은 강한 상관관계가 있다.
- 여성이 남성보다 우울증 발생률이 높고, 지지망이 약한 미혼도 고위험군이다.
- 노인 우울 사정에 다음을 포함해야 한다.
  - 가족력과 자살시도를 포함한 건강력
  - 노인우울척도(Geriatric Depression Scale) 등을 이용한 우울증 검사(Exribit 9.1)

E 9.1 노인우울척도: 단축형

A. 2주 동안 다음 중 5가지 이상의 징후를 나타내고 과거의 기능에 변화: 징후 중 하나 이상이 (1) 우울 무드 (2) 흥미나 즐거움에 대한 상실

주의: 전신 질환에 의한 것이거나 무드와 무관한 섬망이나 환각이 분명한 증후는 포함하지 않는다.

1. 스스로 보고하거나(슬프다거나 공허하다) 타인에 의해 관찰된 징후(눈물을 흘림)로 파악되는 우울 모드가 거의 매일, 하루 중 대부분 나타남
2. 모든 혹은 거의 모든 일상 활동에 대한 흥미와 즐거움이 거의 매일 현저하게 줄어듦
3. 식사를 하지 않아 현저하게 체중이 줄거나 체중이 증가(1개월에 표준 체중의 5% 이상 변화) 또는 거의 매일 식욕이 저하되거나 상승. 주의: 아동의 경우 연령별 기대 체중에 도달하지 못했는가를 고려
4. 거의 매일 수면장애나 과다수면
5. 거의 매일 정신운동 초조행동이나 행동지연(초조하다거나 처진다는 등의 주관적 호소가 아닌 타인의 관찰에 의한 징후)
6. 거의 매일 피로하거나 에너지 고갈
7. 거의 매일 무가치감이나 부적절한 혹은 과다한 죄의식(자기 비하나 아픈 것에 대한 죄의식)
8. 거의 매일 생각이나 집중, 결정을 할 수 없음(주관적 언급과 타인의 관찰 포함)
9. 반복적인 죽음에 대한 생각(단지 죽음에 대한 두려움이 아니라), 구체적 계획은 없이 반복적인 자살 의도, 혹은 자살 시도나 구체적 자살 계획

B. 이상의 징후가 Mixed Episode의 기준에 부합하지 않음

C. 이 징후들이 상당한 고통 증상이나 사회적, 직업적, 그 외의 중요한 영역에서의 기능 상실을 초래함

D. 이 징후들이 약물(남용 약물이나 처방약)이나 전신 질환(갑상선기능항진증 등)의 직접적인 생리적 효과에 의한 것이 아님

E. 이 징후들이 사별(사랑하는 사람을 상실 한 후)에 의해 더 잘 설명되는 것이 아님. 이 징후들이 2개월 이상 지속: 또는 현저한 기능 상실, 무가치함, 자살 의도, 정신증상, 정신운동 지체에 대한 집착의 특징을 보임

Aging Clinical Center. Stanford University. Retrieved March 22. 2008.

- 우울의 합병증은 자살 가능성과 다음을 포함한다.
  - 통증 과장
  - 수술과 질병 회복 지연
  - 인지 손상
  - 영양결핍
- 우울 치료방법은 심리치료, 투약, 전기쇼크치료 등이 있다. 이 방법을 병용하거나 단독으로 적용한다.
- 정신건강전문가가 실시하는 심리치료는 다음을 포함한다.
  - 개별 대화치료
  - 가족치료
  - 집단치료
- 약물요법은 다음과 같다.
  - 선택적 세로토닌 재흡수 억제제(selective serotonin reuptake inhibitors, SSRIs): fluoxetine(Prozac®), paroxetine(Paxil®), sertralin(Zoloft®)
    * SSRIs는 비교적 새로운 세대의 약물로 세로토닌의 재흡수를 억제하여 신경세포간 공간에서 세로토닌의 농도를 높인다.
    * 이 약물은 이전의 항우울제에 비해 부작용이 비교적 적지만, 전혀 없는 것은 아니다.
    * SSRIs의 가장 흔한 부작용은 다음과 같다.
      오심
      설사
      불면증
      구강 건조
      진전
    * SSRIs는 아침 식사 직후에 투여한다.
    * 최근 연구에 의하면 파킨슨병 환자에게 SSRI를 투여하면 증상을 악화시켜서 파킨슨 위기를 초래하기도 한다.
  - 삼환계 항우울약물(Tricyclic antideoressant, TCAs): amitriptyline(Elavil®), imipramine(Tofranil®), nortriptyline(Pamelor®)
    * TCAs는 오래된 항우울제이다.
    * 이 약은 에피네프린이나 세로토닌 등의 각종 신경전달물질 재흡수를 차단한다.
    * 이 작용으로 화학물질이 신경접합부(신경원 사이의 공간)에 장기간 남아있게 된다.
    * 신경전달물질은 안녕감에 도움이 된다.

* 삼환계 항우울제의 부작용은 다음과 같다.
  구강 건조
  변비
  진전
  시야 흐림
  기립성 저혈압
  진정
  요정체
  이들 부작용이 낙성 위험을 높이므로, 취침시간 직전에 투여한다.
  이 약을 투약하는 사람에게 낙상예방 프로그램을 적용해야 한다.

- 단기아민산화억제제(monoamine oxidase inhibitors, MAOIs): phenezine(Nardil®), tranylcypromine(Parnate®)
  * MAOIs는 드물게 사용한다.
  * 이 약은 노르에피네피린, 세로토인, 도파민을 분해하는 화학물질인 각종 아민 산화제를 차단한다.
  * 이 물질도 TCAs와 같이 신경접합부위에 있다.
  * MAOIs의 부작용은 다음과 같다.
    기립성 저혈압
    빈맥
    부종
    어지럼증
    초조행동
  * MAOIs를 투약 중에는 맥각을 함유한 약물과 식이에서 tyramines(치즈에 포함)를 엄격히 제한해야 한다.
  * 이러한 약물과 식이를 제한하지 않으면 생명을 위협할 정도의 고혈압위기를 초래한다(Bernstein, 1995).
- 특정 약물군에 속하지 않는 비전형적인 항우울제
  * Trazadone(Desyrel®)은 세로토닌 재흡수를 억제한다.
  * Bupropion(Buspar®)은 도파민, 노르에피네피린, 세로토닌 재흡수 차단제이다.
  * 이 상의 두 약의 부작용은 다음과 같다.
    구강 건조
    어지럼증

기면

오심

구토

간질발작 위험 증가

- 전기경련 지료(Electroconvulsive therapy, ECT)
  - ECT는 다른 우울 치료에 저항하는 환자에게 적용한다.
  - ECT는 어느 연령에서나 우울증 1차 치료로 적용하지 않는다.
  - 65세 이상 환자에서 효과적이고 장기 투약에 비해 안전하다.
  - 노인은 이 치료 후 기억장애를 더 많이 경험한다.
  - ECT는 그동안 급격히 변화해 왔다.
  - 환자는 치료를 마친 후 곧 깨어난다.
  - 처음에는 혼동과 지남력 상실이 있으나 곧 사라진다.
  - ECT 치료는 2일 간격으로 6~12회 적용한다. 치료 결과가 신속하고 크다.

우울과 자살의도와의 관계

- 우울한 환자는 자살의도가 높다.
- 중증 우울증 환자의 약 15%가 자살을 시도한다.
- 우울증이 있는 사람은 일반인에 비해 자실 위험이 30배 높다.
- 특히 노인의 자살이 흔하다.
- 65세 이상 인구가 전체 인구의 10% 정도에 불과하지만 자살 시도는 20%를 차지한다.
- 여성이 자살 시도를 더 많이 하지만, 자살 성공률은 남성이 더 높다.
- 가장 취약한 자살 위험군은 실직한 독거 남성이다.
- 자살 의도는 자살에 대하여 생각하는 사고 과정을 기술하는 용어이다.
- 간호사는 환자가 자살이나 자해에 대하여 생각하고 있는지를 질문해야 한다.
- 연구에 의하면 자살 시도자의 80%가 누군가에게, 가장 흔하게는 1차 건강관리자에게 자살의도를 언급하였다.
- 자살에 대한 이야기를 하는 사람은 적극적인 자살 의도가 있는 사람으로 즉시 행동을 취해주어야 한다.
- 적극적인 자살 의도가 있는 사람을 혼자 두어서는 안된다.
- 입원이나 입소한 사람이 아닌 경우 인근의 정신건강센터나 응급실로 데려가야 한다.
- 노인이 가기를 거부하면, 법적으로 몇 가지 자살 보호 장치가 있다. 119를 호출하라.
- 자살 시도가 임박한 경우라면 계속 직접 감시를 해야 한다.

- 약물치료 필요 여부를 평가하고, 필요하면 약물치료를 시작할 수 있도록 자살 의도자의 주치의에게 보고한다.
- 상해를 가하기 위해 사용할 수 있는 다음의 도구를 제거한다.
  - 면도날
  - 핀이나 날카로운 면이 있는 보석
  - 벨트
  - 신발 끈
  - 식기
  - 벽에 그림을 걸기 위해 박아 놓은 못
  - 못 통
  - 약
  - 스프레이
  - 페인트

치매

- 노인의 인지기능 감퇴는 주요 관심사이고, 노인 연구의 초점이다.
- 뇌의 무게가 감소하고 피질과 백질의 비율이 변화되는 것은 정상 노화에 의한 결과이지만, 치매의 진행은 정상 노화 변화는 아니다.
- 치매는 다음에 의해 초래되는 60가지 이상의 병리적 인지 장애를 기술하기 위한 용어이다.
  - 질병
  - 유전
  - 생활양식
  - 환경의 영향
- 치매의 원인 질환은 다음을 포함한다.
  - 혈관질환
  - 중추신경계 감염
  - 피질 퇴화
  - 뇌 외상
  - 대사장애나 독성 장애
  - 알츠하이머병이나 파킨슨병과 같은 신경학적 장애
- 기억 상실은 노인에게 흔하다. 종종 기억상실은 치매로 오인한다.
- 치매는 만성적인 인지기능 상실로 장기간에 걸쳐 진행된다.

- 알츠하이머 협회의 정의에 의하면 치매는 "언어, 기억, 시공간 능력, 판단의 영역중 하나 이상의 정신기능이 일상생활에 장애를 일으킬 정도로 상실된 상태" 이다.
- 정상 기억상실과 치매를 구별할 때 "차 열쇠를 잃어버리면 단순히 기억력을 잃은 것이고, 차 열쇠를 찾고도 그것이 무엇인지를 모르면 인지장애이다." 라는 비유를 든다.
- 치매의 특징적 징후로는 단기 기억과 장기 기억 상실과 더불어 구성적인 사고 장애, 판단 장애, 성격변화 등을 초래하는 고위 피질 기능 장애를 포함한다. 다음 징후를 보인다.
  - 새로운 상황에 대처하기 어려움
  - 과다한 운동 활동이나 언어 활동
    * 초조
    * 불안정
    * 필요한 도움에 저항
    * 과다활동
    * 배회
    * 공격
    * 위협적인 몸짓
    * 침 뱉기
    * 신체 파괴
    * 언어 학대
    * 투쟁적
    * 고함
    * 욕설
    * 분노 표현
- 가장 흔한 치매 유형은 알츠하이머병으로 치매의 50% 이상을 차지한다.
  - 알츠하이머병의 원인은 밝혀지지 않았다.
  - 알츠하이머병 발병의 두 가지 위험요인은 다음과 같다.
    * 고령
    * 가족력
- 알츠하이머병의 10가지 경고증상은 다음과 같다.
  - 물건을 다른 장소에 둠
  - 주도력 상실
  - 성격 변화
  - 판단력 부족
  - 무드나 행동의 변화

- 시간과 장소에 대한 지남력 상실
- 직업 기술에 영향을 미칠 정도의 기억력 상실
- 적합한 단어 선택이 어려움
- 추상적 사고의 장애

• 치매 진단을 위한 인지기능 사정:
  - Mini-Cog와 같은 표준화된 인지사정도구를 이용한다(4장 Figure 4.1 참조)
  - 다발성경색 치매를 제외하고는 사후부검을 통해서만 확정적인 진단이 가능하다.
  - 최근에는 computed tomography scan, 자기공명영상, positron emission tomography의 발달로 알츠하이머병 진단의 정확도가 90%에 달한다.
  - 인지기능 선별검사 점수가 낮은 노인은 다음을 평가해야 한다.
    * 알츠하이머 진단을 보조하기 위해 완전한 노인건강 사정을 실시한다.
    * 인지기능 변화를 유발하는 섬망과 우울을 감별한다.
  - 인지장애 노인을 대상으로 하는 일은 힘들고 좌절을 불러 일으킨다.
  - 환자의 안위와 안전을 조장하기 위해서 건강사정과 간호를 중단해야 할 수도 있다.
  - 초점은 기능과 독립성을 가능한 유지하고 노인의 안전을 보장하는데 둔다.
  - 노인 간호사는 치매로 고통 받는 사람의 삶의 질을 개선하는 중재를 개발하고 있다.
  - 다음과 같은 중재가 있다.
    * 안위와 안전을 유지하기 위해 친숙한 환경 유지
    * 문의 경고 장치 등 환경 조절
    * 배회 안전장치 적용
    * 안전하게 배회할 수 있는 공간 제공
  - 알츠하이머 협회(2006)에서는 노인 치매 환자 간호를 위해 Table 9.2에 제시된 기술을 권장하고 있다.
  - 뇌의 아세틸콜린 수준을 높이고 더 이상의 인지기능 상실을 방지하기 위해 다음과 같은 몇 가지 콜린분해효소 억제제가 개발되었다.
    * Donepezil(Aricept®)
    * Galantamine(Reminyl®)
    * Rivastigmine(Exelon®)
    * Tacrine(Cognex®)
  - Memenda나 memintine은 콜린분해효소 억제제와는 다르지만 이 약물과 병용하면 잘 작용한다.

T 9.2 치매 노인 간호의 요점

사정 문제 행동 확인	중재 잠재적인 해결안 탐색	평가 중재가 도움이 되었는가?
• 어떤 행동인가?	• 치매 노인에게 충족되지 않은 요구가 있는가- 아픈가, 통증이 있는가, 성적으로 충족되지 않았는가?	• 행동에 대한 다른 잠정적인 원인이나 해결안을 탐색할 필요가 있는가?
• 이 행동 직전, 직후의 상황은? 무엇이 행동을 촉발했는가?	• 사람 대신 환경을 조절해야 하는가?	
• 당신의 반응은 어떠했는가?	• 이 행동에 대한 당신의 반응이나 접근을 변화시킬 수 있는가?	

Behaviors(2006). Alzheimer's Association. Retrieved March 22. 2008.

섬망(delirium)

- 섬망은 일과성 인지장애 상태이다(Foreman, 1993).
  - 외적 자극에 주의를 집중하지 못하고 새로운 자극에 주의를 분산한다.
  - 사고가 구조화되어 있지 않다.
  - 다음 중 두 가지 이상의 증상을 보인다.
    * 의식 수준의 저하
    * 지각 장애
    * 수면-각성 주기의 장애
    * 정신운동 행동의 항진 또는 감소
    * 사람, 장소, 시간에 대한 지남력 상실
    * 기억 손상

- 이상의 섬망 증상은 급성 혼동이라 생각되고 일반적으로 그 기간이 짧다.
- 급성기 치료시설 노인의 섬망 발생과 유병률은 약 16%이다.
- 섬망은 질병이 아니라 다양한 원인에 의해 나타나는 증후군이다.
- 치매와는 구별되는 섬망의 증상은 다음과 같다.
  - 갑자기 발생
  - 과정의 변동
- 섬망은 인지기능이 온전한 노인과 인지장애 노인 모두 경험한다.

- 섬망의 원인은 충분히 밝혀지지 않았다.
- 섬망 발생 고위험 요인은 다음과 같다.
    - 과거의 뇌 병리
    - 변화 조절 능력 저하
    - 급성 및 만성 질환
    - 투약 변경
    - 거주지 이동
    - 인지장애
    - 감각장애나 감각박탈
    - 병발질환
    - 우울증
    - 알코올 남용
    - 신체 억제
    - 영양결핍
    - 3가지 이상 약 투약
    - 도뇨
    - 입원 관련 사건
- 섬망은 노인, 가족, 국가 경제에 다음을 포함하여 막대한 영향을 미친다.
    - 입원기간 연장
    - 원인 질환의 과정 사정 실패
- 위험 요인을 최소화하여 섬망을 예방해야 한다.
- 섬망 치료는 다음을 포함한다.
    - 원인 확인과 제거
    - 노인의 안전을 유지
    - 낙상과 배회 중재 적용
    - 억제대는 섬망을 악화시키므로 사용 금지
    - 영양과 수분 상태 유지
    - 조용하고 부드러운 말로 접근
    - 가족에게 일시적인 증후군임을 알려서 안심시킴

참고문헌

Alzheimer's Association. (1999). Alzheimer's disease and related dementias fact sheet. Retrieved March 22, 2008, from http://www.alz.org/national/documents/brochure_basicsofalz_low.pdf

Alzheimer's Association. (2006). Behaviors. Retrieved March 22, 2008, from http://www.alz.org/national/documents/brochure_behaviors.pdf

Bernstein, J. A. (1995). Nonimmunologic adverse drug reactions: How to recognize and categorize some common reactions. *Postgraduate Medicine, 98,* 120–126.

Braes, T., Milisen, K., & Foreman, M. D. (2007). Assessing cognitive function. In E. Capezuti, D. Zwicker, M. Mezey, T. T. Fulmer, D. Gray-Miceli, & M. Kluger (Eds.), *Evidence-based geriatric nursing protocols for best practice* (3rd ed., pp. 41–56). New York: Springer Publishing.

Foreman, M. D. (1993). Acute confusion in the elderly. *Annual Review of Nursing Research, 11,* 3–30.

Haight, B. K., & Haight, B. S. (2007). *The handbook of structured life review.* Baltimore: Health Professions Press.

Haight, B. K, Michel, Y., & Hendrix, S. (2000). The extended effects of the life review in nursing home residents. *The International Journal of Aging and Human Development, 50,* 151–168.

Puentes, W. J. (2002). Simple reminiscence: A stress-adaptation model of the phenomenon. *Issues in Mental Health Nursing, 23*(5), 497–511.

10 투약

Medication

복합약물(Polypharmacy)

- 노인은 처방약, 비처방약, 매약, 한약 등을 널리 사용하고 있다.
- 노인들이 효과적인 다양한 약으로 여러 가지 질병을 치료할 수 있다는 것은 노인인구의 수명을 연장시키는 역할을 한다.
- 노인에게 가장 흔한 문제 중의 하나는 과다한 약물사용과 부적절한 약물사용이다 (Morley, 2003).
- 미국의 경우 노인들이 처방약 사용에 약 3억 달러를 소비한다.
- 노인의 나이에 따라 처방약의 수도 증가한다.
- The Alliance for Aging Research(2002)에서 노인들은 평균 5가지 처방약과 많은 매약 (over-the-counter)을 사용하는 것으로 보고하였다.

약동학과 약력학(Pharmacokinetics and Pharmacodynamics)

- 약동학은 약의 흡수, 분포, 단백결합, 간대사 및 신장 배설을 탐구한다.
- 약력학은 수용체 수준에서의 약의 효과에 관한 탐구분야이다.
- 정상노화와 병리적 질환은 노인의 약동학과 약력학에 영향을 미친다. 이 변화는 Table 10.1에 제시되어 있다.
- 흡수, 분포, 대사, 배설 등 네 가지 약동학 기전도 노인에게 흔한 급성질환과 만성질환에 의해 영향을 받는다. 인체 기관에서 약을 흡수, 분포, 대사, 배설하는 능력이 손상되거나 지연될 수 있다.
- 이 변화들이 약의 기전에 미치는 영향은 다음과 같다.
  - 위장관, 피부, 근육에서의 흡수

T 10.1 약동학의 노화 변화

약동학	노인에서의 변화
흡수	• 위액의 pH 상승과 위액 분비량의 변화 • 위 내용물 배출에 필요한 시간 감소 • 위 막을 통한 영양소 이동 지연 • 약효를 발휘할 수 있는 상태로의 전환에 필요한 시간이 증가 • 약물 흡수 시간 증가로 약물 흡수양도 증가할 수 있음 • 비타민 A와 C가 쉽게 흡수됨
분포	• 제지방질량 감소 • 체지방비 증가 • 총 세포내액과 세포외액량 15% 정도 감소 • 혈장단백 결합 변화 • 심박출량이 매년 1% 감소 • 간 혈류가 매년 0.3~1.5% 감소
대사	• 간 혈류 감소 • 기능적 간세포 감소 • 약물 분해 효소 감소
제거	• 신장의 무게와 내프론 세포 감소 • 세뇨관 제거율 감소 • 신세뇨관 분비 감소 • 약물 반감기 증가

- 노인이 전 생애에 걸쳐 많은 해부학적 생리적 변화를 경험하는데, 현재로서는 이 정상 노화가 약물 흡수에 미친다는 주장을 지지할만한 증거는 없다.
- 노인에게는 필수영양소 결핍이 흔하다.
- 약물흡수에 영향을 미칠 수 있는 질병은 다음과 같다.
  * 무산증, 위의 산도가 떨어져서 약을 분해하기 어렵고 흡수가 잘 안된다.
  * 위식도역류 질환
  * 위장이나 소장 수술
- 순환계를 통한 약물 분포
  * 노인의 세포외액과 세포내액은 15% 정도 줄어든다.
  * 체액의 감소가 수용성 약물의 분포를 저하시키고 지용성 약물의 분포는 높인다.
  * 노인의 제지방질량은 감소한다.
  * 20~80세 사이에 지방조직의 비율이 남자는 18~36%, 여자는 36~48%가 증가한다.
  * 노인의 지방분포가 증가하여 barbiturates, phenothiazines, benzodiazepines,

phenytoin 등의 지용성 약물은 축적되고, 반감기가 늘어난다.

* 정상 노화과정에 의한 혈장단백 결합의 변화는 약의 분포, 반감기를 상당히 변화시키고 질병관리에 필요한 약의 안정성을 파괴시킨다.
* 30세 이후에 매년 1%씩 줄어드는 심박출량은 약물 분포를 변경시킬 수 있다.
* 순환계의 병리적 질환이 약물 분포에 영향을 미칠 수 있다.

- 인체 기관에 의한 약물 대사
  * 약물의 대사는 간 기능에 의존하지만, 이 기능을 결정하기가 쉽지 않다.
  * 간질환이 없는 노인에게서 약이 어떻게 대사될지를 예측하기가 어렵다.
  * 다음은 간 기능에 영향을 미치고 약물 대사를 저하시킬 수 있는 요인들이다.

    여러 약물 투약

    알코올 사용

    카페인 사용

    흡연

    영양불량

    여러 질병과정
- 신장을 통한 약물 배설
  * 노인의 약물 배설은 가장 잘 연구된 분야이어서 연령 관련 약동학적 변화를 예측할 수 있다.
  * 노인의 신장 기능과 약물 배설을 측정할 수 있는 신뢰할 만한 지표는 크레아티닌 제거율이다.
  * 보다 민감한 약물 배설 측정방법은 체조성, 체중, 연령, 성별 등의 변수를 고려해야 한다.

약의 부작용과 역작용(Adverse Drug Reactions and Side Effects)

- 노화 변화와 약력학적 변화는 질병 여부, 노인에게 투여하는 처방약과 매약의 수와 더불어 약의 부작용 발생 위험을 높인다.
- 노인은 젊은 사람에 비해 약의 부작용 발생 위험이 2~3배 높다.
- 약물 상호작용
  - 약과 약의 상호작용은 두 가지 이상의 약의 혼합이 각각의 약물의 효과를 수정하는 정도를 말한다.
  - 노인이 평균 3가지 질병을 지니고 있음에도, 새로운 약을 노인에게 임상 실험하는 경우는 드물다.

- 결과적으로 노인 투약 지침으로 활용할 만한 적정용량, 부작용, 약물 상호작용에 관한 정보가 적다.

• 약물-질병의 상호작용
  - 다음 질환이 있는 노인은 약물 내성이 있을 수 있다.
    * 고혈압
    * 울혈성 심부전
    * 당뇨병
    * 신부전
  - 약물-질병 상호작용에 의해 불가피하게 투약을 중단하고 다른 질병 과정에 영향을 미치지 않는 대안의 약을 찾아야 한다.

• 양물-영양소 상호작용
  - 약은 노인의 영양 상태에 다음과 같은 방식으로 영향을 미친다.
    * 투약이 식욕에 영향을 미친다.
    * 투약이 영양소의 흡수, 분포, 대사, 배설에 영향을 미친다.
    * 영양소가 약물의 흡수, 분포, 대사, 제거에 영향을 미친다.
  - 노인은 다음과 같은 이유로 약물-영양소 상호작용의 위험이 높다.
    * 정상 노화와 병리적 과정
    * 높은 노인 알코올 중독율
    * 질병 치료를 위한 제한 식이
    * 영양보충제 사용
  - 위관을 통한 투약은 약물-영양소 상호작용 위험이 높다.
  - 특정 영양소는 이뇨제와 같은 약과 상호작용하면 더 신속하게 배출된다.
  - 약물-영양소 상호작용을 줄이기 위해 물로 약을 복용해야 한다.

이행 문제(Compliance Issues)

• 환자의 절반 정도만이 처방약을 투약한다. 환자의 절반은 투약을 하지 않거나 잘못하고 있다.
• 처방을 준수하지 않는 이유는 다음과 같다.
  - 의료인이 복약 지도를 정확하게 하지 않음
  - 약을 구하지 못함

- 약 복용을 잊어버림
- 복잡한 투약용량을 이해하지 못함
- 치유에 대한 갈등

- 투약 이행을 강화하는데 도움이 되는 간호 중재는 다음과 같다.
  - 투약에 대한 이해도와 신뢰도 사정
  - 치료 처방에 대한 교육
  - 쉽게 열수 있는 약 용기 사용
  - 굵은 글씨로 된 투약 설명서

참고문헌

Alliance for Aging Research. (2002). *Ageism: How healthcare fails the elderly.* Retrieved October 16, 2003, from http:/www.agingresearch.org

Morley, J. (2003). Editorial: Hot topics in geriatrics. *Journal of Gerontology Medical Sciences, 58A,* 30–36.

11 특별한 문제

Special Issues

통증(Pain)

- 통증은 노인과 노인을 돌보는 사람들에게 주요 문제이다.
- 통증은 노인 건강, 기능, 삶의 질에 중요한 의의를 갖는다.
- Flaherty(2007)에 의하면 지역사회 거주 노인의 25~50%와 요양원 입소 노인의 45~85%가 통증을 경험하는데 관리는 이루어지지 않는다.
- 노인의 만성 통증의 한 가지 원인은 관절염이다.
- 미국노인협회에서 실시한 만성 통증에 관한 패널(1998)에서 제시한 통증의 결과는 다음과 같다.
  - 우울
  - 사회화 저하
  - 수면 장애
  - 보행 장애
  - 건강관리 시설 이용과 비용 증가
- 노인들 고통과 충격이 잘 알려졌음에도 불구하고 이러한 고통을 막기 위한 평가 관리에 많은 장애물들이 막고 있다.
  - 간호사들은 고통이 자연스럽고 노화의 한 부분이라고 믿는다.
  - 노인들은 고통을 이야기하는 것을 주저한다.
  - 노화의 정상적이고 병리학적인 변화가 노인에게 고통을 나타내는데 영향을 미친다.
  - 고통의 생물학적인 표식이 객관적이지 않다.
- 가장 효과적인 방법으로 간호사들은 환자 스스로 작성한 고통평가표에 의지해야 한다.
- 많은 표준적인 방법들이 노인에게서 고통을 평가하는데 유용하다(Figure 11.1).
  - 숫자상 비율의 척도로서 노인들은 질문을 받고 자신의 경험을 바탕으로 가장 잘 표현

해주는 1~10까지 숫자 중에 선택한다. 1은 매우 적은 고통을 나타내고 10은 극심한 고통을 나타낸다.

- VisualAnalogueScales(VAS), 이것은 왼쪽과 오른쪽 위에 고통을 표현한 진술과 함께 가로-세로 100 mm가 그려진 선이다.
- The Faces Scale, 이는 0에서 6까지 표정을 묘사한 것이다. 0 = 웃음, 6 = 우는 찡그림.

• 환자들이 필요로 하는 객관적인 측정을 효과적으로 하기 위해 결정해주는 올바른 방법으로 결정한다. 이러한 척도는 기초 평가와 차후 고통 평가서에서 치료의 효율성을 높이기 위해 이용된다.

• 인지장애가 있는 노인들은 통증을 적절히 표현하기 어렵다. 따라서 특수한 사정 도구를 필요로 한다(Figure 11.2). 이 경우 다음의 통증 관련 행동을 평가한다.

- 소리 지르기
- 배회
- 반복 행위
- 공격적 행위

F 11.1 Faces pain scale. 지침서를 따라 특정 환자에게 해당하는지 그렇지 않은지를 보고 아프거나 또는 고통스러움을 말하시오.

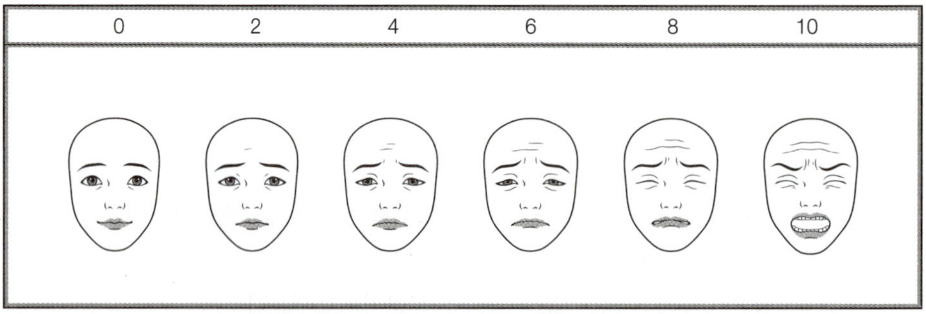

이 얼굴들은 얼마나 어떠한 것이 아플 수 있는 지를 보여줄 수 있다. 왼쪽이 가장 좋은 얼굴로 고통이 없음을 보여준다. 왼쪽에서 오른쪽으로 갈수록 점점 더 고통을 느낀다. 오른쪽이 가장 고통을 느끼는 얼굴이다. 얼마나 아픔을 느끼는지 보는 것이 중요하다.

점수는 0, 2, 4, 6, 8, 10을 나타낸다. 그래서 0=고통이 없음 그리고 10=매우 고통 스러움. 행복이나 슬픔 같은 단어를 사용하지 마시오. 이 척도는 환자가 어떠한 감정을 내제하고 있는 측정하여 해석해준다. 그들의 얼굴이 어떻게 보이는지를 의미하지 않는다.

Pediatric Pain Sourcebook. (2007). Faces Pain Scale. Retrieved March 23, 2008. from http://painsourcebook.ca/pdfs/pps92.pdf

- 통증 치료는 다음과 같다.
  - 통증의 근원이 되는 질환 치료
  - 약물 관리(저용량에서 시작하고 서서히 증량)
    * 아세타아미노펜
    * 비스테로이드성 소염제(NSAIDs)
    * 마약성 진통제
  - 다음과 같은 보조약물과 방법
    * 항우울제
    * 항경련제
    * 항불안제
    * 비약물적 통증관리 전략
    * 운동
    * 교육과 인지 치료
    * 마사지
    * 침
    * 치료적 접촉
    * Reiki
    * 반사요법

노인의 성

- 노화에 관련하여 만연되어 있는 오해의 하나는 노인은 더 이상 성에 흥미가 없다는 것이다.
- 미국의 한 조사연구에서 57~64세 노인의 73%, 65~74세의 53%, 75~84세의 26%가 성 생활을 하는 것으로 보고 되었다(Lindau 등, 2007).
- 성 능력과 성기능 유지 요구는 다른 생리적 요구만큼 높다.
- 간호사와 간호보조인력은 노인의 성 능력을 전인적으로 평가하지 않으며, 다음과 같은 사유로 노인의 성 기능을 개선하는 중재를 거의 적용하지 않는다.
  - 지식 부족
  - 노인의 성에 관한 교육 부족
  - 성에 관한 쟁점을 불편해 하거나 경험이 없음
- 성 욕구의 성취는 젊은 사람뿐 아니라 노인들도 만족시킨다.

F 11.2 중증 치매 환자의 통증 평가 도구

항목[a]	0	1	2	점수
호흡 중의 통증 관련 소리	정상	간헐적으로 호흡곤란 단기간의 단축호흡	거친 호흡음과 노력 호흡. 환기 시간 지연. 체인스토크 호흡	
부정적 음성	없음	간헐적으로 울부짖거나 끙끙거림. 질이 낮고 작은 목소리	지속적으로 소리지름. 크게 끙끙거리거나 울부짖음. 울음	
안면 표정	미소 혹은 표정 없음	슬픔, 경악, 찡그림	일그러짐	
몸짓 언어	이완	긴장, 고통스러운 몸짓, 안절부절 못함	경직. 주먹을 쥠. 무릎을 끌어안거나 발버둥을 침.	
위로 가능성	위로 필요 없음	목소리나 접촉에 의해 안심	위로할 수 없음. 주의를 분산하거나 안심시키지 못함	
			총점[b]	

호흡

1. 정상호흡으로 힘들이지 않고, 조용하고 규칙적이면서 부드럽다.
2. 간헐적인 노력호흡으로 힘들고, 소모적이고, 깊은 한숨이 나타나기도 한다.
3. 단기간의 과다호흡으로 호흡이 짧고, 깊고, 호흡시간이 단축된다.
4. 시끄러운 노력호흡으로 호기나 흡기에 부정적인 호흡음이 나타난다. 호흡음이 크고 그르렁 거리거나 휘파람소리가 난다. 힘이 많이 들고 소모된다.
5. 장기간의 과다호흡으로 호흡수와 깊이가 증가하여 상당기간 지속된다.
6. 체인스토크 호흡으로 호흡의 리듬이 불안정하고 깊은호흡과 얕은호흡, 무호흡이 혼합되어 나타난다.

부정적 음성

1. '없음'은 말이나 음성이 자연스럽고 정상적인 질을 유지한다.
2. 간헐적인 울부짖음이나 끙끙거리거나, 끙끙거리는 신음소리가 특징이다. 끙끙거림은 큰 소리를 낸 후 일상적인 무의식적 소리가 나오는 것으로 종종 갑자기 시작되고 끝난다.
3. 부정적이거나 불명확한 저음의 소리는 낮은소리로 웅얼거리거나, 우물거리면서 고통을 호소하는 것을 말한다.
4. 반복적인 고통스러운 외침은 단어나 구를 불안, 어려움, 고통 등을 포현하는 어조로 사용하는 것을 말한다.
5. 큰 울부짖음이나 신음은 일상보다 훨씬 큰 소리로 울부짖거나 끙끙거리는 것이 특징이다.
큰 신음은 큰 소리 후 일상적인 무의식적인 소리를 내는 것이 특징이고, 갑자기 시작되고 끝난다.
6. 울음은 눈물을 흘리면서 울먹이는 것을 말한다. 흐느끼거나 들썩이면서 울기도 한다.

안면표정

1. 미소는 입가장자리가 올라가고 눈이 밝게 빛나고 기쁘게 바라보는 것을 말한다. 표정 없음은 자연스럽고 이완되거나 공허하게 바라보는 것이 특징이다.
2. 슬픔은 불행하거나 외롭게 보이거나 슬퍼하거나 거절당한 듯이 보이는 것을 말한다. 눈에 눈물이 고여 있기도 하다.
3. 경악은 공포, 놀람, 불안이 고조되어 보이는 상태이다. 눈을 크게 뜬다.
4. 찡그림은 입술가장자리가 아래로 처진 상태이다. 이마와 입주변의 주름이 늘어나기도 한다.
5. 일그러짐은 얼굴이 왜곡되고 고통스러워 보이는 것이 특징이다. 눈썹과 입가에 주름이 진다. 눈은 꼭 감고 있다.

몸짓 언어

1. 이완은 조용하고, 안정되고, 기분 좋게 보이는 것이 특징이다. 편안해 보인다.
2. 긴장은 걱정스럽고, 긴장하고, 근심스러운 모습이다. 턱을 다물기도 한다.
3. 고통스러운 몸짓은 안정되지 않은 동작이 특징이다. 두려움, 걱정, 방해받는 듯이 보인다. 동작의 속도는 느리거나 빠르다.
4. 안절부절 못함은 불안정한 움직임이 특징이다. 비틀거나 의자에서 벌떡 일어나기도 한다. 의자를 밀고 다닌다. 반복적으로 신체 일부를 만지거나 치고 문지르는 행동도 관찰된다.
5. 경직은 몸이 굳은 것이 특징이다. 팔과 다리가 뻗뻗하고 유연하지 못하다. 몸은 곧추 세우고 굽히지 않는다.
6. 주먹쥐기는 손을 단단하게 모아 쥐는 것을 말한다. 반복적으로 주먹을 쥐었다 펴기도 하고 꼭 쥐고 있기도 한다.
7. 무릎 끌어안기는 다리를 구부리고 무릎을 가슴에 대는 것이 특징이다. 전체적으로 힘들고 문제가 있어 보인다.
8. 끌어당기기나 밀어내기는 접근이나 간호에 저항하는 것이 특징이다. 뒤로 물러나거나 끌어안아서 피하려 한다.
9. 때리고 차기는 발로 차거나 손으로 때리기, 꼬집기, 물기, 기타 공격적 행동을 말한다.

위로 가능성

1. 위로가 필요 없음은 안정된 상태를 말한다. 만족스러워 보인다.
2. 목소리나 접촉에 의한 주의 분산이나 확신은 위로의 말이나 접촉을 전달했을 때 행동을 멈추는 것이다. 상호교류가 있는 동안 행동을 멈추는 것은 그 사람이 고통스럽다는 지표는 아니다.
3. 위로, 주의분산, 확신을 줄 수 없음은 말이나 동작으로 환자를 달래거나 문제행동을 멈출 수 없음을 말한다. 어떤 안정적인 말이나 몸동작도 행동을 경감시킬 수 없다.

"Development and Psychometric Evaluation of the Pain Assessment in Advanced Dementia Scale"(2003) by V. Warden, A. C. Hurley, and L. Volicer, Journal of the American Medical Directors Association, 4(1), pp. 9-15, American Medical Directors Association 의 허가 하에 인용

[a] 5항목의 관찰 도구

[b] 총 0-10점 가능(각 항목 0-2점). 점수가 높으면 심한 통증을 의미(0=통증 없음, 10=심한 통증)

• 노인의 성은 다음 문제들을 포함하는 복합적인 문제이다.
  - 노인이 성행위 실천에 불안을 경험할 수 있다.
  - 노인은 성병의 위험과 성병예방을 잘 모르고 있다.
  - 흔히 만성질환에 의한 부정적 자아개념과 역할 변화가 노인의 성 경험에 부정적 영향을 미친다. 그 결과는 다음과 같다.
    * 실패 혹은 거절에 대한 두려움
    * 지루함
    * 성 행위에 대한 적대감
  - 성 발달 지연이나 성 중독 등의 성 관련 건강력이 노년기의 성에 지속적으로 영향을 미칠 수 있다.
  - 노인들은 건강관리자와 성 문제를 논의하기를 꺼려한다.
  - 여성 노인의 정상 생리적 변화는 다음과 같다.
    * 순환 에스트로겐이 저하되어 질 상피, 대음순, 치음부의 피하지방이 얇아진다.
    * 질이 짧아지고 탄력성이 감소된다.
    * 순환 에스트로겐이 감소하여 난소의 난자가 고갈되고, 이로 인하여 에스트로겐과 프로게스테론의 분비가 감소된다.
    * 성교 통증이 나타난다.
    * 순환 에스트로겐과 프로게스테론이 감소하여 오르가즘 기능부전과 질 경련이 나타나기도 한다.
  - 남성의 정상 생리적 노화 변화:
    * 남성 폐경
    * 발기와 사술에 필요한 시간 증가
    * 발기를 위해 음경 직접 자극이 필요하기도 하다.
  - 남녀 모두 호르몬 분비에서의 생리적 변화가 4단계의 성 반응에 영향을 미친다.
    * 흥분기
    * 오르가즘
    * 오르가즘 후기
    * 외생식기 변화
  - 노화에 의한 정상 변화가 노인의 성 반응을 변화시키거나 지연시킨다. 그러나 성기능장애는 정상 노화 변화가 아니다.
  - 우울증이나 당뇨병과 같은 만성 질환은 노인의 성 기능에 영향을 미친다.
  - 노인이 흔히 투약하는 다음 약물들이 노인의 성 기능에 영향을 미친다.
    * 항우울제

* 항고혈압제
* 항정신제
* 지질강하제
* H_2 차단제
* 전립샘 수술과 유방수술이 남녀 노인의 정상 성기능을 방해하기도 한다.
* 배우자가 없는 것이 노인의 성에 크게 영향을 미친다.
* 성에 대한 건강사정은 노인의 성기능 평가의 첫 단계이다(성적 사정 지침에 대해서는 8장 참조).

• 정상 노화와 병리적 변화를 교육해야 한다.

• 노인의 성 능력을 개선하는 중재는 다음에 초점을 둔다.

- 남자 노인의 발기 기능 개선
  * Sidenafil(Viagra®), vardenafil hydrochloride(Levitra®), tadalifil(Cilalis®) 등의 발기 약제가 남자노인의 발기부전 치료에 도움이 된다.
  * 이 약물들은 심부전 경험이 있는 고혈압 전 단계, 강심제 투약 노인에게 위험하다.
- 접촉으로 친밀감을 유도한다.
- 성관계를 위해 사생활을 보호한다.
- 노인의 안전을 고려한다.
  * 손잡이와 같은 안전장비
  * 안전한 성교를 위한 콘돔

• 치매 노인의 의사결정 과정에 참여할 수 있는 능력을 매우 정확하게 평가하고 기록한다.

• 치매 노인의 성 욕구가 충분히 채워지지 않으면, 다음과 같은 문제시 되는 성행위를 보이기도 한다.

- 회음 자위행동
- 노출증
- 성적으로 부적절한 언급
- 성 체위

• 효과적인 건강사정과 간호계획이 노인의 성적 욕구를 단호하면서도 존중하는 태도로 충족시키고 문제행동을 해소하는데 도움이 된다.

노인 방임과 학대(Elder Neglect and Abuse)

- 미국에서 매년 약 백만 사례의 노인 학대가 일어난다.
- 노인들이 다음의 이유로 학대 사실을 보고하지 않기 때문에 이보다 더 많다.
  - 보복에 대한 두려움
  - 수치심
  - 학대 가해자를 보호하기를 원하거나 보호해야만 하는 상황
  - 관련 법 부족
- 노인 학대는 평가하기 어렵다. 그러나 다음의 경고증상을 주목하라(Exribit 11.1).
  - 설명이 불가능한 손상이나 방치되거나 학대받은 징후
  - 손상에 대한 설명과 신체 징후의 불일치
  - 학대 가해자와 희생자의 이야기가 일치하지 않음
  - 부양자가 노인 혼자 의료인을 만나지 못하게 함
- 학대의 유형
  - 신체적 학대: 신체 손상이나 고통을 가함
  - 심리적 학대: 위협, 욕설, 의도적 사회적 고립 등 정신적 고통을 가함
  - 적극적 유기: 의도적으로 필요한 것을 제공하지 않음
  - 소극적 유기: 부양자가 노인의 요구를 확인하지 못하거나 노인의 요구를 충족하는데 필요한 일을 하지 못함
  - 성적 학대: 노인에 대한 성적인 폭력이나 강간
  - 재정적 학대: 노인의 돈, 자산, 재물을 갈취함
- 많은 노인이 다양한 정도로 여러 유형의 학대 징후를 보인다.
- 노인이 유기되거나 학대를 당했다는 의심이 가면 건강관리자는 피학대자를 보호하고 문제 해결의 업무를 담당하는 지역 기관, 사회복지 직원, 노인보호서비스 센터에 즉시 보고해야 한다.
  - 건강사정 결과를 그림을 이용하여 효과적으로 기록한다.
  - 추후 관리를 통해서 노인이 안전하지 못한 상황으로 되돌아가지 않았는지 확인한다.

E 11.1 노인 사정 도구

I. 전반적 사정	매우 좋음	좋음	불량	매우불량	사정불가
1. 의복					
2. 개인위생					
3. 영양					
4. 피부통합성					
5. 기타					

II. 학대 지표	증거 없음	가능한 증거	유의한 증거	결정적 증거	사정 불가
6. 타박상					
7. 열상					
8. 골절					
9. 타박상이나 골절의 다양한 치유단계 징후들					
10. 성적 학대 증거					
11. 노인의 학대에 대한 진술					
12. 기타					

III. 방임의 가능성이 있는 지표	증거없음	가능한 증거	유의한 증거	결정적 증거	사정 불가
13. 경축					
14. 욕창					
15. 탈수					
16. 설사					
17. 우울					
18. 분변 매복					
19. 영양결핍					
20. 소변 화상					
21. 위생불량					
22. 질병 징후에 반응하지 못함					
23. 부적절한 투약(과다/과소)					
24. 건강관리 감시 부족에 의한 작은 입원					
26. 기타:					

E 11.1 노인 사정 도구(계속)

IV. 경제적 학대 가능성 있는 지표들	증거 없음	가능한 증거	유의한 증거	결정적 증거	사정불가
27. 돈을 잘못 사용					
28. 경제적 갈취 증거					
29. 서비스교환에서 물품을 요구					
30. 돈이나 재산을 계산하지 못함					
32.기타 :					

V. 유기 가능성 있는 지표	증거 없음	가능한 증거	유의한 증거	결정적 증거	사정불가
33. 요양담당자가 다른 방안없이 돌보지 않음					
34. 노인이 적절한 보호를 받지 않은 상태로 장기간 불안전한 환경에 방치됨					
35. 기타					

VI. 요약	증거 없음	가능한 증거	유의한 증거	결정적 증거	사정 불가
37. 학대 증거					
38. 방임 증거					
39. 경제적 학대 증거					
40. 유기 증거					
41. 기타					

VII. 총평 및 추후 계획

"Assessing Elder Abuse: A study" by T. Fulmer and V. M. Cahill, 1984. Journal of Gerontological Nursing, 10(12), pp. 16-29: "Elder Abuse and Neglect Assessment." by T. Fulmer, 2003. Journal of Gerontological Nursing, 29(6), pp. 4-5. Reprinted from "Abuse of the Elderly: Screening and Detection." by T. Fulmer, S.·Street, and K. Carr. 1984. Journal of Emergency Nursing, 10(3), pp. 131-140. Copyright 1984, with permission from The Emergency Nurse Association.

참고문헌

American Geriatrics Society Panel on Chronic Pain in Older Persons. (1998). The management of chronic pain in older persons. *Journal of American Geriatric Society, 46,* 635–651.

Flaherty, E. (2007). *Try this: Pain assessment in older adults, 7.* Retrieved July 14, 2007, from http://www.hartfordign.org/publications/trythis/issue07.pdf

Fulmer, T., & V. M. Cahill (1984). Assessing elder abuse: A study. *Journal of Gerontological Nursing, 10*(12), 16–20.

Fulmer, T., Street, S., & Carr, K. (1984). Abuse of the elderly: Screening and detection. *Journal of Emergency Nursing, 10*(3), 131–140.

Lindau, S. T., Schumm, L. P., Laumann, E. O., Levinson, W., O'Muircheartaigh, C. A., & Waite, L. J. (2007). A study of sexuality and health among older adults in the United States. *The New England Journal of Medicine, 357,* 762–774.

Pediatric Pain Sourcebook. (2007). Faces pain scale. Retrieved March 23, 2008, from http://painsourcebook.ca/pdfs/pps92.pdf

Warden, V., Hurley, A. C., & Volicer, L. (2003). Development and psychometric evaluation of the Pain Assessment in Advanced Dementia (PAINAD) Scale. *Journal of the American Medical Directors Association, 4*(1), 9–15.

12 노인 관련 기구와 건강 정책의 쟁점

Organizational and Health Policy Issues

노인 옹호(Advocacy for Old Adults)

- 노인들은 집단적으로 노인 편견이 건강관리정책에 영향을 미치지 않도록 행동해 왔다.
- 미국의 경우 노인들은 성공적인 노화를 위한 법적 쟁점과 자원에 관하여 노인을 대변해 주는 영향력 있는 두 개의 기구를 구성해 왔다.
- 미국은퇴자협회(American Association of Retired Persons, AARP)
  - AARP는 50세 이상의 국민을 위한 가장 강력한 권력 기구로 국가에서 운영한다.
  - 이 기구는 주정부와 연방정부의 정책에 실질적인 영향을 행사한다.
  - AARP의 회원은 3천 6백만이다. 이중 노인이 50% 이상을 차지한다.
  - 11초마다 새로운 회원이 가입할 정도로 이 기구의 회원은 급격히 증가한다.
  - 많은 AARP 회원이 은퇴자가 아니므로, 기구의 명칭은 적절하지 않다.
  - AARP는 비영리 비정치 단체이다. 일차적인 목적은 노인들이 독립적으로 자기 의지에 따라 위엄있게 살아가도록 돕는데 있다.
  - 이 기구의 주요 활동은 노인에게 중요한 법적 쟁점에 대하여 영향을 미치고 로비를 하는 일이다. AARP의 도움으로 노인의 권리는 지속적으로 청원된다.
- 국가 노인위원회(National Council on Aging, NCOA)
  - NCOA는 비영리 기구로 노화 분야의 연구, 기술적인 원조, 정보재공 역할을 담당한다.
  - 이 기구는 노화에 관한 국가적 정보 수집, 노화 관련 쟁점에 대한 회의 계획, 노화 관련 연구 실행, 노화관련 시범사업 지원, 노화에 관련된 모든 자료를 소장하고 있는 도서관 운영 등의 업무를 담당한다.

건강관리 전달 체계(Health Care Delivery Systems)

- 건강관리 기술이 현저히 향상되면서 1970년대에는 매년 건강관리비용이 12~14% 증가하다가 1980년대에는 다소 줄어들었다.
- 건강관리 전달 체계가 지난 세기 동안 현저히 향상되기는 했으나 노인의 질병을 조기에 발견하고 효과적으로 치료하기 위해 활용할 수 있는 중재들은 그리 많지 않다. 그 이유는 다음과 같다.
  - 많은 노인이 보험에 가입되어 있지 않다.
  - 보험에서 모든 필수 검사, 처치, 치료를 충당해 주지 않는다.
  - 많은 노인들이 건강관리자를 방문할 때 이용할 교통수단이 없다.
  - 1차 노인건강관리자를 널리 이용하지 못한다.

보험지불(Reimbursement)

- 의료비용이 증가하면서 건강관리에 대한 보험지불 제도가 변경되었다. 의료보호나 노인의료보장, 개인 의료보험에서 지불하는 의료비가 삭감되거나 일부 항목은 보험지불에서 제외되었다.
  - 투약과 치료에 대한 보험지불이 부족하고, 고가의료비를 사비로 지불하지 못하게 되어 처방 이행률이 저하되었다.
  - 환자의 절반 정도가 처방에 따라 약을 투여한다. 나머지 절반은 투약을 하지 않거나 잘못하고 있다. 투약을 잘못하고 있는 사람의 3분의 1이 약을 전혀 투여하지 않는다. 3분의 1은 처방약의 일부만 투여한다. 처방약의 일부를 투약하는 사람의 3분의 1은 약을 구입하지 않았다.
  - 의료보험에 가입하지 않은 사람들이 어떻게 건강관리를 받도록 도울 것인가에 대하여는 시간을 거의 할애하지 않는다.
  - 이유를 불문하고 많은 노인들이 건강관리 비용 지불에 재정 지원이 필요하다.
  - 병원에 따라서는 노인의 건강관리 비용을 수개월 동안 지원하는 프로그램을 운영하거나, 합법적인 선에서 의료비 지불을 면제하고 있다.
  - 의사를 비롯한 의료인들이 의원에서 받은 치료 비용을 대신 지불하기도 한다.
  - 개인 의원의 의사들이 저소득층 노인을 위해 홍보용 약을 제공하기도 한다.
  - 의원에서는 쉽게 치료를 받을 수 있도록 sliding scale을 만들어 놓기도 한다. 주정부에서도 노인들이 건강관리를 받고 필요한 재원을 얻을 수 있도록 다양한 프로그램을 시행하고 있다.

노인법(Older American Act)

- 1965년에 제정된 Old American Act 3장은 서비스 접근성을 높이고 노인을 옹호하기 위하여 공공 건강관리 체계와 사립 건강관리 체계에 관심을 두고 있다.
- 이 프로그램은 배달 식사, 교통수단 제공, 가정간호와 가사도우미, 성인 주간보호, 집수리, 법적 도우미 등 지역사회 서비스를 개선시켰다. 이 모든 서비스로 인해 많은 노인들이 독립적으로 기능하면서 지역사회에 머물 수 있게 되었다.
- 이 프로그램은 각 주의 지역단위의 노인기관(local area agencies on aging)에서 제공되었다. AAAs는 노인과 건강관리자들에게 건강관리를 제공하고 접근할 수 있도록 자원을 제공하였다.
- 각 주의 지역 노인 기관의 위치는 http://www.n4a.org에 접속하라.
  이 웹사이트 이외에 노인 행정부에서 수신자 부담의 전화 8000-677-1166 서비스를 통해 노인, 가족, 건강관리자들이 지역사회 서비스를 받을 수 있도록 돕고 있다. Operators at Eldercare Locator에서 정보를 제공하고, 건강관리와 기타 고도의 기능과 삶의 질 확보에 관련된 문제를 돕는다.
- AAAs뿐 아니라 병원의 노인서비스 사무실은 병원과 지역사회 자원에 관한 정보를 제공한다.

노인의료보험과 의료보호(Medicare and Medigap)

- Medicare는 연방정부 프로그램으로 미국의 위대한 사회(The Great Society) 시대라 불리우는 시기인 1965년에 법제화되었다. Medicare는 빈민, 장애인, 노인이 양질의 건강관리를 받고 삶의 질을 확보할 수 있도록 지원하는데 목적을 둔 몇 가지 프로그램의 하나로 시작되었다.
- 고용 경험이 없거나 노년기에 이민을 와서 사회보장의 혜택을 받을 수 없는 노인들은 노인의료보험의 혜택을 받는다.
- 65세 이상 인구의 다수가 노인의료보험에 가입되어 있다.
- 노인의료보험 혜택을 받기 위해서 노인이나 배우자가 직업을 가지고 있는 동안 이들 제도에 기여했어야 한다.
- 노인의료보험은 정부에 의해 지불되기 때문에 보험료를 지불받기 위해서는 입소 14일 이내에 건강사정 도구를 작성하고, 21일 이내에 건강관리 계획을 제출해야 한다.
- 노인의료보험에 의해 제공되는 건강관리는 개인 의원, 병원, 간호사, 전문간호사, 기타 각종 건강관리 요원에 의해 실시된다.
- 노인의료보험 해당 환자를 치료하는 개인 의사는 일반 의료비의 80%를 지불 받는다. 노

인의료보험에서 정한 의료비용의 115%를 초과하지 않아야 한다. 환자는 나머지 20%의 의료비를 지불한다.

- 의사들은 노인의료보험 수가가 낮아서 이 보험 지정을 주저한다. 환자의 입장에서는 이 의료보험 지정을 받지 않은 의료기관에서는 비용 문제로 인하여 진료받기를 꺼려한다. 결과적으로 노인의 증가하는 건강관리 요구를 치료할 일차 진료 의사가 줄어들었다.
- 노인의료보험은 두 부분으로 구성된다.
  - Part A는 병원 입원 노인을 위한 의료비를 지불한다. 노인의료보험은 입원한 노인의 입원비를 지불한다. Part A는 퇴원 후 입원 전 건강상태로 회복하기 위한 단기 입소나 가정방문 서비스에 대해서도 비용을 지불한다. 호스피스 서비스에 대해서도 지불한다(7장 참조). Part A는 할증제를 적용하지 않는다. 언급된 서비스에 해당되면 자동적으로 Part A Medicare plan에 포함된다.
  - Part B는 의사나 전문간호사 방문 서비스, X-ray나 물리치료 및 작업치료, 병리검사 등 그 외의 건강관리에 대하여 지불한다. Part B는 할증제도가 있다. 월 불입비는 78불이다. 이 비용을 환자의 사회보장비에서 매월 제한다. Part B 보험지불을 받으려면 사전에 110불을 입금해야 한다. 이 불입금은 매년 증가한다. Table 12.1은 노인의료보험에서 지불하는 건강관리의 내용들이다.
- Medigap은 사적 의료보험이다. 노인의료보험 수혜자들이 노인의료보험에서 지불하지 않는 서비스에 대한 지불을 위해 가입한다.
- Medigap에서 지불하는 건강관리 비용은 노인의료보험에서 삭감된 비용, 환자가 의료인에게 지불해야 하는 추가 의료비, 미국 밖에서의 서비스에 대하여 지불한다.
- 연방정부는 이 사적 보험의 규정을 정하였다.
- 필수적으로 지불해야 하는 10가지 표준 계획이 있다. 그러나 각 Medigap마다 부가적인 혜택과 할증제를 정하고 있다.
- 많은 노인의료보험 수혜자들이 Medigap에도 가입되어 있다. 그러나 일부 노인들은 이 보험에서 월 할증제 혜택을 받지 못하고 있다.
- 2003년에 제정된 Medicare Prescription Drug Improvement and Modernization Act는 노인의료보험 수혜자들에게 처방약 할인카드를 승인하였다. 4천 1백 만 명의 노인의료보험 수혜자 중 7백만 명이 이 카드를 사용할 수 있다. 할인카드는 노인의 수입에 따라 30불을 주고 구입할 수 있다. 할인카드는 모든 약을 할인하는 것이 아니라 일부의 약을 할인해 준다.
- 문화는 의료비 지불에 영향을 미친다. 많은 노인들이 노년에 미국으로 이민을 와서 자녀들과 생활한다. 미국 사회보장제도에 가입하지 않는 노인들은 노인의료보험 제도(Medicare system)에 가입하거나 의료보호제도(Medicaid)의 혜택을 받을 수 있게 해야한다. 그러나 1990년도에 통과된 법에 의하면 미국 시민이 아닌 노인들이 노인의료보험 혜택을 받기가 더 어려워 졌다. 결과적으로 이들 노인들은 건강관리 비용을 지불해야 한다.

T 12.1 노인의 건강관리 요구에 맞는 노인의료보험(medicare)의 보상범위

서비스/물품	보상내용과 시기
침술	침술은 지불 대상이 아님
구급차 이용	제한적 지불. 병원이나 전문요양원(skilled nursing facility) 방문 시 다른 교통수단이 노인의 건강을 위태롭게 할 경우에 한하여 구급차 이용료 지불. 노인의 상태에 적합한 시설 방문에 소요되는 구급차 이용료를 지불. 필요 이상으로 먼 지역의 시설을 이용하는 경우, 가장 가까운 시설 방문에 소요되는 경비를 기준으로 지불. 공인된 구급차 사용만 허용 의원 방문을 위한 구급차 이용은 지불하지 않음 가장 심각한 상황에 대하여만 구급비행정 이용료 지불. 생명을 위협할 정도의 심각한 위험이 없음에도 구급차를 이용하지 않고 비행기를 이용한 경우 구급차 이용료에 한하여 지불하고, 개인이 나머지를 부담
주간수술 시설	주간수술 시설에서의 수술료 지불
마취	마취료, 외과 및 내과적 재료비 지불. Part A에서 입원 중의 마취료 지불. Part B에서 외래 마취료 지불
의수족과 의안	의수족과 의안 비용 지불. 구체적 내용은 Prosthetic Device 참조
혈액	첫 1년 동안 Part A와 Part B 모두 처음 3회의 수혈에 대하여 지불하지 않음. Part A는 입원 중 수혈을 지불, Part B는 외래 수술 시설에서의 외래 수술 중 수혈에 대하여 지불
골밀도 측정	다음 기준에 한 가지 이상 충족하고 주치의가 처방한 경우에 한하여 지불: 여성 · 에스트로겐 수준감소로 치료 받고 있고, 골다공증의 위험에 처해 있음 의료기록과 다른 검사 결과를 근거로 함 남성과여성 · X-ray 상 골다공증, 골감소증, 척추골절이 나타남 · 프레드니존이나 스테로이드 약물 투여 중이거나 투여 시작 계획임 · 원발성 갑상선기능항진증 진단을 받음 · 골다공증 약물의 효과를 감시하고 있는 중임
브레이스(상지, 하지, 척추)	상지, 하지, 척추, 경추 브레이스 비용 지불. 구체적 내용은 Orthotics 참조
유방보정장치	유방절제술 후 유방보정장치(수술 브레지어 포함) 비용 지불. 구체적 내용은 Prosthetic Device 참조
지팡이/목발	목발과 지팡이 비용 지불. 맹인용 지팡이 비용은 지불하지 않음. 구체적 내용은 Durable Medical Equipment 참조
심장재활 프로그램	1) 최근 12개월 이내에 심정지 경험 자 2) 관상동맥우회술을 받은 자 3) 안정형 협심증 환자 4) 심장판막 재건술 받은자 5) 동맥혈관성혈술이나 관상동맥 스텐트 삽입 환자 6) 심장이나 심폐 이식술 환자로서 주치의가 의뢰한 운동, 교육, 상담에 대하여 지불. 병원의 외래나 개인 의원에서 제공되는 프로그램에 한함.
심혈관 질환 선별검사	매 5년 실시하는 콜레스테롤, 지질, 트리글리세라이드 검사비용 지불 주치의가 뇌졸중이나 심장 질환 예방을 위해 콜레스테롤, 지질, 트리글리세라이드 검사를 요청한 경우에 지불
화학요법	입원, 외래, 개인의원에서의 화학요법 비용 지불 Part A는 입원 환자의 화학요법비용 지불 Part B는 병원의 외래, 개인 의원 등에서의 화학요법 비용 지불
추나요법	추나요법 전문가나 자격증 소지자가 실시한 부전탈구에 대하여 의학적으로 필요하다고 인정된 척추조작시술 비용 지불

T 12.1 노인의 건강관리 요구에 맞는 노인의료보험(medicare)의 보상범위(계속)

서비스/물품	보상내용과 시기
임상시험	공식적인 임상시험에 참여할 경우 의사 방문이나 검사 등 일상적인 비용을 지불. 새로운 약물이 얼마나 잘 작용할 것인가와 같은 임상시험은 새로운 유형의 의학적 관리이다. 임상시험은 의사와 연구자들이 새로운 치료가 안전하고 효과적인지를 파악하는데 도움을 준다. 의료보험에서는 대부분의 경우 조사 중인 실험재료에 대하여는 지불하지 않는다.
대장직장암 선별검사	몇 가지 대장직장 암 선별검사에 대하여 지불. 해당되는 선별검사에 대하여 의사에게 확인하라. 50세 이상에게는 모두 선별검사 비용을 지불. 직장내시경 검사의 연령 제한은 없다. Colporoscopy: 직장대장암 고위험자의 경우 24개월마다 1회의 검사에 한하여 지불. 고위험자가 아닌 경우 120개월마다 1회의 검사에 대하여 지불하나 직장경 선별검사 실시 후 48개월이 지나야 함 잠혈검사: 12개월에 1회 검사에 대하여 지불 연성 S장경검사: 50세 이상자에게 48개월에 1회 검사에 대하여 지불 바리움 관장: 연성 S장경이나 직장경 대신 실시하는 경우 48개월(고위험자는 24개월)에 1회 검사에 대하여 지불
이동식 변기의자	와상상태가 아니고 주치의가 가정에서 이 기구 사용을 처방한 경우 지불. 구체적인 내용은 Durable Medical Equipment 참조
성형수술	사고로 인한 손상으로 성형수술이 필요하거나 손상된 인체 부위의 기능을 개선할 목적이 아닌 모든 성형수술에 대한 지불은 하지 않음. 유방암으로 인한 유방절제술에서 실시한 성형수술에 대하여는 지불
요양관리 (목욕, 착탈의, 침대 이용, 식사 등 일상생활보조)	요양관리만을 필요로 하는 경우 요양관리에 대한 비용은 지불 하지 않음. 단순히 훈련을 받거나 전문가가아닌 사람들이 안전하게 도울 수 있는 일상활동이나 개인적인 요구를 관리하는 행위는 요양으로 간주된다.
치과 치료	일상적인 치과 치료나 치석 제거, 필링, 발치 등의 시술에는 지불하지 않음. 치과재료 비용은 지불하지 않음. Part A는 치료 입원 중에 받은 일정 서비스에 대하여 지불 Part B는 응급 치과 치료나 복합적인 치료 시술을 필요로 하는 경우 입원에 대한 비용을 지불
당뇨병 선별검사	고혈압, 지혈증(검사에서 콜레스테롤과 트리글리세라이드 이상), 비만, 고혈당 경력 등의 위험 요인을 지니고 있을 경우 당뇨병 검사에 대하여 지불. 다음 한 가지 이상에 해당되면 검사비용 지불 · 65세 이상 · 과체중 · 당뇨병 가족력(부모, 형제, 자매) · 임신성 당뇨병 기왕력이나 9파운드 이상 과체중아 출산 경험 자 이상의 결과에 근거하여, 매년 2회의 당뇨병 선별검사에 대하여 지불
당뇨물품과 서비스	다음 당뇨병 관리 물품 지불 · 혈당검사 용지 · 혈당검사기 · 란셋 · 검사지의 정확도를 점검하기 위한 시험 약품 이들 물품의 양과 횟수에 제한이 있음. 구체적 내용은 Durable Medical Equipments(152P 참조)

T 12.1 노인의 건강관리 요구에 맞는 노인의료보험(medicare)의 보상범위(계속)

서비스/물품	보상내용과 시기
	다음은 당신이 확인해야 할 당뇨물품 지불방법이다. · 당신이 주문한 물품만 받는다. 의료보험에서는 당신이 주문하지 않은 물품에 대하여는 지불하지 않는다. · 당신의 물품 청구서를 확실하게 작성하라. 의료보험에서는 물품 공급처에서 당신에게 자동적으로 보낸 물품에 대하여는 지불하지 않는다. · 당뇨검사지에 대한 권한은 모든 의료보험에서 승인한 약물과 물품 공급자에게 있다. 당신은 위임장을 보낼 수 없다. 인슐린, 인슐린 펜, 주사기, 주사바늘, 알코올 솜, 거즈, 안경을 위한 눈 검사, 정기 신체검사에 대하여는 지불하지 않는다. 인슐린 펌프를 사용하는 경우, 인슐린과 펌프는 durable medical equipment로서 지불을 받을 수 있다. 이 물품의 공급 횟수는 제한이 있다. 인슐린과 인슐린 주사에 필요한 특정 의료물품은 의료보험의 처방 약 규정에 의해 지불받을 수 있다. 의료용 신발이나 보조물: 중증 당뇨병에 의한 발 질환자의 치료를 위한 신발이나 신발에 삽입하는 보조물품에 대하여 지불. 주치의가 치료용 신발이나 보조물품에 대한 필요성을 인증해야 가능함. 이 물품들은 발전문의 자격이 있는 의사가 처방하고 발전문의, 보정구전문가, 보철구전문가, 발전문의가 제공하는 것에 한함. 1년에 치료용 신발과 보조물품 1개에 한하여 지불. 신발 수리는 보조물품으로 대신함. 신발이나 보조물의 수리에 대하여는 지불 다음 당뇨병 서비스에 대하여 지불: · 당뇨병 자가관리 훈련: 외래에서의 당뇨병 자가관리 훈련은 당신 스스로 당뇨병을 관리하도록 교육하는 프로그램이다. 혈당치 검사와 감시, 식이, 운동, 인슐린 투여에 대한 교육을 포함한다. 당뇨병 진단을 받으면 10시간의 당뇨자가관리 훈련비용 지불. 다음 조건 하에 차후 2시간의 추가 훈련비용에 대하여도 지불 · 2~20명의 집단으로 제공 · 30분 이상 소요 · 첫 훈련 후 1년이 지나서 받음 · 건강관리의 일환으로 훈련이 필요하여 주치의나 전문가가 처방 · 집단 훈련을 받을 수 없거나 주치의나 전문가가 집단 훈련을 받지 않아야 하는 특별한 사유를 제출하는 경우 예외 인정 · 정기 안검진: 매년 정기적인 당뇨성 망막증 검사비용 지불 · 발검진: 당뇨성 말초신경증이 있고 보호감각이 상실된 환자가 다른 이유로 발전문의로부터 검진을 받지 않은 경우 매 6개월의 정기 검진에 대하여 지불 · 녹내장 선별검사: 메디케어는 당뇨병 환자나 가족 중에 녹내장 환자가 있는자. 50세 이상의 아프리카 미국인, 65세 이상의 라틴 아메리카인들에게 매년 한 번씩 녹내장 선별검사 실시 · 영양치료 서비스: 의사가 의뢰한 당뇨병이나 신장질환 환자의 의학적 영양치료 서비스에 대하여 지불. 이 서비스는 자격이 있는 영양사나 의료보험에서 인정한 영양전문가가 제공해야 하며 영양 평가와 당뇨병이나 신장질환 관리 상담을 포함한다. 구체적인 정보를 구하기 위해서는 1-8000-MEDICARE(1-800-633-4277). TTY 사용자는 1-877-486-2048로 전화
진단검사, X-ray	노인의료보험(Medicare)은 전산 단층 촬영 스캔, 자기공명영상, 심전도, X-ray와 같은 진단적 검사와 공인된 임상적 진단적 검사와 검사 서비스를 보장한다. 진단적 테스트와 검사 서비스는 의사가 진단하거나 의심이 되는 병의 상태를 배제하는 것을 돕기 위해 행하여진다. 노인의료보험은 일상적인 스크린 검사나 청력검사 등은 보장하지 않는다.

T 12.1 노인의 건강관리 요구에 맞는 노인의료보험(medicare)의 보상범위(계속)

서비스/물품	보상내용과 시기
투석 (신장)	노인의료보험은 몇가지 신장투석 : 서비스와공급품을 보상해주며 이는 다음과 같다. · 입원환자 투석 치료(특별간호를 위해 병원에 입원하게 된다면) · 외래환자 투석치료 유지(노인의료보험에서 승인된 투석기관에서 치료받게 된 경우) · 특정한 가정투석 공급 서비스(당신의 가정에서 점검하기 위해, 필요시 응급투석을 돕기 위해, 그리고 투석용품과 혈액투석수액 용품을 점검하기 위해 훈련된 투석전문가 방문이 포함될 수 있음) · 의학적으로 필요시 헤파린, 헤파린 해독제를 포함하여 가정 투석을 위한 일정한 약물과 국소 마취제 · 적혈구 생성- 자극제(Epogen®Epoetin alfa), 또는 Darbepoetin alfa(Aranesp)는 말기 신장환자의 빈혈을 치료하기 위해 사용하는 약물이다. · 자가-투석 훈련(가정 투석 치료를 하는 경우 환자와 보호자를 위한 훈련포함) · 가정 투석 장비와 공급품-(알콜, 와이프, 무균 포장, 고무장갑, 가위 등)
병원 방문	노인의료보험은 의원, 병원, 전문요양시설, 환자의 집이나 기타 다른 장소에서 담당의사로부터 받은 의학적으로 필요한 서비스를 모두 보장한다. 일정한 매년 신체검사의 경우 노인의료보험이 인정하는 한 차례의 신체검사 외에는 보장해주지 않는다. 노인의료보험은 몇몇의 예방적 검사와 선별검사만 보장한다. 예방적 서비스와 Pap 테스트/골반 검진을 참조하라.
약물	외래환자일 경우 처방전 약물을 참조한다.
영속성의 기구(DME)	노인의료보험은 주치의가 집에서 사용할 수 있도록 처방해주는 영속성 의료 기구에 대한 비용을 지불한다(주치의만 의료 기구를 처방할 수 있다). 영구적 의료 기구는 · (장기간에 걸친) 영속성이 있는 것 · 의료적 이유에서 사용하는 것 · 정상인에게는 유용하지 않는 것 · 환자의 집에서 사용 영구적 의료 기구는 아니지만 제한을 두지 않는 것들 · 공기 유동성 침대 · 혈당 모니터 · 지팡이(맹인의 지팡이는 제외) · 세면대 의자 · 목발 · 투석 기계 · 가정 산소 장비와 공급 · 병원 침대 · 주입 펌프(만일 그 필요성이 인정된다면 주입 펌프로 투여되는 약들) · 분무기(만일 그 필요성이 인정된다면 분무기로 사용되는 약들) · 환자 현수기구(수력 작용에 의한 침대 또는 휠체어로부터 환자를 들어올리기 위한 것) · 흡입 펌프 · 견인 장비 · 워커 · 휠체어 노인의료보험은 물품의 판매하는 공급자의 기준이 엄격하고 그에 대한 자격이 갖추어진 곳에서 구입한 물품에 대해서만 비용을 지불해 준다.
응급실 서비스	노인의료보험은 응급실 서비스에 대해 보장해준다. 그러나 몇몇 사례에서 캐나다와 멕시코를 제외한 다른 나라에서는 보장이 되지 않는다.

T 12.1 노인의 건강관리 요구에 맞는 노인의료보험(medicare)의 보상범위(계속)

서비스/물품	보상내용과 시기
	더 많은 정보를 위해 보장이 되는 지역정보를 확인하라. 긴급의료는 환자의 건강이 심각한 위험에 처했다고 판단될 때 이뤄진다.
장비	영속성 의료 기구 참조
안과 검진	· 앞에 당뇨병 공급품과 서비스에 있는 안과 검진 참조 · 녹내장 선별검사 참조 · 시력감퇴 참조
안경/콘택트렌즈	일반적으로 노인의료보험은 안경과 콘택트렌즈의 비용을 지불하지 않는다. 그러나 안구 내 렌즈를 이식하는 백내장 수술은 지원하고 노인의료보험이 승인한 안과의사에 의해 제공된 교정렌즈에 대한 비용은 지원한다. · 표준틀만 보장한다. · 환자가 노인의료보험을 가지고 있기 전에 수술을 했더라도 렌즈의 비용은 지불된다. · 한 쪽 눈만 백내장 수술을 했더라도 양안 렌즈를 위해 지불된다.
눈 굴절	눈 굴절은 보장해주지 않는다.
독감주사	노인의료보험은 계절마다 한 번의 독감주사를 지원한다. 매년 한 번씩 겨울과 가을에 독감주사를 맞을 수 있다.
발 관리	노인의료보험은 일반적으로 정기적인 발 관리는 지원하지 않는다. Part B 메디케어는 발 상해나 발 질환(추상족지증, 건막류 기형, 종기와 같은) 치료가 의학적으로 필요할 경우 발 관리 치료사 서비스에 대해 보장해준다. 당뇨병 공급과 서비스 개시 이하 치료 신발과 발 검진 참조
녹내장 선별검사	노인의료보험은 녹내장 위험이 높은 사람들을 위해 1년에 한 번씩 녹내장 선별검사를 지원해준다. 이는 녹내장 가족력과 당뇨병이 있는 가족, 50세 이상 아프리카 미국인, 65세 이상 라틴 아메리카인들을 포함하는 것으로 선별검사는 살고 있는 주(state)에서 이 서비스를 할 수 있도록 합법적으로 허락받은 안과의사에 의해 행해지거나 감독되어져야 한다.
건강 교육/건강(wellness) 프로그램	노인의료보험은 일반적으로 건강 교육과 건강 프로그램을 지원해주지 않는다. 그러나 노인의료보험은 일부 당뇨병 환자와 당뇨병 교육을 위한 의학적 영양 요법을 지원한다.
청력 검진/ 보청기	노인의료보험은 정기적인 청력 검진, 보청기, 또는 보청기 용구를 위한 검진을 커버하지 않는다. 몇몇 사례에서 메디케어는 진단적 청력 검진을 보장한다.
B형 간염 접종	노인의료보험은 B형 간염 위험이 높아서 위험이 높거나 중간인 사람들을 위한 예방적 서비스(3차 접종)를 지원한다. 만약 환자가 혈우병, 말기 신장 질환(투석이나 신장이식이 필요한 영구적인 신부전) 또는 감염에 대한 저항성이 낮은 상태라면 B형 간염 위험성이 증가한다. 다른 요인들은 B형 간염 위험성을 증가시킬 수 있다. 만약 환자가 B형 간염에 위험이 높거나 중간이라면 담당의사에게 점검하라.
가정 건강 간호	노인의료보험은 다음과 같은 상태가 된다면 부분적인 건강 간호를 보장해준다. 1. 주치의가 환자가 집에서 의료 케어가 필요하다고 판단을 내리고 환자의 집에서 홈 케어 계획을 짠 경우 2. 환자가 필요시 적당한 파트 타임 또는 간헐적이고 숙련된 간호 돌봄과 가정 돌봄 보조원 서비스, 물리 치료, 작업 요법이 필요하고, 말-언어에 문제가 있을 경우 가정 건강관리 기관에 의해 위의 서비스가 제공 되어진다. 이것은 의료 사회적 서비스, 기타 서비스, 영속성 의료 기구(휠체어, 병원 침대, 산소, 워커 등)를 포함하고 가정에서 의료 공급을 받을 수 있도록 지원해 준다. 3. 환자가 가정에서만 생활 할 경우, 즉 환자가 정상적으로 집을 떠날 수 없고 집을 떠난다는 것은 대단한 노력이 필요하다는 것을 의미한다. 당신이 집을 떠날 때,

T 12.1 노인의 건강관리 요구에 맞는 노인의료보험(medicare)의 보상범위(계속)

서비스/물품	보상내용과 시기
	짧은 시간 동안 그것은 드문 일일 것이다. 당신은 종교의식에 참석할지도 모른다. 당신은 치료 상 또는 사회 심리적 케어를 포함하여 의료를 받기 위해 집을 떠날 수도 있다. 당신은 또한 당신의 주에서 성인 주간 간호센터 서비스를 제공 할 수 있는 정도로 인정받은 면허를 받거나 자격을 딴 성인 주간 간호센터 프로그램을 받을 수 있다. 4. 가정건강관리 기관은 메디케어가 승인 한 기관으로 환자를 돌본다. 메디케어는 의료 장비(휠체어, 병원 침대, 산소, 워커 등)를 지원한다. 골다공증을 가진 여성을 위한 주의점: 노인의료보험은 노인의료보험 가정 건강 의료보험 기준에 맞는 노인의료보험 PartB를 가진 여성에서 그리고 폐경기 후 골다공증과 관계가 있다고 의사가 증명하는 골절을 가진 여성에서 골다공증을 위한 주사제 비용 지불을 보조한다. 당신은 의사만큼 배울 수 없거나 주사제를 자가 주사할 수 없다는 것을 증명 받아야 하고, 가족 또는 돌봄제공자가 주사제를 줄 수 없거나 마음 내키지 않는다는 것을 증명해 보여야 한다. 노인의료보험은 가정 건강 간호사의 방문 투약을 지원한다.
호스피스 케어	다음과 같은 경우 노인의료보험이 보장한다. · 환자가 노인의료보험 Part A에 자격이 있는 경우 · 주치의와 호스피스 의료 감독관이 환자가 불치병에 걸렸고, 6개월 이상 살 수 없다고 증명하는 경우 · 환자 자신이 질병 치료 대신 고식적인 관리(완화간호)를 받아들이는 경우 · 환자 자신이 말기병을 위한 정기적인 노인의료보험이 보장하는 의료보험 대신 호스피스케어를 선택한다는 진술서에 서명한 경우 노인의료보험은 호스피스 의료보험에서 선택한 환자를 위해 주치의의 역할을 위임하는 전문실무간호사를 허락한다. 전문실무간호사가 말기 진단을 증명하는 것은 금지되어 있다. 단기보호: 노인의료보험은 만약 당신이 호스피스 케어를 받아왔다면 임시간호를 보장한다. 단기보호는 대개 돌봄 제공자가 휴식을 취할 수 있도록 호스피스 환자에게 입원환자 간호를 해주는 것이다. 환자가 호스피스 시설, 병원 또는 너싱홈과 같은 노인의료보험이 승인하는 시설에서 머물수 있고, 그 때마다 5일까지 단기보호를 보장 받을 수 있다.
병원 침대	오래가는 의료장비를 참조
외래환자 서비스를 위한 입원 치료(입원환자)	노인의료보험은 다음이 사실이라고 인정될 경우 입원치료를 보장한다. · 의사가 환자의 병이나 상해를 치료하는 데 있어 입원환자 입원 치료가 필요하다고 판단내릴 경우 · 환자가 오로지 병원 내에서만 받을 수 있는 케어가 필요할 경우 · 노인의료보험에 등록된 병원에 입원한 경우에만 보장 · 환자가 병원에 입원한 동안 병원 운용 재검토 위원회가 환자가 계속 머무는 것을 승인할 경우 · 질 향상 기구가 청구서를 제출한 경우 노인의료보험이 보장하는 병원 서비스는 다음을 포함한다: 준특실, 식사, 일반적인 간호, 그 밖에 병원 서비스와 공급품. 또한 중환자 액세스 병원과 입원환자 정신 건강 간호를 포함한다. 하지만 병실에서 개인간호, 텔레비전, 전화 이용은 제외된다. 의료적으로 필요하지 않는 개인 병실 이용에 대한 보장은 포함하지 않는다.
이식형 심장 제세동기	노인의료보험은 울혈성 심부전환자의 제세동기 이용 비용에 대해 보장한다.
신장(투석)	투석을 참고

T 12.1 노인의 건강관리 요구에 맞는 노인의료보험(medicare)의 보상범위(계속)

서비스/물품	보상내용과 시기
검사	노인의료보험은 메디케어 임상 실험실 향상 개정안(CLIA)-증명된 검사실이 등록된 곳에서 검사 서비스가 제공될 때 당신을 치료하는 의사가 처방한 의학적으로 필요한 진단적 검사 서비스를 커버한다. 진단적 검사를 참조
황반변성	노인의료보험은 노화와 관련 된 황반변성을 가진 몇몇의 환자들을 위해verteporfin(visudyne®)으로 하는 눈 광역학적 요법 같은 확실한 치료를 보장
유방 X선-선검사 (Mammogram:Screening)	유방 X-선 사진(선별검사). 노인의료보험(Medicare)는 매 년 한 번씩 (지난 선별검사 후 최소 11개월은 지나야 한다) 40세 이상 메디케어를 가진 모든 여성을 위한 유방 X-선 사진 스크리닝을 보장
정신 건강 간호	노인의료보험은 의사나 자격이 있는 정신건강 전문가에 의한 정신건강 케어를 보장한다. 치료를 받기 전에 의사, 심리학자, 사회사업가 또는 다른 건강전문가에게 메 디케어 지불을 수락하는지 물어봐야 한다. Inpatient Mental Health Care(입원환자 정신건강 케어): 노인의료보험은 입원환자 정신 건강 케어 서비스를 보장한다. 이 서비스는 정신건강 문제를 가진 사람들을 위한 케어로써 일반 병원의 정신과 병동이나 정신 전문병원에서 제공한다. 메디케어는 모든 다른 입원를 케어하는 데 지불하는 방법과 같은 방법으로 입원 환자 정신건강 서비스를 위한 지불을 보조 주의점: 만약 정신전문병원에 있다면 노인의료보험은 평생 동안 입원환자 케어의 총 190일에 한하여 지불을 보조 Outpatient Mental Health care(외래환자 정신건강 케어): 노인의료보험은 개업 사무실, 클리닉, 또는 병원 외래환자 부서에서 의사, 임상 심리학자, 임상 사회사업가, 임상 간호 전문가, 의료 보조자 중 어느 하나에 의해 외래 환자를 대상으로 정신 건강 서비스를 보장 Partial Hospitalization(부분 입원치료): 부분 입원치료는 유용한 것으로 환자가 의사나 치료전문가 사무실에서 받는 케어 이상으로 집중된 적극적인 정신과 치료 구조화 프로그램이다. 노인의료보험이 보장하는 부분 입원치료 프로그램에 적용되기 위해서는 의사가 입원환자 치료를 받지 않으면 안된다고 판단해야 한다. 노인의료보험은 특별히 자격이 있지만 의사가 아닌 임상 심리학자, 임상사회 사업가, 전문실무 간호사, 임상 전문간호, 그리고 의료 보조자와 같은 실무자의 서비스가 의학적으로 필요하다는 것에 대한 주(state)와 지역의 법이 허락한다면 보장
요양원간호 (Nursing Home Care)	대부분의 요양원간호는 요양관리이다. 일반적으로 노인의료보험 요양관리를 보장하지 않는다. 노인의료보험 Part A만이 의학적으로 필요하다면 인가 받은 전문요양시설(SNF)이나 당신의 집(당신이 집에서 나올 수 없는 경우)에서 숙련된 요양원간호를 받는 것을 보장한다. 그러나 보호, 간호는(목욕하거나 옷 입는 것을 돕는 것 등) 제외
영양 요법 서비스(의료)	노인의료보험은 신장 질환(투석을 받는 사람은 제외) 또는 신장 이식을받았거나 당뇨를 가진 자를 위해 의사의 처방이 있는 경우 의료 영양 요법 서비스를 커버한다. 이 서비스는 등록된 영양사 또는 노인의료보험이 승인한 영양 전문가에 의해 제공되고 영양학적 사정을 포함하여 1대 1로 상담이 이루어진다. 그리고 요법은 상호작용하는 전자 통신 시스템을 통해 이뤄진다. 당뇨병 공급품과 서비스를 참조
작업 요법	물리치료/작업요법/말-언어 장애 참조

T 12.1 노인의 건강관리 요구에 맞는 노인의료보험(medicare)의 보상범위(계속)

서비스/물품	보상내용과 시기
보조기(Orthotics)	노인의료보험은 의안, 의수, 의지, 팔, 다리 등의 부목, 목 부목에 대한 비용을 지불한다. 노인의료보험은 다리 부목의 부분이 필요하지 않다면 정형외과 신발에 대한 비용은 지불하지 않고 의치나 다른 치과 장치에 대한 비용도 지불하지 않는다. 당뇨병 공급품과 서비스(치료 신발)을 참조
장루용품	노인의료보험은 결장조루술, 회장누공설치술, 요로 문합술을 가진 사람들을 위한 장루 용품에 대해 보장. 메디케어는 의사가 환자의 상태를 판단하고 필요하다고 여겨지는 용품까지 보장
외래환자 병원 서비스	노인의료보험은 병이나 상해의 진단이나 치료를 목적으로 노인의료보험에서 인정하는 병원으로부터 외래환자로서 받을 수 있는 의학적 서 비스에 대해 보장 보장되는 외래환자 병원 서비스는 다음과 같음 · 외래수술을 포함하여 응급실이나 외래환자 클리닉에서의 서비스에 대한 비용 · 병원에서의 청구된 검사실 테스트에 대한 비용 · 의사가 입원치료가 아닌 부분 입원치료 프로그램을 통해 정신건강 케어가 가능하다고 증명한 경우 · 부목과 붕대와 같은 의료 공급품에 대한 비용 · 선별검사와 예방적 서비스 등에 대한 비용 · 개인이 투여할 수 없는 일정한 약물과 생물학적 제제
산소요법	노인의료보험은 산소 장비의 임대에 대한 비용을 보장. 임대가 불가능할 경우 장비를 소유해야 할 때 메디케어는 산소 운반을 위한 비용과 공급에 대한 비용을 전부 보조 · 의사가 환자가 심각한 폐질환을 갖고 있거나, 환자에게 산소가 부족하고 환자 상태가 산소요법으로 향상될 수 있다고 판단할 경우 · 환자의 동맥혈 가스 수치가 일정한 범위 이내로 떨어진 경우 · 다른 대안 조치가 실패한 경우 위에 상태에 의거해 노인의료보험은 치료서비스에 대한 비용을 보장 · 산소 공급 시스템 · 산소 저장 컨테이너 · 산소 튜브 등의 공급품 · 산소 내용물 가정(24시간) 투여나 휴대용 산소에 대한 비용은 보장되지 않음 휴대용 산소가 단지 설치해 놓은 산소 시스템을 지원하기 위해 제공되는 경우 보장되지 않음.
자궁경부세포진검사/ 골반 검진 (Pap Test/Pelivic Exam)	노인의료보험은 자궁경부세포진검사 골반 검진(그 외 임상 유방 검진)을 2년에 한 번씩 모든 여성을 위해 제공한다. 노인의료보험은 환자가 자궁 경부 또는 질 암의 위험성이 높거나 가임 연령이고, 과거 36개월 이내에 비정상적인 팹 테스트 결과를 갖고 있다면 이 테스트와 검진을 1년에 한 번씩 하도록 보장. 팹 테스트와 골반 검진, 임상 유방 검진을 같이 방문하여 단지 정기적인 신체검진으로 받았다면 본인이 신체 검진에 대해 지불해야 함. 정기적인 신체검진은 한 차례의 노인의료보험이 제공하는 신체검진만 보장
신체검진(정기적) (노인의료보험에서 신체검진은 한번만 가능)	정기적인 신체 검진은 일반적으로 노인의료보험에 의해 보상되지 않음 노인의료보험의 보장은 일정한 선별검사와 접종을 포함하며 본인의 필요에 의한 예방적 서비스에 대한 교육과 상담, 한 차례 신체 검사를 포함함. 그 외에도 꼭 필요할 경우 보장되기도 함 중요: 당신이 Part B 노인의료보험(세금 공제가 되고, 공동 보험이 적용되는)에 해당한다면 상반기 이내에 신체검진을 받아야 보장됨

T 12.1 노인의 건강관리 요구에 맞는 노인의료보험(medicare)의 보상범위(계속)

서비스/물품	보상내용과 시기
물리 치료/작업 요법/ 조음-언어 장애	노인의료보험은 의학적으로 필요한 외래환자 물리치료와 작업요법, 언어장애서비스에 대한 비용을 보조 ·의사나 치료사들이 치료 계획을 시작할 때 ·의사가 주기적으로 얼마나 오래 동안 당신에게 요법이 필요한지 알아보기 위한계획을 검토할 때 당신은 영리 병원이나 전문요양시설과 같이 노인의료보험이 승인한 기관 또는 영리 가정 건강관리 기관, 재활 기관, 또는 포괄적인 재활 시설로부터 외래 환자 서비스를 받을 수 있음. 또한 노인의료보험이 승인한 물리 또는 작업요법가의 개인 진료실, 사무실, 또는 환자의 집에서 서비스를 받을 수 있음(노인의료보험은 개인 진료실에서 말-언어 치료사에 의해 받는 서비스에 대한 비용은 지불하지 않음). 2007년에는 물리치료, 작업요법과 조음-언어장애 서비스에 제한이 있을 것임. 만약 그렇다면 이것들을 제한하기 위한 조건들이 있을 것임.
폐렴구균 예방접종	노인의료보험은 폐렴구균 감염을 예방하는 것을 돕기 위한 폐렴구균예방 접종에 대한 비용을 보장함. 대부분 사람들은 일생에 한 번 이 예방 접종을 하면 됨. 이 접종이 필요할 시 의사에게 이야기 하여야 함
예방 서비스	노인의료보험은 다음과 같이 예방서비스를 보상 ·골밀도 측정 ·심혈관계 선별 혈액검사 ·결직장암 선별검사 ·당뇨병 선별검사 ·녹내장 선별검사 ·유방촬영 선별검사 ·영양치료 서비스 ·Pap-test/골반검진 ·전립선암 선별검사 ·55페이지에 포함되는 예방접종 - 인플루엔자 접종 - 폐렴구균 접종 - B형간염 접종 ·금연 상담 ·첫 회 "Welcome to Medicare" 신체검진
전립선암 선별검사	노인의료보험에 가입한 50세 이상의 모든 남성에게 12개월마다 전립선 선별검사를 보상한다. 보상되는 검사는 다음과 같다. ·직장 수지 검사 ·전립선 특이 항원(PSA) 검사
인공 기구	노인의료보험은 신체의 일부 또는 기능으르 대치하기 위해 필요한 인공기구을 보상한다. 이는 백내장 수술 후 교정레즈(안경, 콘텍트 렌즈), 장루 주머니와 관련된 물품, 유방절제술 후 인공 유방(외과용 브래지어를 포함하는)과 같은 것을 포함

Source: U.S. Department of Health & Human Services Centers for Medicare & Medicaid Services(2007). Your Medicare benefits. Retrieved September 2, 2007 from http://www.medicare.gov/Publications/Pubs/pdf/10116.pdf

노인의료보험 관리의료, 균형잡힌 지불체계, 그리고 다른 노인의료보험체계

- 노인의료보험관리 의료는 1990년대에 노인의료보험 비용을 낮추기 위해 시작된 운동이다.
- 메디케어 수혜자에게 그들이 어떤 건강관리기관에서 건강관리를 받을 것인지를 선택하도록 했다.
- 메디케어는 HMO에서 제공한 건강관리 서비스에 비용을 지불한다.
- HMOs에게는 불행한 일로, 노인들이 메디케어에서 HMO에 지불하는 것보다 더 나은 건강관리 서비스를 이용하였다.
- 결과적으로 HMOs는 자산을 잃었고, 2000년에 이르러 많은 HMOs들이 Medicare 메디케어 사업을 철회하였다. 일부 HMOs에서 아직도 노인에게 서비스를 제공하고 있으나, HMOs는 더 이상 메디케어 환자를 받지 않는다.
- 1970년대와 1980년대 의료비가 급증하여 연방정부는 1983년 환자의 진단에 따라 사전에 일정한 의료비를 지불하는 선불제를 실시하였다.
- 이 선불제는 진단 관련 그룹에서 기초를 만들었다. 이 제도는 입원기간에 따라 지불하는 의료비의 양을 제한하였다.
- 이 PPS 제도 시행 결과 노인들이 외래 치료보다는 수술을 더 많이 받는 경향이 생겨났다.
- 이 변화된 건강관리 제도가 가정에서의 건강관리 목표를 보다 효율적으로 설정하는 능력이나 입원 위험에서 벗어나게 하는 능력 등 긍정적인 측면도 분명히 있었다. 그러나 적정자원을 갖춘 시설로 이동해야 하거나, 이들 서비스 접근에 시간이 지체되어 사망률과 유병률이 증가하는 문제점도 생겨났다.
- 노인의료보험제도의 문제를 수정하기 위해, 새로운 세 가지 대안이 제시되었다.
- 건강관리 기관에서 메디케어에서 배정한 환자를 수용하는데 동의한 1차 건강관리자와 전문가를 선택한 노인에게 할인 혜택을 준다.
- 노인이 메디케어에서 인증한 의사나 병원은 어느 곳이나 갈 수 있도록 허용하는 주치의사와 메디케어 무료 서비스 계획을 계약한다. 이 계획의 이점은 추가 입원기간과 같은 서비스 제공 범위를 넓히는 것이다. 그러나 서비스 제공자들이 사보험 관계자들과 직접 접촉하여 건강관리 비용의 범위를 정해야 한다. 더욱이 추가 할증비가 들기도 한다.
- 다양하고 포괄적인 노인의 요구를 충족하기 위한 특별 계획을 개발 중이다. 이 계획에 대한 더 많은 정보는 노인들이 이 계획을 널리 이용하게 되면 얻을 수 있을 것이다.

의료보호(Medicaid)

- 의료보호는 연방정부와 주정부에서 지불하는 제도이다. 주에 따라 제도가 차이가 있지만

노인 요양원 서비스를 포함하여 저소득층 노인의 건강관리에 대하여 의료비를 지불한다.

- Medicaid는 정부 프로그램으로 빈곤층의 건강관리 수혜를 높이기 위한 제도이다.
- Medicaid는 주정부에서 주관하는 건강관리 복지 프로그램으로 모든 연령에 해당된다. 사실상 의료보호 수혜자의 절반이 아동이다.
- 노인이 의료보호 혜택을 받기 위해서는 해당 주 정부에서 정한 수입과 재산 기준에 부합해야 한다.
- 최저 생계자원을 지니고 있고, 연방정부 프로그램인 Supplemental Security Income(ISS)에서 수입을 보조받을 자격이 있는 노인도 Medicaid에서 의료지원을 받을 수 있다.
- 65세 이상은 의료보호와 노인의료보험의 혜택을 모두 받을 수 있다.
- 재산과 수입이 한정된 노인의 경우 투약 비용, 입원이나 요양원 입소기간 초과 비용, 의료기구나 장비 대여비용 등 노인의료보험에서 지불하지 않는 급여에 대하여 의료보호에서 보충 지불한다.
- 의료보호와 노인의료보험 혜택을 모두 받는 노인의 경우, 노인의료보험이 1차건강관리에 해당되고 의료보호는 2차에 해당된다.
- 의료보호와 노인의료보험 서비스 센터의 보고서(2005)에 의하면 오늘날 미국의 가장 큰 빈곤층을 위한 건강관련 서비스 자원은 의료보호이다.
- 의료보호는 1965년 제정된 노인의료보험법인 사회보장법 XIX와 같은 법조항에 의해 운영된다.
- 의료비 지불비용은 지역에 따라 매우 다양하다.
- 각 주정부는 지불지침을 정하여 지불한도, 지불률, 프로그램의 운영방법 등을 정하고 있다. 그러므로 주마다 매우 다양한 의료보호 프로그램을 가지고 있다. 노인을 위한 의료보호 지불비용은 다음에 대하여 주어진다.
  - 입원과 외래 서비스
  - 의사의 서비스
  - 요양원 서비스
  - 요양원 입소 예방을 위해 제공되는 가정간호 서비스
  - 병리검사와 방사선 검사
- 대부분의 주 정부 의료보호 프로그램은 노인들이 요양원에 입소하지 않도록 해주는 가정간호서비스와 지역사회 서비스에 대한 지불을 확대 포함하였다. 이를 App-inclusive Care for the Elderly라고 한다.
- 1996년 개정된 복지법 The Personal Responsibility and Work Opportunity Reconciliation Act에서 법적인 이민자나 이민자격이 있는 거주자들에게 의료보호를 5년간 받을 수 있도록 허용하였다.

- 의료보호 노인의 의료비는 건강관리 제공자에게 직접 제공한다.
- 의료보호는 모든 연령층에게 해당되지만, 많은 비용이 노인에게 할당되고 있다. 아동은 1인당 연평균 1,200불을 소비하는 반면 의료보호 수혜자의 9%를 차지하는 노인은 1인당 연평균 11,000불을 소비하고 있다.
- 장기요양서비스 이용에 대한 의료보호 비용은 주로 노인이 소비하였고, 2001년에 약 37.2억불에 달했다(노인의료보험, 의료보호 서비스 센터, 2005).
- 의료보호가 노인의료보험에 비하여 지불에 대한 제한이 덜하다.

장기요양보험(long-term care insurance)

- 장기요양보험은 노인인구 증가에 따른 요구를 충족하기 위해 최근들어 도입된 개념이다.
- 생애 한번은 장기요양시설을 필요로 하는 노인의 수가 약 50%에 달한다(Alexander, 2005)
- 19개월의 입소와 연 평균 30,000불의 비용을 필요로 하는 노인들이 대부분 요양원 입소 비용을 개인이 지불하고 있다.
- 결과적으로 요양원 입소를 불가피하게 만드는 질병이 중산층 노인을 파산에 이르게 한다.
- 장기요양보험은 복합적인 만성건강문제로 노인의료보험이나 의료보호에서 지불하지 않는 보존적 서비스를 장기건강관리시설에서 제공하는 것에 대하여 지불하기 위해 설계되었다.
- 장기요양보험 정책은 많은 장점을 지니고 있다. 장기요양시설 정책은 일반적으로 매우 윤리적인 반면, 장기요양 보험 회사들은 근본적으로 이윤 창출을 목적으로 하는 사업이다.
- 월 보험료는 보험 가입 연령, 원하는 보험 지불 일자, 기다리는 기간, 하루에 지불되는 건강관리 비용에 따라 다르다.
- 때로 노인이 더 이상 보험료를 지불하지 못할 정도로 월 보험료가 상승하기도 한다. 이로 인하여 막상 장기요양원, 양로원, 가정 간호서비스 비용에 보험료 지불이 필요하게 될 때가 되면 보험이 해약되고 이미 지급한 월 보험료를 모두 상실하게 된다.
- 장기요양보험은 일반적으로 인증된 요양시설과 양로시설에서의 요양에만 지불한다.
- 의료인이나 요양사가 가정이나 지역사회 서비스 시설에서 제공하는 요양과 간호에 대하여는 일반적으로 지불이 된다. 이 보험 규약이 매우 다양하여 이 중 일부 서비스는 장기요양보험에서 지불되지 않는다.
- 장기요양보험은 중산층과 재산이 의료보호 혜택을 받기에는 너무 많고 장기요양보호시설 서비스에 지불할 만큼은 충분하지 않은 사람들에게 적합하다.
- 장기요양보험은 아직 지불이 시작되지 않았으므로 대부분의 현재 노인인구들은 비싼 보험료를 지불해야 한다. 그러므로 장기요양보험은 오늘날 노인들의 장기요양시설 서비스

에는 많이 이용되고 있지 않다.

- 베이비 붐 세대들이(baby boomers) 은퇴를 고려하고 미래를 설계하는 시기가 되면 장기요양보험 가입이 증가할 것이고 앞으로는 장기요양보험을 통한 건강관리비용 지불이 증가할 것이다.

보훈 군인연금(Veteran' s Benefits)

- 보훈청은 정부 소속으로 전쟁에 참여했던 퇴역 군인의 건강관리 비용을 지불한다.
- 보훈청은 전국의 보훈 병원과 건강관리시설을 통해서 건강관리를 제공한다.
- 보훈 자격을 얻으면 건강관리를 무료나 최저 비용으로 받게 된다.
- 보훈 수혜자에게 제공하는 건강관리 서비스의 종류와 양은 근무 분야에 따라 다르다.
- 육군, 해군, 공군, 잠수부대, 해병대 명예 제대자들이 가장 특혜를 많이 받는 보훈 수혜자들이다.
- 야전 사령부나 군사령부 근무자들도 연방정부에 신청하면 보훈 혜택을 받을 수 있다.
- 전쟁 참여자들에게는 무한의 혜택을 제공한다.
- 1996년에 제정된 보훈자 건강관리법에서 보훈자에 대한 건강관리비용 지불을 명시하였고 보훈자의 건강혜택을 개선하였다.
- 이 법제화로 인하여 모든 보훈자에게 표준화된 건강관리혜택을 제공하는 오늘날의 Uniform Benefits Package가 개발되었다.
- 일단 보훈 자격을 인정받으면, 보훈청에서는 Uniform Benefits Package를 통해서 국내외의 모든 보훈 센터 입원 치료와 외래 진료에 대한 모든 비용을 지불한다.
- 외래 진료는 의사의 진료, 1차 건강관리와 예방적 건강관리, 진단검사(병리검사 포함), 간단한 수술, 처방약 등 기타 필요한 의료를 포함한다.
- 보훈청은 보청기와 기타의 의료 소모품에 대해서도 지불한다. 보훈 병원이나 보훈 시설 이외의 의사가 처방한 것에 대하여도 지불한다.
- 시설에서의 건강관리를 받는 보훈 군인이 가장 우선적이다. 그러나 모든 보훈 군인들이 이 시설에서 건강관리를 받으려 하기 때문에 대기 시간이 길다.

참고문헌

Alexander, R. (Ed). (2005). *Avoiding fraud when buying long-term care insurance: A guide for consumers and their families*. Retrieved May 14, 2005, from http://consumerlawpage.com/article/insure.shtml#intro

Centers for Medicare and Medicaid Services. (2005). *Medicaid: A brief overview*. Retrieved May 12, 2005, from http://www.cms.hhs.gov/publications/overview-medicare-medicaid/default4.asp

Sultz, H. A., & Young, K. M. (1999). *Health care USA* (2nd ed.). Gaithersburg, MD: Aspen.

13 노인간호 실무의 범위와 표준

Scope and Standards of Geriatric Nursing Practice

리더십과 관리

모든 노인간호사들은 직접 침상 간호 또는 다른 사람들에 의해 간호를 받는 시설 환자에 대해 책임을 질 수 있도록 최상의 질적 간호를 제공하는데 있어 확신이 있는 지도자가 되어야 한다. 간호사는 다음과 같은 역할을 취할 수 있도록 요구 된다: 창조적 사고자, 위험 감수자, 환자 옹호자, 다른 사람들을 지도하기 위한 권력위임, 변화가, 공상가, 우수한 의사소통자, 사무장 (Grossman & Valiga, 2005). 그것은 간호사가 차이점을 분명히 하고, 시설 직원들에게 지도력을 발휘하고, 혼란스럽고 도전적인 미국 건강관리 시스템에서 모든 간호사를 이끌어 실현시키는데 꼭 필요한 일이다. 변형과 거래와 같은 리더십의 형태에서 그 차이점을 이해하는 것은 중요하다. 거래의 리더십은 건강관리에서 분명해지는 경향이 있는데 그 이유는 작업이 성취되어지는 것을 포함하고 매우 업무 중심적이기 때문이다. 변형의 리더십은 모든 집단이 직무 기술을 넘어 시행하기 위해 동기화되고 에너지를 내기 위해 리더와 추종자들 사이에서 고무되는 공유를 더 많이 포함한다. Sashkin과 Sashkin(2003)은 변형의 리더십을 특징 짓는 기술을 다음과 같이 규명하였다.

- 동료의 감정을 확인하는 능력
- 다른 사람들을 동기화하는 능력
- 동료와 자신의 감정을 관리하는 능력

변형의 리더십 형태를 가지는 것은 간호사는 그들의 실무에서 차이를 만들 수 있다. Bennis(2007)는 모범적인 리더는 공통적으로 보여지는 6가지 역량을 가지고 있다고 발표했다. 그들은

- 임무를 창조하는 감각이 있다.
- 임무에서 그들과 함께 일하기 위해 추종자들을 동기화한다.

- 그들의 직원에게 사회적 분위기를 발전시킨다.
- 낙천적이고 신뢰를 창조한다.
- 다른 사람들을 지도하도록 발달시킨다.
- 결과물을 얻는다.

노인간호사는 좋은 관리를 실천할 필요가 있다. 좋은 관리는 직원과 이익을 관리할 수 있는 것으로 기술되는데 조직의 정책과 절차를 따르고 질 높은 간호를 만들어낸다. 노인간호사들은 그들의 간호 단위 또는 어떤 경우에는 그들 agency의 건강관리 전달 부분인 모든 서비스를 사정하고, 분석하고, 계획하고, 실행하고, 평가하는 책임이 있다.

관리자는 효과적인 결정자, 반성적인 비판적 사고자, 훌륭한 시간 관리자, 회계자가 될 필요가 있다. 비용-이익분석을 사용하면 간호 관리자는 그들의 단위에서 새로운 프로그램 또는 기구의 비용과 이익을 조사하여 재정적 물자를 사정할 수 있다. 그들은 또한 단위 안의 문제점뿐만 아니라 그들의 모든 영역에서 갈등을 관리할 수 있도록 그들의 직원 중에서 전문가를 개발하여 육성할 수 있어야 한다. 그들은 전문가와 비면허 보조원들로 구성된 팀이 그들 단위에서 비용 효과적이고 효과적인 건강관리 전달을 하기 위한 책임이 있다.

간호 관리자는 의사소통 형태를 이용해 보조원들에 의한 갈등을 관리할 수 있어야 한다. 그들은 팀이 수준 높은 환자 간호를 제공하는 목표를 이해하고, 공유할 수 있도록 확신을 주고 적극적인 경청을 격려 할 필요가 있다. 그런 기술은 다음을 포함한다.

- 개인이 갈등을 어떻게 관리하는가를 확인할 수 있는 것
- 개인이 갈등을 어떻게 관리하는가에 대해 자각하는 것
- 적극적인 경청에 참여하는 것
- Win-win이 전반적인 결과가 되도록 상호적인 해결

의사결정할 때 모든 직원이 협력하는 것이 중요하다. 그러면 새로운 아이디어가 적용될 때 성공적인 것이다. 취해져야 할 필요가 있는 변화가 동시에 이루어진다. Sherwood(2006)의 기사에서는 변화를 계획하는 것에서 좋은 전략의 예는 단위 내 모든 사람이 변화를 하는데 참여할 기회가 있고, 단위 내에서 일어나는 것에 대해 말하는 것이라고 설명한다. 모든 직원을 포함하기 때문에 이러한 변화는 성공적으로 받아들여졌다.

질 개선

질 향상 프로그램이 장기요양시설에서 기본적으로 일관성 있게 거의 시행되지 않고 있다. 이는 이러한 기관에서 많은 간호 관리자들 중 제한된 훈련과 직원 교대에 의해 영향을 받는다

고 생각하기 때문이다(Adams-Wendling & Lee, 2005). 질 향상 프로그램은 결과 자료가 측정되어 시설이 간호의 고품질 표준을 제공하는지 아닌지를 결정할 수 있게 하기 위해서 장기요양 시설에서 이루어져야 한다. 측정 가능한 결과가 수정되고 낙상, 투약 오류, 피부 궤양, 감염률, 그리고 요양원에서 병원으로의 입원/전원율과 같은 임상 지표를 추적해서 환자들이 최고로 가능한 고품질 간호를 받는지를 확인할 수 있는 것이 절대로 필요하다.

관절 위원회(이전에 병원 인가 조직의 관절 위원회로 알려진)에 의한 인가에는 환자가 질 높은 간호를 경험하는 자료를 확인하기 위해 평가되는 다양한 회계감사가 있다. 시설 또한 간호의 업무와 지속적인 향상에 대해 평가된다. 결과, 과정, 구조를 평가하는 회계감사는 보통 시설이 성공적으로 인가될 수 있도록 기본적으로 행하는 것이다. 메디케어와 메디케이드 서비스 센타는 환자를 돌보는 업체가 증명해야 하는 유사한 참가 조건이 있다.

평간호사(Staff nuress)는 병원의 질 보증 지표를 알고 있어야 하고, 좀 더 주의 깊은 면밀한 조사가 부여된 고위험 환자를 규명할 수 있어야 한다. 만약 투약이나 낙상과 관련된 특정한 문제가 자주 일어난다면, 다음에는 재발을 예방하기 위해 시행해야 할 중재가 필요하다. 내적 서비스는 고빈도, 고위험 그리고 직원이 병원, 병동, 시설에서 질 높은 안전 간호를 강화할 수 있도록 더 많이 배워야 할 필요가 있는 문제영역에 초점을 맞춰 계획되어야 한다. 그들이 작업 임무에 대해 성공할 수 있도록 직원의 학습의 요구도를 결정하기 위해 요구 사정을 시행하는 것은 항상 신중해야 한다. 간호사가 환자의 결과와 간호를 평가하는 과정에서 도움을 주는 유용하고 다양한 사정 도구를 인식하는 것은 중요하다: 미국 노인의 자원과 서비스 평가는 경제적인 자원, 정신 건강, 일상생활 활동을 측정한다; 그리고 기능적 상태 사정은 일상생활 활동과 같은 그 사람의 기능을 행할 수 있는 사람의 능력을 측정한다.

의학 연구소(2001)의 결과에 증가된 초점이 병원 내 환자의 안전을 고려하기 때문에 오늘날 그것은 환자 간호 표준에서 잦은 질 관리 검사를 받는 것이 매우 필수적이고, 이것은 장기요양기관 역시 관계된다. *Crossing the Quality: 21세기 새로운 건강 시스템*(의학 연구소, 2001)은 안전한 문화를 향상시키는 변화와 함께 제도를 보조할 여러 가지 안내서를 제공한다. 예를 들면, 이러한 다양한 안내 지침서는 환자 중심의 간호에 대한 지침을 기술 한다:

- 간호는 환자의 요구와 가치에 따라 소비되어야 한다.
- 환자는 통제의 근원이다.
- 지식은 공유되고 정보는 자유롭게 흐른다.
- 투명성이 필요하다.
- 요구가 예상된다.

Kohn, Corrigan, Donaldson(2000) 또한 환자 중심의 간호 제공의 중요성을 기술했다. 특히 관절 위원회(2008a, 2008b)의 전국 환자 안전 목표는 노인환자의 간호로 검토하고 시행하는 것이 중요하다. Johnstone과 Kanitsaki(2006)는 건강관리에서 과실을 뒷받침하는 통계를 언급했다. 그들은 대략 4~16%의 환자들이 병원에서 직원 과실의 결과로 위해성을 경험하고 이러한 과실의 50%는 예방될 수 있었던 것으로 보고했다.

간호를 향상시키는데 도움이 될 수 있는 건강관리와 다른 산업체로부터 각색될 수 있는 많은 아이디어가 있다. 예를 들면, Six Sigma가 있는데, 이는 문제점을 제거하기 위해 자료 분석과 표준화된 형식을 사용한다. 이러한 질 향상 방법은 여러 회사에서 생산성과 성공을 증가시켰고 그것은 건강관리 체계에도 쉽게 도입될 수 있을 것이다. 그것의 철학은 실수, 낭비, 재가동 노동을 예방하는 것이다.

조직적인 개념

장기요양간호 시설에서 노인과 함께 일하는 간호사는 조직적인 구조, 철학, 목적, 시설의 목표와 같은 다양한 주제에 대해 전문가 개발 수업에 참여할 수 있다. 일반적으로 장기요양시설의 단위 간호 관리자는 단위 직원의 모든 구성원에 대한 책임을 지고 조직적인 구조 안에서 간호 지시자이다. 시설의 조직적인 구조는 최고 집행자에서부터 무면허 보조 직원과 환경적 보조자에 이르기까지 의사소통과 권위의 연결선을 나타낸다(Huber, 2006).

기관의 임무는 기관의 존재에 대한 목적과 이유이다. 그 철학은 조직의 활동을 이끄는 가치를 통합시키는 것이다. 전략적인 계획은 다음 3~5년 동안 장기간의 계획을 확실하게 한다. 기관의 목적과 목표는 전략적인 계획을 달성하기 위해 취해야 할 활동을 기술한다. 전반적인 기관의 목표의 줄기인 개별화된 단위 목표가 있을 것이다. 조직의 정책과 절차는 간호사가 시설에서 모든 정책과 절차를 시행하기 위해 취해야 하는 활동의 정확한 과정을 보여준다.

전문가 개발

Katz 등, 2004는 제공자, 건강 교육자, 대변자, 사례 관리자, 변화가, 관리자, 지도자, 그리고 상급 실무 수준에서 여러 가지 유사한 역할과 같은 다양한 역할을 가진 전문적인 간호사를 묘사한다. 그들은 실제적이고 잠재적인 건강 문제에 대하여 개인, 가족, 지역사회에 전인적인 간호를 제공하는 것에 초점을 맞추는 것으로 전문직을 심도있게 정의했다. 모든 간호사들은 실무에서 그들의 능력을 유지하고 교육 프로그램을 지속시키는데 주목해야 할 책임이 있다. 많은 간호사들은 그들의 전문적인 기술을 유지하고 역할 모델 또는 그들의 경력 목표를 성취하기 위해 그들을 도와줄 동료 멘토와 지도자가 있다.

전문적인 간호는 전문가 수준을 입증하고 시험하기 위해 구성원들에게 노인간호 표준 개발하기 위한 건강관리 훈련의 첫번째이다. 미국간호사자격인증센터(2007)에 의해 제공되는 노인간호사자격증(당신이 준비 중일 수 도 있는)은 어떻게 간호 표준이 개발되어 왔는지에 대한

한 예이다.

간호사는 저널, 전문가 조직, 노인 협의회, John A. Hartford Foundation Institute for Geriatric Nursing(.hartfordign.org)와 같은 웹 사이트를 통해 노인학에서 최고의 실무 프로토콜을 평가 할 수 있다.

법적 윤리적 이슈

규정 지침

어떤 시설에서나 간호를 받는 환자는 환자의 권리규정의 보호아래 돌보아진다. 많은 기관들이 환자의 권리를 대변하는 환자 고충처리원이 있다. 많은 주에서 죽을 권리를 법제화하고 환자들은 미리 생의 마지막에 관한 자신의 요구를 주장할 수 있다. 환자의 기록과 환자 사생활을 보장하기 위해 접근을 통제하는 Health Insurance Portability and Accountability Act와 같은 법령이 있다.

많은 경우에 간호사는 장기요양시설이나 유료장애인시설에 있는 노인을 위한 간호 관리를 완성하기 위해 다른 사람에게 간호하도록 위임해야 한다. 어떻게 하는가와 무엇이 위임되어야 하는가는 간호사에 의해 주의 깊게 사정되어야 한다. 미국간호국(NCSBS, 2005)은 어떤 직무를 수행할 수 있는 사람을 결정할 때 간호사에게 도움이 될 수 있는 다섯 가지 위임 권리의 틀을 개발했다.

- 올바른 직무
- 올바른 환경
- 올바른 사람
- 올바른 방향/의사 소통
- 올바른 감독

미국간호국(NCSBN)은 또한 간호 실무법(Nurse Practice Act)에 의해 결정된 간호사의 역할을 평가할 때 위임의 5가지 권리가 적용하는 과정을 서술하고 있다. 간호사(RN)가 간호보조자나 간호조무사(LPN)에게 위임하는 어떤 간호는 간호사가 감독할 필요가 있는 직무 기술부분이 아니다. 만약 직무가 훈련된 LPN이나 간호보조자 중 한 명에게 위임 되었다면, 그 사람은 역량을 발휘할 수 있고, 그것은 그 사람 실무의 범위에 있으며 그때 LPN이나 간호보조자는 자신의 행위에 대해 설명할 수 있다.

윤리적 원칙과 의사 결정

간호사는 그들이 환자 간호에 대해 실천하고 의사결정을 할 때 윤리적 원칙을 따라야 한다. 예를 들면, 모든 간호사는 다음과 같은 원칙을 따라야 한다.

- 자선(Beneficence) - 간호사는 항상 착해야 하고 모든 환자의 손상을 예방해야 한다.
- 적법행위(Nonmalfeasance) - 간호사는 그들의 업무가 손상을 입히지 않도록 주장해야 한다.
- 진실성(Veracity) - 간호사는 항상 진실을 지켜야 한다.
- 공리주의(Utilitarianism) - 간호사는 최대한 많은 사람들을 위해 긍정적인 의사 결정을 내려야 한다.

간호사는 그들이 실무를 할 때 간호사의 윤리적 규약을 사용해야 한다. 이 틀은 미국간호 협의회(2001)에 의해 개발된 것으로 간호사의 윤리적이고 전문적 가치를 기술하고 있다. 환자가 자율적이고 자신의 선택을 결정할 권리를 유지할 수 있도록 하기 위해 간호사가 실천하는 것은 중요하다. 간호사는 사회가 바람직한 것으로 간주하는 가치를 지켜야 한다.

연구

연구 과정은 모든 실무 영역에서 매우 분명하게 되는 것이다. 간호사는 연구를 시행할 때 일반적인 측면을 인식하기를 기대한다. 사실 간호사는 실무에서 그 결과를 이용할 수 있게 하기 위해 문헌상의 연구를 해석할 수 있어야 한다. 간호사가 연구의 질을 이해하는 일반적인 능력을 갖는 것은 중요하다. 모든 간호사는 연구는 문제에 답하기 위해 훈련된 방법을 따라가는 체계적인 탐구라는 것을 이해해야 한다(Polit & Beck, 2008). 그러한 탐구는 다음의 개념을 포함한다.

연구 문제 - 연구 문제의 배경은 무엇인가?

문헌 고찰 - 저자는 적절한 자료를 검토했는가? 문헌 고찰은 지난 5년 이상 동안 출판된 결과물을 포함하고 있는가?

연구 목적 - 논문은 연구를 시행하는 특별한 목적이 있는가? 전반적인 목적과 관련된 것을 확인하는 연구 질문이 있는가?

사전 동의 - 연구자는 연구 참여자들에게 그들이 묻고자하는 것에 대한 정보를 충분히 주었는가? 예를 들면, 비영어권 참여자에게 그들이 연구에 대해 이해할 수 있는 언어로 의사전달 해주었는가? 연구자는 연구를 시행하기 위한 Institutional Review Board(IRB) 동의서를 받았는가? 연구자들은 보통 대학 출신이며, 그들은 그들의 대학에 IRB 동의서를 신청할 것이다. Agency(장기요양시설이나 간호 시설을 방문하는 것과 같은)는 연구자가 연구를 시작하기 전에 승인을 받기 위해 필요한 자체의 IRB를 가지고 있다.

표본 - 표분의 크기가 충분한가? 이 문제를 연구하는데 관련있는 일반적 모집단 중 다양한 유형의 사람들을 대표하고 있는가? 만약 연구 참여자의 표본이 일반 모집단을 대표한다면 연구의 결과는 모집단을 일반화할 수 있는 것으로 생각한다.

자료 수집 - 연구 표본이 임의로 표집되었는지 아니면 연구자의 자료 수집 방법에 의해 편중된 것인가? 그것이 편의 표집(즉, 연구 참여자가 다양한 요양 시설로부터 임의로 추출된 것이라기 보다는 특정한 한 요양시설로부터 추출된 것이다)인가?

도구 - 연구 도구가 표준화되고 신뢰(즉, 측정하도록 제시된 측정도구인가)할만한 것이며 타당성(결과물이 편중되지 않고 충분히 근거가 있는)있는 도구인가?

결과 - 결과가 임상 실무와 관련이 있는가? 그들은 실무에서 차이를 나타낼 수 있는가?

자료 분석 - 결과가 .05 수준 또는 .01 수준에서 통계적으로 유의한가? 혹은 그들이 통계적으로 유의하지 않은가?

결과에 대한 논의와 임상실무에 대한 적용 - 연구의 목적이 달성되었는가? 그 밖에 새로운 것이 시행되어질 필요가 있는가?

근거-중심 실무

모든 간호 실무는 연구로부터 나타나는 근거가 밑받침 되기를 기대하는데 그것을 근거-중심 실무라고 부른다. Polit and Beck(2008)은 근거-중심 실무를 환자 간호를 위한 임상적 결정을 하기 위해 최상의 가능한 임상적 근거를 사용하는 것이라고 설명했다. 근거-중심 실무는 간호대학 또는 실무로부터 배워온 "시험결과 믿을 만한" 몇 가지 간호 방법들을 결정해 준다. 노년학을 위한 최상의 실무는 Joh A. Hartford Foundation Institute for Geriatric Nursing, Http://www. hartfordign.org와 같은 다양한 웹 사이트에서 접근 될 수 있다.

참고문헌

Adams-Wendling, L., & Lee, L. (2005). Quality improvement in nursing facilities: A nursing leadership perspective. *Journal of Gerontological Nursing, 31*(11), 36–41.

American Nurses Association. (2001). *Code of ethics for nurses with interpretive statements.* Washington, DC: American Nurses Publishing.

American Nurses Credential Center. (2007). Gerontological nurse certification. Retrieved September 22, 2007, from http://www.nursecredentialing.org

Bennis, W. (2007). The challenges of leadership in the modern world. *American Psychologist, 62*(1), 2–5.

Cherry, B., & Jacob, S. (2008). *Contemporary nursing: Issues, trends, and management* (4th ed.). St. Louis, MO: Elsevier.

Grossman, S., & Valiga, T. (2005). *The new leadership challenge: Creating the future of nursing* (2nd ed.). Philadelphia: F. A. Davis.

Huber, D. (2006). *Leadership and nursing care management* (3rd ed.). Philadelphia: Saunders.

Institute of Medicine. (2001). *Crossing the quality chasm: A new health system for the 21st century.* Washington, DC: National Academies Press.

Johnstone, M., & Kanitsaki, O. (2006). The moral imperative of designating patient safety and quality care as a national nursing research priority. *Collegian, 13*(1), 5–9.

Joint Commission. (2008a). *2008 National patient safety goals.* Retrieved March 26, 2008, from http://www.jointcommission.org/PatientSafety/NationalPatientSafetyGoals

Joint Commission. (2008b). *2008 National patient safety goals: Critical access hospital program.* Retrieved March 26, 2008, from http://www.jointcommission.org/PatientSafety/NationalPatientSafetyGoals/08_cah_npsgs.htm

Katz, J., Carter, C., Bishop, J., & Lyman Kravits, S. (2004). *Keys to nursing success* (2nd ed.). Columbus, OH: Pearson/Prentice Hall.

Kohn, L., Corrigan, J., & Donaldson, M. (2000). *To err is human: Building a safer health system.* Washington, DC: National Academies Press.

National Council of State Boards of Nursing. (2005). Working with others: A position paper. Retrieved September 8, 2007, from http://www.ncsbn.org

Polit, D., & Beck, C. (2008). *Nursing research: Generating and assessing evidence for nursing practice* (8th ed.). Philadelphia: Lippincott Williams & Wilkins.

Sashkin, M., & Sashkin, M. (2003). *Leadership that matters: The critical factors for making a difference in people's lives and organizations' success.* San Francisco: Berrett and Koehler.

Sherwood, G. (2006). Management and leadership in nursing and health care: An experiential approach. *Journal of Continuing Education in Nursing, 37*(4), 191.

POSTTEST

1 당신은 80세 노인 환자의 눈을 검진하고 있다. 다음의 진단에서 비정상적으로 생각되는 것은?

a. 머리카락 소낭 감소로 인해 눈썹 바깥부분의 체모 상실
b. 각막 주변의 아치 모양의 senilus 존재
c. 눈물 생성의 감소
d. 빛에 대해 동일하지 않은 동공수축

2 미국에서 노인 인구 수의 증가를 논의할 때, 사용하는 용어는?

a. 미국의 고령화
b. 최대 수명
c. 평균 수명
d. 죽을때까지의 총시간

3 3차 예방활동의 목적은?

a. 질병이 발생하기 전에 질병을 예방한다.
b. 초기에 좀 더 치료 가능한 단계에 질병을 발견한다.
c. 질병이 악화되지 않기 위해 질병을 관리한다.
d. 국민으로부터 모든 질병을 근절한다.

4 85세 노인이 지난 8시간 이상 동안 "매우 허약함"을 느끼고 발한과 오심을 호소하고 있다. 그는 위식도성 역류질환, 관상동맥 질환, 그리고 지난 3개월 내에 관상동맥 우회로 수술의 과거력을 가지고 응급실에 있다. 노인은 그외 다른 효소는 없다. 활력징후 확인 결과, 활력징후는 정상이다. 당신의 첫 번째 행동은 무엇인가?

a. 혈당을 평가하기 위해 finger stick을 가져간다.

b. EKG를 시행한다.

c. CBC, 화학 검사를 위해 혈액을 채취한다.

d. 노인병 전문의에게 즉시 연락한다.

5 68세 여자 노인이 심계항진때문에 심장전문의를 만났다. 그녀는 beta-blocker를 처방 받았고, stress test를 시행한 후 1주 후에 F/U하기로 했다. Beta-blocker의 작용은?

a. 심장박동수를 지속적으로 증가시킨다.

b. 수축력을 증가시키고, 심박동수를 감소시킨다.

c. 리듬장애의 기회를 감소시킨다.

d. 수축력을 감소시키고, 심박동수를 증가시킨다.

6 Mary Palmer는 울혈성 심부전으로 당신의 병동에 입원해 있다. 93세 이 노인에게 잘 나타날 수 있는 증상은 무엇인가?

a. 기침

b. 감소된 인지상태

c. 열

d. 갑작스런 발의 부종 시작

7 Herzberg는 이론의 어떤 유형의 예인가?

a. 간호 거대 이론(Nursing grand theory)

b. 사회적 노화 이론(Socialogical aging theory)

c. 동기부여 이론(Motivational theory)

d. 편심성 이론(Eccentricity theory)

8 Mr. Gladbottle은 통증을 호소하고 약을 필요로 한다. 노화의 정상적 변화에 따라 약 처방시 고려해야 할 점이 있다. 제외되는 것은?

a. 감소된 수소/산소 장애

b. 감소된 위장관계 흡수

c. 감소된 약물 대사

d. 감소된 신장 청소율

9 남자 노인이 위암으로 고위험 상태에 있다. 조기 발견을 위해 그들은 증상을 인식하기 위해 교육을 받아야 한다. 어떤 것이 포함되는가?

a. 복부팽만, 하복부 경련, 대변내의 혈색

b. 상복부 불편감, 팽만 증가, 복부 중간의 경련

c. 식욕부진, 오심, 상복부불편감

d. 연하곤란, 과도한 트림, 팽만증가

10 88세 노인은 장기요양기관에 입소해 있다. 그는 몇 가지 약을 복용중이며, 여기에는 allopurinol(zyloprin)과 bethanechol(Urecloine)이 있다. 무엇을 위한 약물인가?

a. 관절염

b. 근위축성 축색경화증

c. 통풍

d. 다발성 동맥염

11 신규 간호사가 장기요양기관의 OT를 받고 있다. 인력개발 코디네이터는 신규 간호사에게 그 기관의 무엇에 대해 검토하는 시간을 주어야 하는가?

a. 그 기관의 새로운 지원금 개발 계획

b. 각 직원들의 봉급 목록

c. 그 기관의 임무, 철학, 목표

d. 각 병동에 있는 간호보조자의 다음 6개월 일정

12 유료장애인 시설에 입주해 있는 68세 노인은 근육통과 여러 관절 부위, 특히 왼쪽 무릎의 관절가동범위 운동의 상실을 호소하고 있다. 그는 성적으로 적극적이고, 다양한 파트너가 있다고 한다. 그의 체온은 99.1도이고, 왼쪽 무릎에 통풍 결절은 없다. 그러나 무릎은 따뜻하고 부어있다. 무릎 통증의 원인은?

a. 심각한 골감소증 또는 골다공증

b. 임질과 클라미디아에 의한 이차적 패혈성 관절염

c. 유육종증(sarcoidosis)

d. 골수염

13 다음의 증상 부재는 노인에게서 폐렴 진단을 어렵게 만든다. 무엇인가?

a. 서맥

b. 빈맥

c. 기침

d. 청색증

14 노인병 병동의 간호관리자는 그녀의 병동에서 직원의 동기 부여에 문제가 있어 왔으며, 최근에는 환자와 간호사의 만족도가 낮게 나타났다. 이 병동의 다른 간호사는 자리 이동이 있을 때마다 다른 병동으로 옮겨갔다. 이 관리자는 권위적인 리더쉽과 과중한 업무중심 스타일을 주장하였다. 그녀는 리더십의 어떤 유형인가?

a. 민주주의적 리더십

b. 변형된 리더십

c. 교류적 리더십

d. 자유방임주의적 리더십

15 대부분의 노인들은 Herpes Zoster를 앓고 난 후에 치료 후 통증을 몇 주 동안 경험하게 된다. 그러므로 진통제와 함께 다음과 같은 치료가 사용되도록 추천된다. 무엇인가?

a. Magnet(자석) 치료

b. acyclovir 유지(zovirax)

c. Meperidine(demerol)

d. Capsacin cream

16 77세 남자 노인은 급성 통증으로 응급병동에 있다. 그는 왼쪽 다리에 통증이 발생했고, 그의 다리는 홍반성 띠를 보이면서 심각하게 부어있다. 그의 진단은?

a. 통풍 b. 류마티스성 관절염

c. 봉와직염 d. 섬유성근육통

17 만약 연구에서 무작위 표본 추출이 사용되었다면, 표본이 의미하는 것은?

a. 평균 미국인을 대표하는 것

b. 편의에 기초해서 선택하는 것

c. 동질성을 보장하기 위한 군집 기술을 결정하는 것

d. 집단 각 구성원이 동등하게 포함되기 위해 선택하는 것

18 77세 여자 노인은 숨참, 근육통, 열, 심각한 탈수로 입원해 있다. 그녀는 그녀의 딸을 방문하느라 1년마다 하는 규칙적인 검사를 놓쳐 버렸다. 그녀가 하지 못했을 가능성이 가장 높은 검사는?

a. 인플루엔자 백신 b. 폐렴구균 백신

c. pulmonary profile d. 전해질과 신장기능 검사

19 환자가 치료 섭생 방법에 따르는 것에 동의하는 것을 무엇이라고 하는가?

a. 순응(Compliance) b. 고수(Adherence)

c. 공표(Deliverance) d. 전체론(Holism)

20 79세 남자 노인은 위염으로 5년 이상 proton+pump inhibitor를 복용해 왔다. 그는 최근 손과 발의 무감각, 피로, 혼돈, 입과 잇몸의 쓰라림을 호소하였다. 당신은 그의 호소의 원인을 결정하기 위해 전문간호사에게 무엇을 물어야 하는가?

a. B_{12} 수준 b. 독성검사

c. 침전률 수치 d. 코티졸

21 개인의 능력이 과대평가되거나 과소평가될 수 있다는 사실 때문에, 노인 사정시 정보를 얻을 수 있는 첫 번째 자원은 누가 가장 최선인가?

a. 주요 돌봄 제공자
b. 노인의 배우자 또는 자녀
c. 노인
d. 노인의 재산관리자

22 억제대는 장기요양시설에서 드물게 사용된다. 그러나 다음 중 어떤 경우에 노인에게 억제대를 사용하는 것을 받아들일 수 있는가?

a. 환자가 밤에 여러 차례 침대 밖을 나가거나 화장실로 가고자 할 때
b. 환자가 불안정하고 안정제에 대한 처방이 없을 때
c. 식사 후 환자가 초조해지게 될 때
d. 환자나 다른 환자의 신체적 안전을 보장하기 위해

23 이식 후 급성이식편대숙주병(graft-versus-host disease)이 나타나는 시기는?

a. 이식 후 초기 20일
b. 이식 후 24시간 이내
c. 이식 후 30~50일 사이
d. 이식 후 일주일 이내

24 간호사가 노인에게 운동 프로그램을 시작할 때 교육에 포함시켜야 할 내용은?

a. 매일 강렬한 운동을 30~60분 하는 운동 프로그램을 시작한다.
b. 운동할 때 물 마시는 것을 피한다.
c. 운동의 종류, 시간, 강도를 매일 기록한다.
d. 어지럼증은 운동할 때 흔해서 무시해도 된다.

25 연구에서 환자의 참여동의서를 얻기 위해 연구자는 누구에게 승인을 받아야 하는가?

a. 환자와 함께 일하는 간호사
b. 환자의 가족 구성원
c. 장기요양시설의 변호사
d. 연구윤리위원회(Institutional Review Board)

26 88세 남자 노인은 발바닥이 타는 듯 한 느낌을 호소한다. 그는 완벽한 신체검진을 했고 다른 이상 소견은 없었다. 그의 검사에서 감소하는 것은?

a. Vit C
b. Vit B_{12}
c. 철분(Iron)
d. 칼륨(Potassium)

27 Crotwell 여사는 골다공증 진단을 받고 입원해 있는 90세 여성 노인이다. 그녀의 보험 형태로 가장 알맞은 것은?

a. COBRA
b. Medicare
c. Medicaid
d. HUSKY

28 77세 노인 환자는 MI로 관상동맥병동에 입원해 있다. 그의 혈당은 165이다. 그러나 그는 당뇨에 대한 과거력이 없다. 그의 증가된 혈당을 관리하기 위한 치료로 포함될 것은?

a. sliding scale로 NPH와 regular 인슐린
b. sliding scale로 Lente와 regular 인슐린
c. sliding scale로 피하 regular 인슐린
d. Basal and bolus 인슐린

29 생의 말기에 노인의 심리학적인 증상과 관련되어 있는 것은?

a. 불안
b. 기침
c. 숨참
d. 통증

30 81세 남자 노인은 지난해동안 약간의 기억 상실을 경험해 왔다. 그런데 오늘 그는 그의 아들 집에 가는 길을 잊어버렸다. 그는 여러가지 피검사와 신경학 검사, 인지 검사 후 알쯔하이머병으로 진단 받았다. 치매가 진행되었기 때문에 그는 아들 집으로 퇴원하게 되었다. 장려되어야 하는 간호 중재는?

a. 상해로부터 보호
b. 행동 수정
c. 일상생활활동에 대해 독립성
d. 기억 회복

31 HIPAA(health Insurance Portability and Accountability)의 목적은?

a. 처방에 대해 배상을 제공하는 것

b. 응급상황에 대한 보험정책을 세우는 것

c. 노인의 건강간호 접근을 보장해주는 것

d. 환자의 사생활을 보장해주는 것

32 노화의 연속성 이론에 대한 설명으로 옳은 것은?

a. 성공적인 노화는 개인의 전 생에 걸친 발달양상에 달려있다.

b. 노화는 가능한 한 오래 사는 것으로 정의된다.

c. 세포는 미리 결정된 시간으로 계속 분화하고 나서 죽는다.

d. 산화물은 세포를 파괴하고 몸은 천천히 노화하기 시작한다.

33 많은 노인들은 골관절염을 가지고 있어 엉덩이와 무릎에 통증이 있다. 적절한 중재는?

a. 냉요법이나 온요법 적용, 어느 것이든 효과적이다.

b. 2시간마다 NASIDs 투여

c. 하루에 2번 Steroid 투여

d. 하루에 2번 Cortisone 투여

34 폐렴이 있는 노인이 젊은 사람보다 3~5배 이상 더 많이 경험하는 것은?

a. 심혈관 허탈

b. 사망에 이르는 합병증

c. 105℉ 이상의 열

d. 급성신부전

35 섬망의 특징은 무엇인가?

a. 6달 이상 천천히 지속되는 지적 기능장애

b. 야간에 심각성 감소

c. 지남력 장애

d. 점진적 기억 감퇴

36 66세 노인은 얼굴에 자주빛 구진성 발진이 있다. 그는 HIV 양성이고 전에 경험하지 못했던 무통성 발진이 점점 악화되어 가고 있다. 이 발진은 무엇인가?

a. 건선(Psoriasis)

b. 두부백선(Tinea capitus)

c. 농가진(Impetigo)

d. 카포시스 육종(Kaposis's sarcoma)

37 77세 남자 노인은 최근 초기 심부전 진단을 받았다. 처방될 약물은?

a. 디곡신

b. ACE 억제제

c. 칼슘 채널 차단제

d. 베타 차단제

38 75세 남자 노인이 아리조나를 관광하던 중 더운 날씨에 심한 갈증이 있었다. 이는 수분 보존과 소변 농축력의 저하 때문이다. 이 노인에게 예상되는 것은?

a. 사구체 여과율 증가

b. BUN과 Creatinine의 감소

c. 사구체 여과율 감소

d. erythropoetin 증가

39 일차예방활동의 목적은?

a. 질병 발생 예방

b. 질병의 치료 가능한 단계에서 조기 발견

c. 악화방지를 위한 질병 관리

d. 국민의 모든 질병 근절

40 노인의 일반적 근골격계 문제에 해당하는 것은?

a. 파제트병(paget's disease)과 골수염

b. 무지외반증(Bunion)과 티눈

c. 골관절염과 골다공증

d. 류마티스 관절염과 족저 근막염

41 노인은 흔히 통증을 호소하지 못한다. 그 이유는?

a. 노인은 통증이 정상 노화과정이라고 생각한다.
b. 노인은 통증이 발생하는 것을 두려워한다.
c. 노인은 간호사를 귀찮게하고 싶어하지 않는다.
d. 이상 모두

42 노인에서 치과적 문제가 증가하는 경향이 있다. 그 이유는?

a. 치주 질환
b. 침의 pH 변화
c. 수분 요구 감소
d. 침샘의 침 분비력 감소

43 생의 말기에 노인의 영적 요구를 만족시키기 위해 노인전문간호사가 도울 수 있는 방법은?

a. 다른 팀 구성원이 관리하는 것이 최상이므로 영적 요구는 무시한다.
b. 통증 관리에 초점을 둔다.
c. 적절한 산소공급에 초점을 둔다.
d. 생의 마지막 시기에 종교적이고 영적 활동을 격려한다.

44 임상적 의사결정에서 최선의 이용가능한 근거를 이용하는데 초점을 둔 실무를 무엇이라 하는가?

a. 실용 연구 실무
b. 연구 활용 실무
c. 근거 중심 실무
d. 경험적 근거 실무

45 66세 남자 노인이 최근 메니에르질환을 진단 받았다. 그의 증상으로 나타날 수 있는 것은?

a. 청력 감소와 균형 상실
b. 외이의 통증과 가려움증
c. 대화시 날카로운 소리와 청력 감소
d. 현기증과 이명

46 알쯔하이머병으로 인해 초기 치매로 고통받고 있는 노인에게 콜린에스테라제 억제제가 처방되었다. 이 약물의 작용은?

a. 카테콜라민 증가 억제

b. 뇌의 아세틸콜린 수준 증가

c. 세로토닌 흡수 감소

d. 노에피네프린 수준 증가

47 모든 시설의 조직 구조는 무엇을 나타내는가?

a. 관리자에서 무면허 보조자에 이르는 권위의 경계

b. 간호 인력만을 위한 권위의 경계

c. 조직이 세분화되는 과정

d. 직원의 범주

48 미국의 노인법 제3장은 무엇의 시작을 촉진하는가?

a. Medicare와 Medicaid 서비스 센터

b. 미국은퇴자협회(AARP)

c. 노화에 대한 지역서비스 제공 기관

d. 미국노인병회

49 노인의 40~60% 정도에서 철분 결핍과 몇가지 만성질병 때문에 빈혈이 나타난다. 또한 빈혈은 약물에 의해서 발생하기도 한다. 음식과 함께 섭취하지 않을 경우 소화기계 출혈이 원인이 되는 약물은?

a. 항경련제

b.항고혈압제

c. 비스테로이드성 소염진통제

d.이뇨제

50 노인에서 감염에 대한 체온 반응은?

a. 젊은 사람과 거의 비슷하다.

b. 피하지방과 근조직의 소실로 매우 다양하다.

c. 젊은 사람에 비해 항상 낮다.

d. 사용된 체온계의 종류에 따라 다르다.

51 73세 여자 노인은 다발성 골관절염이 있다. 그녀는 특히 미세한 운동시 어려움이 있다. 최근 그녀는 다음과 같은 진단이 내려졌다. 무엇인가?

a. Veritas 홍반

b. Bouthard 결절

c. heberden 결절

d. Hallus 외번

52 가장 영향력 있는 노인 시민 단체는?

a. Medicare와 Medicaid 서비스 센터

b. 미국은퇴자협회

c. 노인협회

d. 미국노인회

53 간호 환경에서 간호 진단에 쓰여 질 수 있는 노인간호 중재는?

a. 확인된 목표달성을 위해 환자를 돕는 간호 활동이다.

b. 필요하다면 건강간호팀 누구라도 수정할 수 있을 만큼 광범위해야 한다.

c. 의학적 진단에 기초한다.

d. 사정에서 얻은 자료를 조직화 한다.

54 노인의 약물사용에 대해 올바르고 적절한 용량을 결정할 때 사용되는 지침은?

a. Coggs Criteria
b. Glasgow Scale
c. Beers Criteria
d. Ramsey' s Scale

55 다양한 요인들은 노인의 요실금 위험을 증가시킨다. 요실금에 영향을 주는 노화의 생리학적 요인은 무엇인가?

a. 운동 능력 감소
b. 인지 감소
c. 방광 용적 감소
d. 우울

56 다음 중 노인의 말에서 우울증을 가장 잘 나타내는 것은?

a. "나는 오늘 뭐든지 할 수 있을 것 같아"
b. "나는 너무 피곤해서 아무일도 하지 못해"
c. "나는 딸에게 가고 싶어"
d. "나의 삶은 기복이 많았어"

57 83세 남자 노인이 고지혈증과 함께 혈액 검사상 TC 242, HDL 54, LDL 168, TG 110으로 나타났다. 그는 고혈압이 잘 조절되고 있었고 다른 질환은 없었다. 혈액 검사결과 조절되어야 할 것은?

a. HDL이 더 높아져야 한다.
b. LDL이 100 미만이어야 한다.
c. TG가 더 낮아져야 한다.
d. TC는 대략 240대에 있어야 한다.

58 간호사가 무면허보조자에게 위임할 수 있는 적절한 활동은?

a. 약물 관리
b. 영양 사정
c. 목욕
d. 입원 서류 기록

59 이차예방활동의 목적은?

a. 질병 발생 예방
b. 질병의 치료 가능한 단계에서 조기 발견
c. 악화 방지를 위한 질병 관리
d. 국민의 모든 질병 근절

60 미국의 건강증진 활동을 위해 고안된 일종의 국민건강 목표로 알려진 것은?

a. Healthy People 1998
b. Healthy People 2010
c. A Sick Nation
d. Blueprint for Health

61 노인에게 흔한 긴장성 요실금에 도움이 되는 운동은?

a. Bicellular stretches
b. Detrussor splints
c. Kegell exercises
d. Perinium exercises

62 노인의 약 20%가 하지불안 증후군을 경험한다. 이것의 악화 요인은?

a. 과도한 카페인 섭취
b. 엽산 부족
c. 골관절염
d. 고혈압

63 만일 환자가 말기 상태이거나 의식이 없는 상태를 경험한다면, 변호사는 어떤 정보를 제공하는가?

a. 생명유지 치료에 대한 환자의 의견에 대한 서면 자료 설명
b. 환자를 대신하여 의학치료에 대해 결정을 할 수 있는 사람 지정
c. 환자의 재산 분배에 대한 정보 제공
d. 생의 말기에 임종 간호 제공

64 노인에서 맥압이 상승하는 원인은?

a. 이완기 혈압 감소
b. 심박출량 증가
c. 혈류 증가
d. 수축기 혈압 감소

65 81세 남자 노인이 편두통이 있어 병원 진료 후 측두 동맥염 진단을 받았다. 적절한 처방은?

a. Azithromycin(Z pak)
b. Ibuprofen(Advil)
c. Prednisone
d. Sumatriptan(Imitrex)

66 67세 노인은 얼굴 특히 뺨 주위에 붉은 반점과 구진, 농포가 생겼다. 전에 이런 증상이 나타난 적은 없다고 한다. 진단명은?

a. 모포염(Folliculitis)
b. 여드름(Acne vulgaris)
c. 습진(Eczema)
d. 주사(Rosacea)

67 양성 뇌종양으로 개두술을 받은 76세 여성 노인이 악취가 나는 분비물과 함께 열이 있고 절개부위는 홍반성 경화가 있다. 그녀는 환자들이 흔히 수술 후 경험하는 감염이 의심된다. 이것의 원인은?

a. 면역체계의 killer T 세포의 감소
b. 시토카인의 증가로 인한 염증
c. 감염에 대한 호중구의 약화
d. 코티솔 결핍

68 노인의 의료 비용이 급격히 증가하고 있다. 그 이유는?

a. 기술 발달
b. 노인의 교육 수준 감소
c. 노인인구 수 감소
d. 간호 부족

69 제2형 당뇨병이 있는 노인에게 식후 혈당과의 관계에 대해 교육하는 것은 중요하다. 이와 관련되는 것은?

a. 탄수화물　　b. 지방

c. 단백질　　d. 철분

70 노화의 생물학적 이론에 해당하는 것은?

a. '마모' 이론　　b. 유리 이론

c. 지속성 이론　　d. 활동 이론

71 인가(accreditation)를 위한 평가는 모든 병원과 환자 간호시설의 간호의 질을 사정하기 위해 시행된다. 이러한 평가를 무엇이라고 하는가?

a. 노인 기준(geriatric benchmarks)

b. 결과, 과정 및 구조

c. 노인 건강 기준

d. 노인 간호 표준

72 인플루엔자를 경험한 노인은 이후에 다음과 같은 문제가 흔히 나타난다. 무엇인가?

a. 빈혈, 흉통, 기침

b. 기력 소진, 피로, 권태감

c. 피로, 빈혈, 근육통

d. 권태감, 열, 기침

73 노화는 위장관계에서 다음과 같은 요소의 흡수를 감소시키기 때문에 노인은 이 요소를 식이에서 적절히 섭취해야 한다. 이것은 무엇인가?

a. 칼륨　　b. 나트륨

c. 수소　　d. 철분

74 유료장애인 시설에 거주하는 Suhul 부부는 자신의 방에서 나간 적이 거의 없다. 하지만 최근 우울감과 기면을 호소하면서 시설의 사회적 활동에 대해 물었다. 그들에게 권할 수 있는 것은?

a. 정신과 의사 상담

b. 운동, 일광욕, 요가에 등록

c. 식이에 더 많은 단백질 추가

d. 비타민 C 보조제 섭취

75 매일 Warfarin(Coumadin) 5 mg을 복용해야 하는 퇴원한 노인 환자가 집에서 복합비타민제를 복용해도 되는지 물었다. 적절한 반응은?

a. "매일 복합비타민제를 복용해도 됩니다."

b. "비타민 K가 함유되어 있지 않으면 복용해도 됩니다."

c. "매일 두 가지 복합비타민제를 복용해야 합니다."

d. "잠자기 전에 복합비타민제를 복용하는 것이 좋습니다."

76 노인의 통증을 사정할 때 간호사가 알아야 할 사항은?

a. 노인은 젊은 사람에 비해 통증을 빨리 호소한다.

b. 통증은 노화의 정상적 결과이다.

c. 노인은 실제로 통증을 경험한다 할지라도 통증을 표현하지 못할 수도 있다.

d. 통증을 0~10까지 측정했을 때, '10' 의 무통 상태에서 시작하여 '0' 의 매우 심한 통증으로 측정된다.

77 노인은 만성 질환으로 인한 빈혈이 흔하다. 다음 중 빈혈을 일으키는 만성질환으로 옳은 것은?

a. 심혈관 및 호흡계 질환

b. 신장 및 신경계 질환

c. 암과 결핵

d. 근골격계 및 신경계 질환

78 간호사는 재가노인에게 포괄적 사정의 토대를 마련하는 주요 선별검사와 사정요소를 완성해야 한다. 이 사정 도구를 무엇이라 하는가?

a. Minimum Data Set

b. OASIS Assessment

c. Resident Assessment Set

d. Maximum Dependency Scale

79 어떤 노인은 의료적 정보나 자신의 생활상에 대한 세부사항을 알려주지 않는다. 그 이유는?

a. 간호제공자가 정말로 그 세부사항에 대해 관심이 없다고 느낄 수 있기 때문에

b. 이러한 정보가 그들의 간호계획에 도움이 되는지 알지 못하기 때문에

c. 과거력과 생활상에 대한 세부사항을 알 수 없기 때문

d. 이상 모두

80 노인의 손등, 손목, 전박 부위에 옅은 갈색빛 반점이 생겼다. 노인의 피부에 나타나는 변화는?

a. 광선 각화증

b. 피부꼬리(Skin tags)

c. 주사(Rosacea)

d. 지루성 피부염

81 81세 남자 노인인 Mr. H는 HDL이 75이다. 노인의 교육에 포함시켜야 할 사항은?

a. 달걀과 전유제품 섭취 감소

b. 식이에서 glucose양 감소

c. 처방된 cholonesterase 복용

d. 직장생활을 지속하기

82 노인 시설의 질 개선 지표는 위험성이 높고 문제경향이 있는 다음과 같은 것을 감시할 필요가 있다. 무엇인가?

a. 낙상과 신체상

b. 다약제복용의 부작용

c. 낙상, 신체상, 수화 상태

d. 수화 상태, 골반 골절, 경청의 욕구

83 노화과정은 가까운 물체에 초점 맞추기가 어려운 노안의 기회를 증가시킨다. 그 원인은?

a. 각막의 염증

b. 유리체 손상

c. 동공 반응 시간

d. 렌즈의 탄성 소실

84 많은 노인들은 불편감(discomfort)때문에 NSAIDs를 복용한다. 심각한 부작용 때문에 다음과 같은 기관을 감시하는 것은 중요하다. 무엇인가?

a. 피부계

b. 신경계

c. 생식기계

d. 소화기계

85 노인에서 위식도성 역류질환(GERD) 발생이 빈번한 이유는?

a. 식도근육 경직 증가

b. 복용하는 여러 약물들의 영향

c. 하부식도 괄약근 부전

d. HCL 분비 감소

86 환자가 노인전문간호사에게 사전의사결정에 관해 말하였다. 가장 올바른 대처법은?

a. 가능한 많은 사람들에게 알린다.

b. 가족과 함께 상의한다.

c. 서면화 한다.

d. 생의 말기에 가족과 갈등을 초래할 수 있으므로 아무것도 하지 않는다.

87 의료 전달체계의 개선에도 불구하고 노인들은 흔히 건강간호를 받지 않는다. 그 이유는?

a. 노인이 원하지 않아서

b. 노인 스스로 필요로 하지 않는다고 확신하기 때문에

c. 노인이 질병의 결과와 치료를 두려워하기 때문에

d. 노인이 건강간호에 대한 여유가 없어서

88 87세 남자 노인이 양탄자에 걸려 넘어져 타박상과 심각한 부종이 생겨 움질일 수 없었다. X-ray상 골절은 아니었다. 그의 진단명은?

a. 1도 발목 염좌

b. 2도 발목 염좌

c. 3도 발목 염좌

d. 4도 발목 염좌

89 세포의 기능 감소와 같은 면역 체계의 노화로 인해 노인은 어떤 위험에 처하게 된다. 무엇인가?

a. 감염 b. 면역적 돌연변이

c. 혈소판 감소증 d. 빈혈

90 63세의 Ryan은 양성 전립선 비대증이다. PSA 수치의 범위는?

a. 2.05~2.66 ng/mL

b. 10 ng/mL 이하

c. 2.5~3.90 ng/mL

d. 1.5~4.0 ng/mL

91 요양원에 거주하는 노인 중 몇 %가 통증을 호소하는가?

a. 10% b. 30%

c. 50% d. 85%

92 노인간호사로서 자격증을 취득하는 목적은 무엇인가?

a. 최소한의 전문적 역량 수립

b. 임상에서 우수성 인정

c. 고급 임상간호 역량의 수준 설명

d. RN 면허에 대한 준비성 확인

93 79세의 pipekettle 부인은 어제밤 자궁적출술을 받았다. 그녀는 오늘 아침 병동으로 전실되어 왔는데 하루 종일 소리를 지르며 붕대를 제거하려고 한다. 이 노인의 상태로 가장 적합한 것은?

a. 치매　b. 섬망

c. 우울　d. 양극성 장애

94 노인에서 자주 경험되는 피부 질환은?

a. 버찌 혈관종, 노인반(간반점), 피부연성 섬유종

b. 편평태선, 여드름, 장미색비강진

c. 사마귀, 기태, 여드름

d. 악성 흑색종, 사마귀, 버찌 혈관종

95 환자가 말기상태 또는 영구적 의식 소실을 경험하고 있다면, 생전 유서는 어떤 정보를 제공하는가?

a. 생명유지 치료에 대한 환자의 요구를 서면화한 정보

b. 환자를 대리하는 의료적 결정권자 이름

c. 환자의 유산 분배에 대한 정보 제공

d. 생의 말기에 임종간호 제공

96 여성 노인에게서 골반검진이 어려운 이유는 무엇인가?

a. 질 위축과 건조　b. 질입구 수축

c. 소음순과 대음순의 이완　d. 질관의 신장

97 일차적 예방의 예로서 옳은 것은?

a. 유방암 선별 검사
b. 당뇨 관리
c. 매년 전립선 특이 항원 검사
d. 금연시작

98 골다공증의 위험요인으로 제외되는 것은?

a. 활동적인 생활방식
b. 가족력
c. 조기 폐경
d. 백인 또는 아시아계 인종

99 당뇨가 있는 노인은 대혈관과 미세혈관 합병증을 경험할 수 있다. 미세혈관 합병증에 해당하는 것은?

a. 고혈압, 뇌졸중, 심근 경색
b. 말초 정맥 질환, 정맥 정체, 절단
c. 신기능장애, 신경병증, 망막증
d. 뇌졸중, 폐색전, 절단

100 78세의 너싱홈 거주 노인은 PPD검사 양성반응으로 인해 isoniazid를 처방받았다. 그는 비타민 B_6도 처방 받았는데, 이는 무엇을 예방하기 위함인가?

a. 포도막염
b. 시신경염
c. 뇌막염
d. 삼차신경통

101 인종적 노인 간호(ethnogeriatrics)의 목적은?

a. 모든 사람은 기본적으로 같은 요구를 지니므로 문화적 임상실무는 무시하는 것
b. 노인 간호의 문화적 역량을 개발하는 것
c. 언어 장애로 인해 환자가 혼란을 겪지 않도록 방문을 최소화하는 것
d. 환자가 다른 나라 언어를 배우도록 하기 위해 통역을 피하는 것

102 발작의 발병은 어린이나 노인에서 발생할 수 있다. 노인에서 발생하는 발작의 원인은 무엇인가?

a. 뇌혈관 질환　　b. 호흡기 질환
c. 면역결핍　　d. 전해질 장애

103 간호사는 노인장기요양시설에서 선별검사의 핵심목록을 토의하고, 포괄적 사정을 위한 형식을 작성해야 한다. 이 사정 도구를 무엇이라 하는가?

a. Minimum Data Set　　b. OASIS
c. Resident Assessment Set　　d. Maximum Dependency Scale

104 전문적 간호를 가장 잘 정의한 것은?

a. 돌봄과 양육　　b. 안전과 치료
c. 전인적 간호와 돌봄　　d. 조직화와 업무 지향

105 노인 시설에서 질 향상 측정을 위해 피해야 하는 일은?

a. 투약 오류, 낙상, 피부손상, 감염률
b. 다중약물복용률, 사건 보고율, 간호사 만족도
c. 환자 당 복용약물 수, 감염률, 낙상
d. 낙상, 환자의 성별, 간호사 교육

106 노화 과정으로 흉곽의 전후경이 증가하기 때문에 노인 흉부 타진시 다음과 같은 소리가 전형적으로 나타난다. 다음 중 알맞은 것은?

a. 편평음　　b. 둔탁음
c. 공명음　　d. 과공명음

107 68세 여자 노인이 건강검진에서 특별한 호소나 증상없이 양쪽 팔에서 측정한 혈압이 159/78이 3번에 걸쳐 측정되었고, 30분 이내의 재측정도 비슷하였다. 저염식이와 저지방식이, 매일 30분의 운동에도 불구하고 혈압은 감소되지 않았다. 약물치료를 제외한 다음 단계의 치료로 적당한 것은?

a. 24시간 휴대용 혈압 모니터

b. 심장재활센터에 입원

c. 악성 고혈압에 대한 응급실 입원

d. 카테콜라민 반응을 결정하기 위한 혈액 검사

108 류마티스성 관절염에 대한 첫번째 치료 약물(First-line drsease-modifying)은?

a. Tylenol, Aleve

b. Percocet, phenobarbitol

c. Methotrexate, hydroxychloroquine(Plaquenil)

d. Elavil, Prozac

109 유료장애인 시설에 거주하는 체스팀의 4명의 구성원은 불빛 주변에 색이 있는 원형이 보이고, 체스와 체스판을 보는 것이 어렵다고 호소하였다. 이들은 어떤 질병때문에 안과에 가야 하는가?

a. 난시

b. 노인성 황반 변성

c. 녹내장

d. 망막박리

110 Gray 부인은 미골 부위에 욕창이 발생하였다. 욕창 발생의 원인으로 제외되는 것은?

a. 기좌호흡

b. 습기

c. 부동

d. 전단(shearing)

111 최근 뇌졸증이 있는 82세 노인 환자의 기능 사정을 시행할 때 가장 중요하게 물어야 할 질문은?

a. 안경을 쓰는가?

b. 갑성선 약물을 복용하는가?

c. 배변 습관은?

d. 스스로 옷을 입을 수 있는가?

112 노인에게 가장 흔한 백혈병은?

a. 급성 림프구성 백혈병 b. 만성 림프구성 백혈병

c. 급성 골수성 백혈병 d. 만성 골수성 백혈병

113 신뢰도 높은 연구도구는 무엇을 가능하게 하는가?

a. 속성을 일관성있게 측정한다.

b. 종속변수 간의 상관관계를 확인한다.

c. 주제에 대한 참여자의 지식을 사정한다.

d. 환경이 참여자의 반응에 어떤 영향을 미치는지를 모니터한다.

114 노인은 일반적으로 크레아틴 청소율이 감소됨에 따라 사구체 여과율이 감소한다. 이것은 무엇을 사용하여 측정하는가?

a. henderson-hasselbach equation

b. tubular circulation formula

c. Cockcroft-Gault equation

d. Glomerular filtration volume

115 다음 중 통증 사정에 타당한 도구는 무엇인가?

a. SF-36 short Form b. Faces Scale

c. Geriatric Depression Scale d. Mini Mental Exam

116 노인에 있어 아편제, 삼환계 항우울제, 항콜린제의 부작용은 무엇인가?

a. 설사　　b. 복부 경련
c. 근육통　　d. 변비

117 다음 중 저체온에 대해 반응하는 노인의 능력에 영향을 미칠 수 있는 노화와 관련된 변화는 무엇인가?

a. 심박출량 증가
b. 피하조직 증가
c. 말초순환 증가
d. 근육량 감소

118 결과 확인조사(an outcomes audit)의 예는?

a. 고위험 지표 지식에 대해 간호사를 테스트하는 것이다.
b. 침상에서 낙상한 환자 수를 파악하는 것이다.
c. 간호관리자가 일을 잘 수행할 수 있는지를 환자에게 조사하는 것이다.
d. 건강관리에 대해 가족들에게 결과 자료를 제공하는 것이다.

119 Laurie Gunter는 노인간호 영역에서 노화 연구의 개척자로 존경받는 사람이다. 몇년대에 활동했던 사람인가?

a. 1940년대　　b. 1950년대
c. 1960년대　　d. 1970년대

120 신체질량지수(BMI)는 체중과 키를 계산함으로써 결정된다. 노인의 신체질량지수의 정상 범위는?

a. 30 혹은 그 이상　　b. 25~29.9
c. 18.5~24.9　　d. 18.5 이하

121 노인은 감염의 전형적인 증상이 나타나지 않으므로 감염 여부를 사정하는 것이 어렵다. 감염 증상에 포함되는 내용은?

a. 발열과 백혈구 증가　　b. 적혈구와 혈소판 증가

c. 발열과 혈소판 증가　　d. 땀띠와 빈호흡

122 노인은 노화로 망막조도(retinal illumination) 감소에 의해 어두운 빛에 대한 반응력이 감소된다. 노인이 영화가 상영된 후 극장에 갔을 때 반드시 해야할 것은?

a. 자리를 찾기 전에 어두운 곳에 적응하기 위해 기다린다.

b. 어둠 적응을 돕는 처방렌즈를 착용한다.

c. 어두운 곳에 혼자 가지않게 한다.

d. 어두운 곳은 모두 피하도록 한다.

123 영적 간호는 무엇과 함께 시작하는가?

a. 간호 계획　　b. 사정

c. 영적 고통의 진단　　d. 퇴원 계획

124 노인의료비 지불의 일차 출처는?

a. Medicare　　b. Medicaid

c. 개인보험　　d. Medigap

125 폐활량 감소, 가스교환 감소, 기침반사 감소와 같은 호흡기계의 신체적 변화로 인해 수술 후 노인 환자가 경험할 수 있는 것은?

a. 폐색전과 늑막염　　b. 폐렴과 무기폐

c. 흉막 삼출과 기흉　　d. 기관지확장증과 늑골 골절

126 간호사는 소변을 참는데 영향을 주는 노화 관련 변화에 대해 알아야 한다. 무엇인가?

a. 방광 용적 증가
b. 방광 근육 긴장 감소로 배뇨지연 능력 감소
c. 20cc 이하의 잔뇨량 감소
d. 절박뇨 감각인식 증가

127 78세 남자 노인은 일어날때마다 나타나는 현기증을 호소하며 응급실에 있다. 그는 양성 전립선 비대증을 진단 받고, 약 2주 정도 doxazosin(Cardura)을 복용하고 있었다. 간호사가 우선적으로 해야 할 일은?

a. 환자와 약물 복용 시간에 대해 상담한다.
b. 기립성 혈압과 맥박을 사정한다.
c. 정맥 수액 공급을 준비한다.
d. 저염식이의 이점을 교육한다.

128 호스피스 환자 중에서 노인은 몇 %인가?

a. 25%
b. 50%
c. 75%
d. 100%

129 질적으로 높은 노인 간호를 위해 자주 사용되는 표준 사정 도구의 예는 무엇인가?

a. Medicaid 조사
b. Medicare 사정
c. Older American Resources와 Services Assessment
d. Geriatric Activity Tool

130 침상이나 휠체어로 생활하는 쇠약 노인은 쇠약한 젊은 사람에 비해 뼈 돌기 부위에 욕창이 더 잘 발생한다. 증상의 일반적 순서는 무엇인가?

a. 피부 침연, 부종, 궤양
b. 반점, 물집, 궤양
c. 반상출혈, 홍반, 궤양
d. 홍반, 부종, 물집, 궤양

131 88세 여자 노인이 지난 6개월 동안 어깨 통증의 악화를 호소했다. 사정 결과 어깨충돌증후군으로 진단되었다. 가능성이 높은 결과는 무엇인가?

a. 오십견
b. 3개월 이상 팔걸이(arm sling) 착용
c. 회전근 근염
d. 흉곽출구 증후군

132 노인학에 적용되는 고전적 윤리원칙에 해당하는 것은?

a. 의료과오 b. 역량
c. 자선 d. 책임성

133 70세 노인이 처방받은 약물 복용 후 입술마름과 혀의 열감을 호소하며 다른 방법의 약물 복용을 요구한다. 이러한 증상을 보이는 소견은 무엇인가?

a. 지중해빈혈 b. 철결핍성 빈혈
c. 철적모구성 빈혈 d. 겸상적혈구 질환

134 노인의 청력 상실의 가장 일반적인 형태는?

a. 노인성 난청
b. lipidocusis
c. 메니에르 병
d. 노인성 환

135 노인에서 변실금이 나타나는 소화기계의 일반적인 변화로 옳은 것은?

a. 연동운동 증가 b. 괄약근 조절력 상실
c. 항문주 긴장도 증가 d. 게실증

136 요통으로 Percocet와 NSAIDs를 복용하던 적이 있는 65세 남자 노인은 매일 또는 일주일에 3병 정도 음주를 한다. 그는 얼굴색이 노랗게 되고 정신적 혼돈과 현기증, 기력소실이 있고, 배변 후 혈흔이 있어 응급실에 입원해 있다. 이 환자를 위해 가장 우선적으로 해야 할 것은?

a. 장기이식 코디네이터에게 의뢰

b. 활력징후 안정화와 수액공급

c. 의식 상태 사정

d. 통증 관리

137 노인의 발작(seizures)의 초기 치료는?

a. 심혈관계 안정

b. 기도 보호

c. 안전 유지

d. 산소 공급

138 노인 음주자 문제를 돕기 위한 성공적 중재에 가장 큰 장애 요인은 무엇인가?

a. 노인은 보통 음주하지 않기 때문에 알코올 중독은 나타나지 않는다.

b. 간호사나 건강관리 전문가가 알코올 사용문제 발견에 실패한다.

c. 노인에서 다량의 약물복용은 알코올의 효과처럼 나타난다.

d. 알코올 중독은 노인에게 매우 드물기 때문에 대개 중재가 필요하지 않다.

139 노인에서 히스타민 H_2 차단제 복용은 많은 약물과 상호작용하거나 중추신경계 부작용을 나타낸다. 이러한 히스타민의 예는?

a. Cimetidine(Tagamet)

b. Clarithromycin(Biaxin)

c. Raloxifene(Evista)

d. Fexofenadine(Allergra)

140 Medicare와 Medicaid 법률은 다음과 같은 이유 때문에 중요하다. 제외되는 것은?

a. 미국사회의 가장 취약 계층을 위한 의료보험이다.

b. 연방의료보험에 대한 초기 단계이다.

c. 사회보장법에 의해 설립되었다.

d. 미국의학협회가 지지하는 첫 번째 연방의료법이다.

141 노인인구의 증가는?

a. 미래에 안정화된다.
b. 몇년동안 지속된다.
c. 2030년에는 멈춘다.
d. 예측이 불가능하다.

142 77세 여자 노인은 심부전 때문에 입원해 있다. CBC c̄ differential과 함께 포함되어야 할 혈액 검사는?

a. CA-125와 CRP

b. 뇌의 natriuretic peptide와 complete chemistry profile

c. ANA titer와 전해질

d. CA-33과 complete chemistry profile

143 76세 당뇨병 여자 노인은 HbA1c가 8.9로 나와 glargine(Lantus)인슐린 투여를 시작하였다. 투약법으로 알맞은 것은?

a. 매 식사 후
b. 하루에 한 번
c. 아침과 저녁 식사 전
d. 취침 전

144 남자는 노화되면서 테스토스테론과 다른 호르몬이 서서히 감소하면서 남성 갱년기를 경험하게 된다. 발기부전은 정상적인 노화과정이 아닌 어떤 요인으로 발생하는가?

a. 면역장애
b. 심혈관 장애
c. 신장 장애
d. 피부 장애

145 노화로 많은 신체적 변화가 일어나지만 개인차가 상당하다. 이러한 개인차가 발생하는 변수에 해당하는 것은?

a. 성별, 사회경제적 상태, 유전자

b. 유전자, 건강행위, 자원 이용가능성

c. 이환율, 성별, 건강행위

d. 자원 이용성, 사회경제적 상태, 흡연력

146 노인에게 빈번한 엽산결핍성 빈혈의 위험 요인은?

a. 영양 결핍

b. 유전적 요인

c. 응고장애

d. 염증

147 몇 년 동안 노모를 모시고 있는 보호자가 24시간 간호에 매우 지쳐가고 있다. 간호사가 우선적으로 해야 할 간호는?

a. 급성기 간호

b. 호스피스 간호

c. 요양원 입소

d. 일시적 위탁간호

148 노인의 성에 관하여 간호사가 알아야 할 것은?

a. 성적 활동은 노년기에 중요하지 않다.

b. 발기부전은 정상적인 노화 과정이다.

c. 많은 만성 질환은 노인의 성적 기능에 영향을 미친다.

d. 75세 이상 남성 노인은 생식 능력이 없다.

149 보건의료시설에서는 환자에게 사전지침을 제공해야 한다. 이것은 무엇을 의미하는가?

a. 시설은 안락사(euthansia)를 믿는다.

b. 환자는 임종 간호에 대한 자신의 결정을 명시할 수 있다.

c. 환자가 CPR상황에서 무조건 CPR을 받아야 한다.

d. DNR결정을 해줄 수 없다.

150 천식 노인에서 ______ 발생하기 전에 세균성 감염이 있었다. _____에 해당하는 것은?

a. 급성 폐기종 b. 폐렴
c. 천식의 급성 악화 d. 급성 호흡 곤란

151 70세 노인이 서맥으로 병원에 입원하였다. 그녀는 최근 체중 증가, 기력감소, 피로, 전신근육통과 사지 통증을 경험하였다. 그녀를 진료한 심혈관계 의사는 갑상선 임상 검사가 비정상적이므로 갑상선 전문의에게 검진받기를 권했다. 이 진단명으로 적절한 것은?

a. 갑상선 기능 항진증 b. 다결절성 갑상선종
c. 갑상선 기능 저하증 d. 그레이브스 병

152 65세 노인이 골다공증에 대해 염려하고 있다. 골다공증 위험요인에 해당하는 것은?

a. 일주일에 3번 운동한다. b. 하루에 3컵씩 우유를 마신다.
c. 아시아계 인종이다. d. 가끔 와인을 마신다.

153 87세 남성이 losartin(Cozaar)의 작용에 대해 설명해주기를 요구한다. 적절한 설명은?

a. 고혈압을 예방한다.
b. 칼륨 배설을 증진시킨다.
c. 안지오텐신 I이 안지오테닌 II로 전환하는 것을 억제한다.
d. natriuretic peptide의 배설을 예방한다.

154 건강간호 제공자가 노인에게 일반적인 노화 문제를 질문하는 것은 필수적이다. 이는 무엇인가?

a. 경제적 자원, 이웃과의 관계, 근골격계 장애
b. 우울, 치매, 배뇨기능, 건강정보 활용능력
c. 경제적 자원, 배뇨기능, 약물남용력
d. 불안, 우울, 양극성 장애, 정신분열증

155 노화의 정상적 변화에 해당하는 것은?

a. 치아 소실

b. 미각과 후각 변화

c. 고독감과 사회적 고립

d. 이상 모두

156 88세 Foley는 5년 동안 아들 내외 및 손녀와 살고 있다. 최근에 어둠, 이웃, 손자를 매우 두려워했다. 그는 누군가가 자신을 해칠 것에 대해 매우 두려워하고 있다. 이 상태를 가장 잘 기술한 것은?

a. 우울

b. 편집증

c. 건망증

d. 기억상실

157 의료비를 지불하지 못할 때, 노인은 치료계획에 ______ 하게 된다. _____에 해당하는 것은?

a. 화나게

b. 순응하지 않게

c. 불만을 품게

d. 좌절하게

158 종교의 정의는 무엇인가?

a. 노인이 삶의 의미와 목적을 찾는 기틀

b. 종교적인 실체에 대한 친밀함을 갖기 위해 의도된 조직화된 신념, 관행, 종교의식 체계

c. 노년기 과업 수행을 위한 수단

d. 노화의 신체적 영역을 완성하기 위한 수단

159 장기요양시설의 간호사가 상처간호 수행을 어려워한다. 많은 간호사들이 상처 간호 과정을 낯설어 하고 있음이 보고되었을 때 간호관리자로서 당신이 해야할 일은?

a. 간호사들이 새로운 상처간호에 대해 서로 연구하도록 한다.

b. 간호사들이 의사에게 상처간호에 대해 교육받도록 한다.

c. 간호사 한 명이 상처간호에 대해 전문가에게 배워오도록 한 후 상처간호에 대해 교육하고 연구하도록 격려한다.

d. 다른 시설에 연락하여 상처간호법에 대해 물어본다.

160 노인에서 만성 영양장애의 원인을 찾을 수 없을 때 간호사는 어떤 증후군의 가능성이 있다는 것을 고려해야 하는가?

a. 다약제성

b. 고혈압

c. 성장 장애

d. 담석

161 노인에서 수축기 잡음이 들리는 흔한 이유는?

a. 대동맥 협착

b. 대동맥 역류

c. 승모판 협착

d. 수축기 범잡음

162 86세 노인의 몸통에 각질 병변인 비늘이 일어나는 것을 관찰하였다. 이는 무엇인가?

a. 접촉성 피부염

b. 지루 각화증

c. 광선 각화증

d. 편평 태선

163 심혈관계 노화는 혈관 내피 벽이 _____ 하기 때문에 발생한다. _____에 해당하는 것은?

a. 콜라젠 수치의 증가
b. 탄력성 증가
c. 엘라스틴 감소
d. 칼슘치 감소

164 많은 노인들에서 발생하는 거대세포 동맥염과 관련된 결합조직 장애를 일으키는 증후군은?

a. 측두동맥염
b. 류마티스성 다발근육통
c. 류마티스성 관절염
d. 만성 피로 증후군

165 최근 제2형 당뇨병이 발견된 66세 노인이 자신의 친구는 경구 당뇨약을 먹는데 자신은 인슐린을 맞아야 하는 이유에 대해 물었다. 그녀의 혈당수치는 220이고 다뇨, 다갈, 다식의 증상이 있다. 다음 중 설명에 포함되어야 할 것은?

a. 인슐린 주사는 목표 혈당 조절에 가장 적절하고 빠른 방법이다.
b. 심혈관 문제 때문에 경구 당뇨약을 복용하는 것은 너무 위험하다.
c. 모든 당뇨병 초기 치료는 안정시기 때까지 우선으로 인슐린을 사용한다.
d. 인슐린은 당뇨병을 치료하는 약이다.

166 86세 여성 환자가 낙상으로 인한 경막하혈종으로 응급실에 입원하였다. 급성기 동안 관찰되어야 할 가장 중요한 위험요인은?

a. 신부전을 나타내는 BUN과 Cr의 변화
b. 중성지방 수치의 상승
c. 영양 상태에 대한 감각인지 변화의 영향
d. 섬망 발생

167 약의 작용과 효과를 연구하는 것은?

a. 약동학 b. 약학

c. 약력학 d. 약물유전체학

168 노인이 갑자기 왼쪽 눈의 시력상실을 호소한다. 그는 심한 근시로 안경을 쓰고 있고, 전에 이러한 증상이 있었던 적은 없었다고 한다. 그는 오늘 아침 골프를 쳤고 골프카를 타고 울퉁불퉁한 곳을 돌아다녔다고 한다. 노인은 안과전문의에게 진료가 필요한 응급 상황이다. 그 이유는?

a. 습성 황반 변성 b. 망막 분리

c. 건성 황반 변성 d. 급성 각 녹내장

169 노인은 요실금 문제가 있다. 가장 흔한 요실금의 형태와 간과되는 문제는?

a. 절박성/일류성 요실금 b. 기능성/복압성 요실금

c. 일과성/기능성 요실금 d. 절박성/복압성 요실금

170 완화간호(palliative care)의 특징은 무엇인가?

a. 안전한 환경 관리

b. 적절한 불안 관리

c. 다학제팀, 환자, 가족간의 원활한 의사소통

d. 형제자매가 환자에게 음식을 가져오도록 격려

171 노인에서 폐렴은 입원의 흔한 이유이다. 알콜중독에서 잘 발생하며 녹색빛 가래와 기침이 특징적인 폐렴균은?

a. streptococcus pneumoniae

b. Haemophilus influenzae

c. Staphylococcus aureus

d. Klebsiella pneumoniae

172 노인의 성 전염성 질환에 대해 간호사가 알아야 할 사항은?

a. 성 전염성 질환에 대한 보호는 노인의 삶에서 중요한 부분은 아니다.

b. 발기부전은 정상적인 노화 과정이다.

c. 성 전염성 질환 예방을 위해 콘돔을 사용해야 한다.

d. 75세 이상 노인은 생식 능력이 없다.

173 노화로 황반변성의 발생률이 높아지는 이유는?

a. 부유물과 맹점

b. 흐릿한 시야, 읽기 어려움

c. 맹점과 복시

d. 야맹과 난시

174 임상검사 결과 새로 입원한 환자의 혈청 콜레스테롤 수치가 240 mg/dL이었다. 이 검사결과에 해당하는 것은?

a. 정상 콜레스테롤 수치

b. 경계선상의 콜레스테롤 수치

c. 정상보다 높은 콜레스테롤 수치

d. 위험한 콜레스테롤 수치

175 노인의 호흡기계 사정에 포함되는 것은?

a. 시진, 촉진, 청진

b. 시진, 청진

c. 시진, 촉진, 타진, 청진

d. 촉진, 청진

176 노인에서 나타나는 급성심근경색증의 비전형적인 증상은?

a. 호흡곤란, 다리 경련, 두통

b. 사지 근위부 통증, 현기증, 흉통

c. 호흡곤란, 피로, 상복부 불편감

d. 흉통, 두통, 사지 근위부 저림

177 청력장애가 있는 노인과 의사소통시 가장 효과적인 방법은?

a. 의사소통 대화 촉진을 위해 수화통역을 요청한다.

b. 입술을 읽도록 입모양을 크게하여 말한다.

c. 대부분의 청력장애 노인이 표정과 손을 사용하는 것은 품위에 떨어진다고 알고 있으므로 이러한 행동은 피한다.

d. 선호하는 의사소통방법을 사정한다.

178 유리(disengagement)는 어떤 노화이론의 한 유형인가?

a. 생물학적 b. 사회학적

c. 정신적 d. 도덕적/영적

179 술과 흡연력이 있는 66세 노인이 식도암 치료를 위해 입원하였다. 그는 사전유언에 서명하고 완화치료를 선택하였다. 그가 경험하는 것은?

a. 연하곤란 b. 소화불량

c. 구음장애 d. 구내염

180 다음 중 The Five Rights of Delegation을 선언한 간호 조직은?

a. 미국간호협회 b. 미국간호교육연맹

c. 미국중환자간호학회 d. 미국간호협의회

181 노인이 흔히 호소하는 수면은?

a. 잠들기 어려움 b. 밤에 자주 깸

c. a와 b 모두 d. 해당되는 것 없음

182 중환자실에 입원한 86세 노인이 섬망 증상을 보인다. 간호사가 가족에게 섬망은 ____ 이고 ____이 원인이 되어 입원 노인에게 자주 발생한다고 설명하는 것은 중요하다. 각각 ____에 들어갈 적당한 말은?

a. 가역적/약물

b. 비가역적/만성폐쇄성질환

c. 정상적 노화과정/스트레스

d. 장기간에 지속/유전적 요인

183 노인 간호에서 다음은 재활 간호의 좋은 예이다. 제외되는 것은?

a. 장애인이 최적의 건강으로 돌아갈 수 있도록 돕는 과정

b. 노인이 신체적, 정신적, 감정적으로 최대의 기능에 도달하도록 돕는 전문화된 형태의 간호

c. 노인의 건강한 상태를 유지하도록 돕는 간호

d. 환자와 함께하기보다는 환자가 하는 것을 강조하는 낮은 수준의 간호형태

184 노인은 피부가 얇아지면서 피부손상 위험이 증가한다. 이로써 발생할 수 있는 가장 위험한 상태는?

a. 고체온증

b. 저체온증

c. 감염

d. 염증

185 노인은 엽산 결핍성 빈혈이 발생하는 경향이 있기 때문에 간호사는 노인에게 식이교육을 할 필요가 있다. 이는 무엇인가?

a. 연어, 참치, 호두

b. 견과류, 간, 녹색잎 채소

c. 사과, 배, 딸기

d. 콩, 시리얼, 유제품

186 68세 배관공이 근막통증 증후군의 이차적인 침해성 통증으로 응급실에 내원하였다. 그는 과로로 인해 통증과 경직이 발생했다고 생각한다. 그가 받은 처방 약물은?

a. Tylenol
b. Ibuprofen
c. Codeine
d. Percocet

187 노인에 대한 최상의 임상간호를 제공하기 위해 질적간호지표를 사정하고 측정하는 것은 필수적이다. 대부분의 기관은 자료를 평가하기 위해 어떤 위원회를 두는가?

a. 윤리
b. 질 향상
c. 안전
d. 위험 감시

188 81세 남자 노인은 여러 말초관절의 관절염성 염증이 재발되었다. 그는 2년전에 통풍으로 진단 받았고, 이 염증의 원인이 무엇인지 설명을 요구하였다. 다음 중 바르게 설명한 것은?

a. 감염이 되면 체내에서는 요산을 분비하게되고 이것은 염증을 유발한다.
b. 골관절염을 동반하고 있기 때문에 관절의 염증 발생 위험이 높아져 있으며 이것이 통풍을 야기한다.
c. 당신은 요산 과다이다. 이로인해 말초관절을 둘러싼 연조직에 요산 결정이 축적된다.
d. 이 염증은 스트레스와 알콜에 의해 유발되었다.

189 노인의 인지능력은 질병에 의해 일시적으로 영향을 받을 수 있으므로 노인에게 급성기 질환이 있을 때는 인지상태를 사정해야 할 필요가 있다. 이런 인지상태의 급성변화를 무엇이라 하는가?

a. 치매
b. 혼돈
c. 섬망
d. 초조

190 과거 뇌졸중이 있는 78세 노인이 새로 발생한 호흡곤란, 구역반사 저하로 응급실에 내원하였다. 그의 부인은 남편이 흡인되었을 것이라고 생각하고 있다. 다음으로 사정될 수 있는 사항은?

a. 흉부 X-ray상 우측 폐 침윤

b. 양측성 수포음 청진

c. 늑막 마찰음 청진

d. 흉부 X-ray상 좌측 폐 침윤

191 다음 중 신체적 노화와 운동에 의해 영향 받지 않는 혈역학적 수치는?

a. 좌심실 비대
b. 심박출량
c. 전신 말초 저항
d. 전부하

192 신체적 억제는 가장 심각한 상황에서만 적용되어야 한다. 만일 신체적 억제가 사용된다면 필요한 중재는?

a. 8시간마다 억제대 사정

b. 최소 3일간 억제대 유지

c. 신체적 억제대 처방 이유, 평가 방법, 억제대 중단에 대한 문서 기록

d. 적어도 4시간 마다 억제대를 풀어 ROM 운동을 한다.

193 다음중 사회복지라고 불리는 건강의료보험의 형태는 무엇인가?

a. Medicare
b. Medicaid
c. Large group insurance
d. COBRA

194 79세 여자 노인이 해산물 차우더 저녁식사 참석 후 딸과 함께 요양원으로 돌아왔다. 그녀는 인두에 가려움증, 약간 부은 혀, 약간의 호흡곤란을 호소하였다. 그녀의 상태를 설명하는 것으로 옳은 것은?

a. 알러지성 비염
b. 약물 상호작용
c. 아나필락시스
d. 뇌혈관 질환

195 다음 중 욕창환자 간호에 포함해야 할 중재는?

a. 뼈 돌출부의 압력 적용

b. 10분마다 위험부위 사정

c. 미골부위 욕창방지를 위해 쿠션 사용 피하기

d. 1~2시간마다 체위변경

196 연구 도구의 타당도란?

a. 표준화 가능성

b. 측정하고자 하는 것을 측정하는가

c. 무작위추출된 자료인가

d. 결과의 신뢰도

197 복압성 요실금에 대해 간호사가 알아야 할 사항은?

a. 방광근육 약화가 원인이다.

b. 신경성 방광이라고 불리기도 한다.

c. 약해진 삼각근으로 소변이 새는 것이다.

d. 통제 불가능한 지속적 소변 실금이 원인이다.

198 파킨슨병을 진단 받은 68세 노인은 운동장애로 약물을 복용하고 있다. 노인에게 나타나는 운동장애에 해당하는 것은?

a. 강직, 운동완서, 진전

b. 진전, 실금, 실어증

c. 보행장애, 침흘림, 실어증

d. 발작, 강직, 균형

199 급성 관상동맥 증후군이 진단된 70세 여자 노인의 가장 흔한 증상은?

a. 스트레스시 팔의 통증

b. 협심증

c. 목, 어깨, 상부 등의 쇠약

d. 스트레스시 가슴 답답함

200 미국 시민들의 건강간호 요구를 충족시키기 위한 시도 중 하나로, 정부법령으로 생긴 것은 무엇인가?

a 사회보장법

b. 총괄예산조정법

c. 공갈 매수와 부패 조직에 관한 법

d. 육군과 해군 구호법

201 많은 노인들이 영양실조로 인해 알부민 수준이 감소된다. 무엇이 free drug 수준을 야기하는가?

a. 감소 b. 나트륨과의 결합

c. 증가 d. 칼슘과의 결합

202 노년기 여성에게서 성적 활동에 영향을 미치는 신체적 변화에 포함되는 것은?

a. 유방 확대

b. 질점막의 윤활액 증가

c. 에스트로겐 생성 증가

d. 질 크기 감소

203 당신이 근무하는 노인주간보호시설의 한 72세 남자 노인이 등에 검은 모반이 나서 점점 커지고 있는 것 같다고 말한다. 취해야 할 가장 적절한 행동은?

a. 환자가 의사를 만날 수 있도록 약속을 잡는다.

b. 5~6개월 동안 모반이 커지는 속도를 살펴보라고 말한다.

c. 모반을 체크하도록 매주 센터에 오도록 한다.

d. 대부분의 모반은 심각한 의학적 상태가 아니기 때문에 걱정하지 말라고 말한다.

204 2030년까지 노인 인구는 전체 인구의 몇 %로 예상되는가?

a. 0%　　b. 13%

c. 21%　　d. 45%

205 요로감염증을 겪고 있는 노인들은 대체로 다음과 같은 초기 증상을 경험한다. 무엇인가?

a. 배뇨곤란　　b. 치골부위 통증

c. 혼돈　　d. 옆구리 통증

206 82세 여자 노인이 최근 남편의 사망으로 인해 딸 집으로 이사를 가려고 준비 중이다. 그녀는 자신이 등뼈 왼쪽 편으로 통증이 심한 선형의 구진성 발진을 발견한다. 다음 중 가능성이 높은 것은 무엇인가?

a. 단순 포진 바이러스 1형

b. 대상 포진

c. 단순 포진 바이러스 2형

d. 포진 바이러스 8형

207 나이가 들면서 심혈관질환이 증가되는 원인은 체내에 무엇이 증가하기 때문인가?

a. 자유기(Free radicals)　　b. 사이토카인(Cytokines)

c. 브래디키닌(Bradykinin)　　d. 근육세포(Myocytes)

208 알츠하이머병의 원인에 대한 조사는 널리 전개되고 있다. 알츠하이머병을 걸리게 하는 것으로 현재 유일하게 알려진 위험 인자는 무엇인가?

a. 가족력　　b. 상염색체 30 유전자 보유

c. 포진 바이러스　　d. 바이러스성 뇌염

209 감염이 있는 노인은 보통 체온 변화가 체크된다. 그러나 노인은 다음과 같은 경향때문에 CBC c̄ differential의 변화는 없다. 이는 무엇인가?

a. 분절 세포와 호염기성 세포에서의 미미한 변화

b. 호중구와 호산구 성장에서의 차이 없음

c. 백혈구 수치에서의 극미한 증가

d. 억제된 골수 반응

210 82세 여자 노인은 녹내장 진단을 받고 매일 하루 두 번 timolol(티몹틱 안약 1일 2회) 한 방울씩 투여할 것을 처방받았다. 그녀는 이미 고혈압으로 인해 메토프롤롤 100 mg을 매일 복용하고 있다. 그녀가 여러분에게 알리도록 강조되어야 할 중요한 증상은 다음 중 어느 것인가?

a. 현기증

b. 두통

c. 시각 변화

d. 허약

211 노인들은 눈물이 감소되고 각막 궤양을 경험하는 경우가 더 많다. 일반적으로 각막 궤양이 있는 사람은 다음 중 어떤 증상을 호소하는가?

a. 복시, 찌르는 듯한 눈의 통증, 두통

b. 충혈된 눈, 광선 공포증, 눈의 자극

c. 찌르는 듯한 눈의 통증, 부유물, 결막 종창

d. 뻐근한 눈의 통증, 두통, 광선 공포증

212 간호 관리자들이 건강관리 전달 비용을 결정하는데 이용하는 것은 무엇인가?

a. 비용 편익 분석

b. 최상의 실무를 위해 필요한 것의 평균 비율

c. 비용 효용 분석

d. 비용 효과 분석

213 다음 중 억제의 형태에 해당되지 않은 것은 무엇인가?

a. 침상 난간 b. 조끼

c. 약물 d. 강장제

214 77세 남자 노인은 눈에 눈물이 고이는 것과 후비루, 그리고 목과 귀가 간지러운 증상을 호소한다. 그는 북쪽 지방의 장기요양시설에 입소하기 위해 남쪽 지방에서 막 이사를 왔다고 한다. 그는 4월에 이사를 온 후로 이러한 증상이 나타났고, 당신에게 자신의 증상이 무엇인지를 묻는다. 가능성이 가장 높은 것은 무엇인가?

a. 유행성 감기 b. 폐렴

c. 기관지염 d. 계절성 알레르기

215 호흡기 근육의 강도가 저하되고, 호흡기계 노화로 인한 다른 변화들이 생기면서 심한 점액전색을 보이는 노인에게 분비물을 제거하기 위해 필요한 것은 무엇인가?

a. 폐혈관 조영술

b. 기관지 조직 검사

c. 지속적인 높은 수준의 진공 압력으로 흡인하는 것

d. 기관지 내시경

216 노인 낙상 사고의 유병률은 어떤 관리 환경에서 가장 흔하게 발생하는가?

a. 가정 b. 요양원이나 장기요양시설

c. 주간 보호 시설 d. 쇼핑몰

217 새로 너싱홈에 들어온 Brown씨가 당신에게 다가와 변비를 호소한다. 당신은 여러 이유로 인해 노년기에 변비가 흔하게 발생한다고 설명한다. 다음 중 그러한 이유에 해당되지 않는 것은 무엇인가?

a. 사생활보호의 결여 b. 인지 상태 변화

c. 식사량 감소 d. 장의 연동 운동 감소

218 다음 중 요로 감염증의 가장 큰 특징적인 증상은 어느 것인가?

a. 화씨 102도 이상의 열(섭씨 38.8도)

b. 복부의 찌르는 듯한 통증

c. 배뇨시 통증과 불편감

d. 배뇨 불능

219 신체검진시 병력 사정에서 평가해야 하는 중요한 요소는 무엇인가?

a. 환자가 다른 의료 시설에서 했을 수 있는 검진 약속

b. 약물 알레르기

c. 애완동물을 키우는지 여부

d. 최근에 패스트푸드를 먹은 경험

220 트라마돌(Tramadol)에 의한 노르에피네프린과 세로토닌 재흡수 억제의 영향으로 인해 다음 중 어떤 증상을 가진 노인들에게는 이것이 권해지지 않는다. 이는 무엇인가?

a. 발작 경력

b. 스테로이드계 약물의 동시 사용

c. 당뇨병 경력

d. 이뇨제 동시 사용

221 임종시 영적 간호를 하게 되면 어떠한 것이 완화되는가?

a. 실직

b. 통증

c. 치매

d. 혈액 질환

222 81세 남자 노인은 식사 후 상복부의 통증과 배변 습관의 변화, 복부 팽만감을 경험하였다. 그는 다음의 어떤 증상을 치료하기 위해 병원에 입원하였는가?

a. 위염

b. 소화성 궤양

c. 췌장염

d. 위-식도 역류 질환

223 파킨슨병을 앓고 있는 71세 여자 노인이 자신의 병인이 무엇인지를 묻고 있다. 당신의 대답에 포함될 것은 어떤 것인가?

a. 소뇌성 질병으로 인한 운동 장애

b. 움직일 수 있는 능력을 감소시키는 기저핵의 장애

c. 노화로 인해 유발된 베타 세포를 감소시키는 뇌 질환

d. 뇌 속에 뇌척수액을 과다하게 생성해 내는 뇌교 질환

224 젊은 노인은 어떤 나이보다 더 젊은 사람이라고 생각되는가?

a. 90

b. 100

c. 80

d. 75

225 대상포진 후 신경통을 경험하는 것 같은 신경병증 통증은 노인들에게서 흔한 것이다. 다음 중 어느 약물이 치료에 자주 사용되는가?

a. 항경련제

b. 선택적 세로토닌 재흡수 억제제

c. 비스테로이드성 소염제

d. 아세트아미노펜(타이레놀)

226 호흡기계에서 가스 교환에 영향을 주는 노화의 생리적 변화가 있는데 이것을 유발하는 것은 무엇인가?

a. 일산화탄소 배출 증가

b. 모세 혈관막에서의 탄소 음이온 운동 감소

c. 폐포에서 혈액으로의 산소 이동 감소

d. 헤모글로빈과의 산소 결합 능력 증가

227 전문간호사를 위한 선도자의 주요 역할은 무엇인가?

a. 직업의 목표 달성을 도움

b. 협력하여 환자 관리에 힘씀

c. 좋은 친구되기

d. 복합적인 임상 중재 시범

228 78세 여자 노인은 골다공증에 이어 2차적으로 뼈 관련 질병인 파제트병(Paget' s disease)에 걸려있다. 그녀는 어떠한 질환들로부터 합병증을 겪고 있을 가능성이 가장 높은가?

a. 사지가 휨, 청력 상실, 관절염
b. 가슴 불편감, 시력 상실, 골다공증
c. 신경학적 문제들, 간부전, 이명
d. 신장 기능 장애, 간부전, 관절염

229 76세 남자 노인은 직장 출혈과 현기증으로 인한 낙상 후 입은 오른쪽 발목의 개방 정복 내부 골절로 입원하였다. 그의 헤모글로빈은 10이고, 적혈구 용적은 30이다. 그는 어떠한 약물 복용도 거부하고 있다. 그는 자신이 몇 년 동안 불규칙하게 직장 출혈이 있었고, 치질일 것이라고 말한다. 검사를 통해 복합적인 겉치질인 것으로 밝혀졌고, 그는 소화기계로 전과되었다. 초기 계획에는 무엇이 포함되는가?

a. 수술 전 혈역학 안정
b. 장운동 후 하루에 세 번 직장 주변에 이누졸크림 바르기
c. 즉시 대장내시경 검사 스케줄 잡기
d. 하루에 4번 샤워하기

230 간호사가 활동할 수 있는 실무의 범위는 무엇에 의해 결정되는가?

a. 주 간호사(State' s Nurse) 실무 법령
b. 연방 정부
c. 미국간호사협회
d. 주 정부

231 66세 여자 노인이 심계항진증과 빈맥으로 병원에 입원하였다. 그녀는 진단검사에서 갑상선 자극 호르몬 수치와 T4수치가 높은 것으로 나타났다. 이것은 무엇을 나타내는가?

a. 갑상선 기능 저하증
b. 갑상선 기능 항진증
c. 하시모토병
d. 부갑상선 기능 항진증

232 침샘 기능과 관련해서는 노화에 따른 생리적 변화가 없다. 그 이유는 무엇인가?

a. 손상되지 않은 부교감 신경 기능

b. 주요 침샘에서의 많은 분비량 보존

c. 근육 벽이 긴장 증가

d. 중화시키는 산 분비량 증가

233 성 행위란 무엇인가?

a. 노인들 사이에서도 지속되는 인간의 욕구이다.

b. 사람의 연령에 따른 필수 행위가 아니다.

c. 노인들에게는 너무 힘든 것이다.

d. 젊은이들만을 위한 것이다.

234 84세 남자 노인이 정기 검진을 위해 클리닉을 찾았다. 검사에 포함되어야 하는 것 중 가장 중요한 것은 무엇인가?

a. 전혈구 검사

b. 전체 콜레스테롤 값

c. 활력징후

d. 인지 상태 평가

235 많은 노인들이 가렵고 건조한 피부를 가지고 있다. 이러한 상황을 치료하기 위한 최선의 중재는 무엇인가?

a. 비누가 피부를 건조하게 함으로 비누를 적게 쓰고, 수분을 잘 유지하고, 피부 연화제를 바른다.

b. 더 자주 목욕을 하고, 나트륨 함량이 높은 음료를 마시며, 선크림을 바른다.

c. 수분을 잘 유지하고, 오트밀을 담근 물에 목욕을 자주하고, 미네랄 오일을 바른다.

d. 햇볕을 쬐는 시간을 제한하고, 선크림을 바르며, 가벼운 면 의류를 입는다.

236 노인 인구 중 대략 몇 %가 건강관리 치료 계획에 따르지 않고 있는가?

a. 25%
b. 50%
c. 75%
d. 100%

237 66세 환자는 말총 증후군을 가지고 있고, 다음과 같은 문제를 자주 호소하고 있다. 이는 무엇인가?

a. 탈수
b. 요정체
c. 발가락 압통
d. 발가락에 침과 바늘 같은 따끔거림

238 72세 여자 노인은 발부종 수포음, 숨가쁨, 혼돈으로 입원하였고, 최근에는 체중이 늘었다. 그녀는 잘 조절되는 고혈압의 병력이 있지만 흉통 병력은 없었다. 그녀는 노인 입원의 주된 원인으로 진단받을 가능성이 높다. 그 원인은 무엇인가?

a. 고혈압
b. 심부전
c. 관상동맥질환
d. 심근경색증

239 Mr. Jackson씨는 대체 주거를 위해 자신의 집을 떠나야 한다. 다음 중 노인들이 한 환경에서 다른 환경으로 옮겨가는 이유에 포함되지 않는 것은 무엇인가?

a. 수입 증가
b. 질병 발생
c. 가족 역학의 변화
d. 집을 유지하기에 불충분한 자금

240 급성 간호 환경에서 노인들을 사정할 때, 자주 경험되는 노인병 증후군들을 항상 숙지하고 있어야 할 필요가 있다. 이러한 증후군에 포함되는 것은 무엇인가?

a. 섬망, 요실금, 낙상, 상해, 흡인, 색전, 억제제 사용의 위험
b. 치매, 섬망, 요실금, 흡인, 색전
c. 요실금, 낙상, 상해, 흡인, 색전, 억제제 사용의 위험
d. 섬망, 요실금, 피부 궤양, 흡인, 색전, 억제제 사용의 위험

241 Gerotranscendance는 노화이론 중 어떤 유형의 예인가?

a. 생물학적 b. 사회학적
c. 심리학적 d. 도덕적/영적

242 만성 폐쇄성 폐질환에 대해 디오필린(theophlline) 기반 약물을 유지하고 있는 노인들이 있다. 디오필린 약물 수치는 어느 정도에서 유지되어야 하는가?

a. 30 and 40 ug/ml b. 50 and 60 ug/ml
c. 75 and 85 ug/ml d. 5 and 15 ug/ml

243 Mr. Violet씨는 재활시설에 입원한 뒤 몇 주 후, 갑작스러운 인지변화를 보이기 시작했다. 당신은 다음 중 어떤 것을 의심할 수 있는가?

a. 요로 감염 b. 말초 혈관 질환
c. 이전의 양성 종양의 악성화 d. 여성형 유방

244 욕창은 일반적으로 신체의 어느 부위에 발생하는가?

a. 척추 b. 발가락
c. 뼈 돌출 d. 무릎

245 노화는 담낭 결석으로 인해 수술 받을 위험을 증가시킨다. 그 이유는 무엇인가?

a. 담관 확장
b. 위장 연동 운동 감소
c. 유문 괄약근의 운동성 감소
d. 담즙의 양 증가

246 노인이 넘어졌을 때, 의례적으로 사정하는 것은 무엇인가?

a. 인지적, 심리적, 신경학적 사정

b. 초점적인 신체검진과 기능 사정

c. 초점적인 병력과 신체검진, 기능적 능력과 투약에 대한 검토

d. 환자 변호사의 사고 보고서와 신고서

247 나이가 들면서 흉선이 수축하기 때문에 노인들은 다음 중 무엇으로 인해 감염되는 경향이 더 많은가?

a. 과민 반응 증가

b. T 세포 결핍

c. 2차적 항체 반응

d. 항체 형성 증가

248 많은 남성 노인들이 발톱의 진균 감염을 경험한다. 두꺼워지고, 비틀어지며, 누르스름해지는 것과 같은 증상들은 어떤 징조인가?

a. 무좀

b. 전풍

c. 조갑진균증

d. Ballantitis

249 노인의 수면 양상을 고려할 때, 간호사들이 반드시 알아야 하는 것은 무엇인가?

a. 노인들은 수면-각성 주기의 변화를 좀 더 잘 견딘다.

b. 많은 노인에게서 낮잠은 밤시간 수면장애를 보상하기 위한 것으로 보인다.

c. 램수면(수면 중 급속 안면 운동)을 나이 들면서 증가한다.

d. 노인은 젊은이들보다 수면의 질이 더 높다.

250 간호 연구에서 플라시보(placebo) 중재는 일반적으로 어떤 집단에 사용되는가?

a. 실험군(Experimentap group)

b. 대조군(Control group)

c. 이형군(Variant group)

d. 검사군(Testing group)

251 다음 중 노인들이 처방된 약물 요법에 따르지 않는 가장 흔한 원인은 무엇인가?

a. 그러한 문제가 노화에 따른 당연한 것이라는 생각과 복용으로 다른 사람을 귀찮게 하고 싶지 않음, 비싼 약값

b. 합병증에 대한 우려, 알약을 삼키는데 대한 불안, 약물 치료를 원치 않음

c. 종교적 이유, 자연적 치료 선호, 합병증에 대한 우려

d. 돌보는 이들이 하지 못하도록 함, 종교적 이유, 알약을 삼키는데 대한 불안

252 몇몇 노인들의 눈에 지질이 축적되는 소견은 무엇에 의해 발생되는 것인가?

a. 안방수에 푸르스름한 원

b. 각막주변의 회색의 arc

c. 망막 황반의 결정체(노란 색소)

d. 망막에 솜뭉치처럼 보이는 흰 반점

253 노인은 어떠한 급성이나 만성 질환을 경험할 때 혈액학적 체계를 보충하는데 더 많은 어려움을 겪는다. 어떠한 경우에 그러한가?

a. 감염과 악성 종양

b. 폐렴과 신경학상의 문제

c. 근골격과 외피상의 문제

d. 악성 종양과 고지혈증

254 노인을 위한 건강 보험의 한 종류로 연방 정부에 의해서 자금이 지원되고 조정되는 것을 무엇이라 하는가?

a. Medicare

b. Medicaid

c. 개인보험

d. Medigap

255 사구체 여과는 나이가 듦에 따라 감소된다. 이것은 무엇에 의해서 더욱 감소될 수 있는가?

a. 신장으로의 혈류 증가

b. 몇 가지 약물

c. 페니실린 민감도

d. 스트레스

256 노인은 미각이 감소되는 것을 경험한다. 다음 중 어떤 요인들이 미각을 더욱 감소시킬 수 있는가?

a. 당뇨병, 약물, 탈수

b. 약물, 피로, 구강 궤양

c. 감염, 흡연, 약물

d. 약물, 나쁜 치열, 탈수

257 나이가 들어감에 따라 노인은 라텍스 알러지가 나타날 가능성이 더 많다. 어떠한 경우에 그러한가?

a. 잦은 치과 치료나 수술시 라텍스에 노출되는 비율이 높을 경우

b. 과도하고 민감하게 반응하는 경향이 많은 경우

c. 더 많은 면역원성을 가질 경우

d. 라텍스로부터 스스로를 보호하기 위한 보상 기제가 발달되는 경우

258 낙상에 대한 가장 큰 위험 요인은 무엇인가?

a. 연령

b. 인지장애

c. 골다공증

d. 이전의 낙상력

259 노인간호사들은 퇴행성 관절염을 가지고 있는 환자들에게 어떤 것에 대해 조언해야 하는가?

a. 가능한 침범된 관절을 많이 쉬게 하도록

b. 통증이 있는 관절에 얼음을 대도록

c. 통증이 있는 관절을 따뜻하게 하도록

d. 침범된 관절을 규칙적으로 운동하도록

260 환자 권리 장전은 장기요양시설이나 병원에 있는 개별 환자들이 어떠한 권리를 가진다고 지정하고 있는가?

a. 정보 공개, 응급 서비스 이용, 치료 결정에 참여

b. 자신들의 약물 이용, 식이 선택, 치료 결정에 참여

c. 정보 공개, 같은 병실에 머물 사람을 선택할 권리, 통역사

d. 통역사, 응급 서비스 이용, 식이 선택

261 68세 남자 노인은 수 년 동안 위-식도 역류 질환(GERD)을 겪어 왔고, 오메프라졸(프릴로섹)을 매일 복용해왔다. 그는 식도 열공 탈장 복구 치료를 받았으며, 의사는 그에게 입원해 있는 동안 추가적인 검사를 해보기를 권한다. 이 검사에서는 무엇을 평가할 가능성이 가장 높은가?

a. 위산 내용물

b. 위내 산도 감소

c. 헬리코박터 파일로리(Helicobactor pyliri)

d. 게실증

262 68세 노인 환자는 공복시 혈당 수치가 108로 당뇨병 전증이다. 그의 상처를 간호하는 방문 간호사로서 당신은 그의 건강을 증진시키고, 앞으로 당뇨병으로 진단받지 않기 위해서 다음 중 어떤 활동이 중요한지를 교육하겠는가?

a. 매일 규칙적인 운동, 체중 감소, 금연

b. 인슐린 투여, 저염식이 섭취, 금연

c. 스트레스 피하기, 오메가 지방이 높은 음식 섭취

d. 완화간호 지지그룹 참여, 저탄수화물 식이 섭취

263 노인의 이동성과 전체적인 기능을 평가할 때 'up and go' 검사는 포괄적이고 정상적인 결과를 얻기 위해 얼마동안 실시해야 하는가?

a. 2분

b. 1분

c. 30초

d. 10초

264 노인의 성 기능에 영향을 미치는 요인에 해당되지 않는 것은 무엇인가?

a. 약물

b. 질병

c. 노화 과정의 일부로 나타나는 욕구 감소

d. 수행 불안

265 요양원 환자가 심해진 갈증과 구강건조를 호소한다. 이는 어떤 약물때문인가?

a. 부프로피온 염산염(웰부트린)

b. 옥시부티닌(디트로판)

c. 푸로세미드(라식스)

d. 스피로노락톤(알닥톤)

266 67세 여자 노인이 레이노병을 앓고 있다. 그녀는 일년 동안 간헐적인 손가락 시림을 호소한다. 그녀는 자신이 바늘뜨게 레이스를 하는데 곤란을 겪고 있으며, 자신의 손가락을 따뜻하게 하기 위해 복용할 수 있는 약이 없는지를 묻는다. 당신의 대답은 무엇인가?

a. 혈관 확장제를 쓸 수 있지만 그 약들은 다른 혈관을 너무 많이 수축시키게 될 수도 있습니다.

b. 손가락이 시릴 때 장갑을 껴보셨나요?

c. 다음 달에 의사 선생님께서 검사하러 오시면 그분과 함께 논의해 보죠.

d. 손과 손가락의 작은 혈관들을 확장시키는 약물들이 있습니다만 이 약들은 다른 혈관들도 팽창시켜서 위험을 야기할 수도 있습니다.

267 의학 협회 가이드라인을 따르는 것은 무엇을 향상 시키는데 가장 중요한가?

a. 직원 보유

b. 기관의 안전에 대한 문화

c. 의료와 간호의 의료과실 보험 보상

d. 간호사 만족

268 한 여성이 어머니와 함께 클리닉에 찾아왔다. 그녀는 간호사에게 자신의 어머니가 최근 기억 상실을 겪고 있다고 말한다. 간호사가 어머니에게 가장 먼저 사정해야 하는 것은 무엇인가?

a. 인지 상태　　b. 식이 상태

c. 체온　　d. 걸을 수 있는 능력

269 노화로 인해 사람들의 키가 작아질 수 있다는 생각을 지지해주는 이론적 근거는 무엇인가?

a. 추간판 압박으로 인한 척추 약화

b. 골감소증 골다공증

c. 파골 세포 활동 증가

d. 에스트로겐 수치 감소

270 장기간 procainamide(pronestyl)을 복용하는 노인에서는 항핵성 항체가 나타날 위험이 있다. 이것은 다음중 어떤 질병의 소인이 되나?

a. 류마티스 관절염

b. Stevens-Johnsom 증후군

c. 발작

d. 홍반성 루푸스

271 생의 말기가 가까워져 호스피스 간호를 처방 받았다. 노인 호스피스 간호의 주요 초점은 무엇인가?

a. 회복

b. 사회복귀

c. 완화

d. 치료

272 노인에서 인슐린 저항성과 당불내성이 발현될 위험이 더 큰 이유는?

a. 복부내부에 지방조직 재분배

b. 인슐린 분비 감소

c. C-반응성 단백질 증가

d. 반핵체(antinuclear bodies)의 증가

273 76세 노인이 대장암으로 인공항문루 수술을 받고 이틀이 지났다. 항암화학요법을 받을 예정이며, 퇴원 준비중이다. 노인의 질문 중 건강교육이 가장 필요한 질문은?

a. 나의 남은 여생동안 인공항문루를 통해 배액하는 방법에 적응할 것이다.

b. 집에서 사용할 교체용 배액주머니 물품을 주문해야 한다.

c. 예후를 개선시킬 수 있는 화학요법을 받으면 좋다.

d. 인공항문용 주머니에 넣을 변완화제를 주문해야 한다.

274 폐경기 이후 에스트로겐 감소로 나타나는 증상은?

a. 바르톨린선 분비물의 pH 감소

b. 유두 색소화 증가

c. 질 상피의 탄력성 감소

d. 난소의 테스토스테론 분비되지 않음

275 사전의료지시서를 작성할 때 포함되는 것은?

a. 환자의 사후 재산에 대한 자세한 자료를 제공

b. 사후 환자의 자동차를 누가 소유하는가에 대한 정보 제공

c. 환자가 사후 유언에 대한 정보 제공

d. 환자의 생의 말기에 유언에 대한 정보 제공

276 미국의 장기요양기관 시설을 인증하는 기관은?

a. 안전 연합(Safety Coalition)

b. 병원 인증기구의 합동 위원회
(Joint Commission of Hospital Accrediting Organization)

c. 합동 위원회(The Joint Commission)

d. 미국 노인 서비스 담당부(Older American Services Bureau)

277 심부전 노인 환자를 간호할 때 가장 중요하게 보고되어야 하는 증상은?

a. 혼돈이나 정신 상태의 변화

b. 혈압이 110/60 mmHg

c. 호흡수가 분당 28회로 증가

d. 두통 호소

278 좋은 영양 유지는 어떤 예방에 속하는가?

a. 일차적 b. 이차적

c. 삼차적 d. 예방적

279 76세 노인 환자가 자동차 사고 후 지주막하 혈종(subdural hematoma)으로 신경외과에 입원하였다. 예상 가능한 사고 시간은?

a. 3개월 전 b. 이틀 전

c. 두 시간 전 d. 수 분전

280 Hayflick 이론은 어떤 노화이론의 유형에 해당되는가?

a. 생물학적 b. 사회학적

c. 심리학적 d. 윤리적/영적

281 간호 관리자가 상호 만족하는(win-win) 결론을 이끌어 내기 위해 사용하는 갈등 관리의 유형은?

a. 순응

b. 타협

c. 회피

d. 협동

282 81세 여성 노인의 혈액검사 상 혈청 페리틴 수치 증가, 철분 감소, 총 철 결합력 감소가 나타났다. 다음 중 어떤 치료 때문인가?

a. 격일로 신장투석

b. 매일 물리 요법

c. 매주 언어(발음) 요법

d. 매일 고관절부위 수요법(Hydro Therapy)

283 야간에 천식이 악화되는 이유는?

a. 어둠에 대한 공포

b. 잠들기가 어려움

c. 수면을 유지하기가 어려움

d. 24주기 리듬에 영향을 미치는 카테콜라민 상승

284 노인에서는 베타수용체 민감성이 떨어지므로 고혈압 노인에게 잘 처방되지 않는 항고혈압제제는?

a. 칼슘 통로 차단제

b. 이뇨제

c. 베타 차단제

d. 알파 차단제

285 노화로 인해 여성에게 잘 나타나는 자가면역증후군은?

a. 퇴행성 골관절염　　b. 홍반성 루프스
c. 류마티스 관절염　　d. 제1형 당뇨

286 노인 낙상 중 상해 발생률은?

a. 10%　　b. 20%
c. 30%　　d. 40%

287 노인의 기능적 상태를 사정하기 위해 사용되는 도구는?

a. Beers criteria
b. Maslow Guideline
c. Katz index
d. Mini Mental Assessment

288 기립성 저혈압 노인이 체위 변경을 할 때 나타나는 증상 중 가장 중요하게 사정해야 하는 것은?

a. 심계항진 두통이 있을 때
b. 현기증이 나거나 심계항진
c. 현기증이 나거나 가벼운 두통
d. 가벼운 두통과 심계항진

289 주 정부에서 규정하고 자금을 제공하는 노인대상 건강보험의 형태는?

a. 노인의료 보험(Medicare)
b. 국민의료 보조(Medicaid)
c. 개인적인 보험(Private Insurance)
d. 매디갭(Medigap)

290 이명이나 귀의 통증이 없는데도 잘 들을 수 없다고 하는 노인에게 예측 가능한 병명은?

a. 고막 파열

b. 외이염

c. 중이염

d. 귀지가 가득 참

291 골관절염으로 가장 큰 영향을 받는 부위로 주의깊게 사정할 관절은?

a. 발목과 비골

b. 큰 발가락과 발목 관절

c. 경골과 발목

d. 엉덩이와 무릎

292 잘 맞지 않는 신발로 인해 발가락 사이가 너무 붙어 마찰됨으로서 나타나는 문제는?

a. 엄지 건막류

b. 티눈

c. 엄지발가락의 외반족

d. 굳은살

293 장기요양시설의 노인들을 대상으로 완화요법에서의 증상관리에 대한 연구의 목적으로 약물 중재와 환자 증상 관리에 대해 6개월 간 자료수집을 하고자 한다. 이 연구방법은?

a. 질적 연구

b. 환자 가족의 인지상태 인터뷰

c. 양적 연구

d. 델파이 조사

294 70세 여성 노인이 갑상샘 부위에 혹이 만져진다고 하였을 때 필요한 검사는?

a. 바늘생검

b. 갑상선 X선 검사

c. 목부위 컴퓨터 단층촬영(CT)

d. 상체 자기공명영상(MRI)

295 병원에서 요구되는 것은?

a. 모든 환자가 사전의료지시서(Advanced directives)를 작성한다.

b. 수술 전에 환자의 사전의료지시서를 확인한다.

c. 환자에게 사전의료지시서를 쓸 기회를 준다.

d. 입원 즉시 의료기록보관실에 사전의료지시서를 보관한다.

296 섬망의 주요 원인은?

a. 나이

b. 만성 폐쇄성 폐질환

c. 투약

d. 치료에 대한 의사결정에 참여

297 자신의 통증을 부정하고 약물복용도 하지 않는 노인에 관한 정확한 통증평가에 도움이 되는 용어는?

a. 1부터 10까지의 사상지표에 통증 정도를 표시하게 하고 환자의 걱정을 말하게 한다.

b. 불편감, 아픔, 통증

c. 유해자극성 통증, 신경 병변성 통증, 혼합된 통증

d. 자율신경계, 교감신경계, 부교감신경계 사정

298 노인의 잠재된 신경학적 이상 소견을 사정하는데 도움이 되는 검사로서 제외되는 것은?

a. 간이 정신상태검사 결과
b. 소뇌의 기능
c. 전체 혈구수
d. 감각 사정

299 예방접종은 어떤 예방 유형인가?

a. 일차
b. 이차
c. 삼차
d. 예방

300 노인 환자들의 탈수사정을 위한 지표로 적절한 것은?

a. 섭취량 및 배설량, 점막의 습기, 요비중
b. 호흡기 분비물량, 섭취량 및 배설량, 모세혈관 재충혈
c. 섭취량 및 배설량, 정신상태, 경정맥 팽만
d. 요비중, 맥박, 섭취량 및 배설량

301 발기부전으로 비아그라를 사용하기 시작한 노인에게 약의 사용법 설명으로 적절한 것은?

a. 24시간 중 3회 이상 섭취하지 않는다.
b. 만약 흉통이 있다면 사용을 중지한다.
c. 24시간 마다 1회 이상 섭취하지 않는다.
d. 자몽주스와 함께 섭취한다.

302 변호사(법적 대리인)들은 환자가 말기상태나 영구적인 무의식 상태일때 어떤 정보를 제공하는가?

a. 생명을 유지하는 치료에 대한 요구를 기술한 서면 정보

b. 의료의사결정을 할 사람을 지명

c. 자산 분배에 대한 정보 제공

d. 생의 말기에의 임종간호 제공

303 75세 노인이 수술 전 면담을 할 때 젊은 환자보다 더 오랜 시간이 소요되는 이유는?

a. 나이때문에 청각 능력이 감소하여 인터뷰를 하는 사람은 했던 말을 반복하기 때문이다.

b. 정신적인 능력이 많이 감소되어 인터뷰를 마치는데 더 많은 시간이 필요하기 때문이다.

c. 노인은 말을 길게하는 경향이 있기 때문이다.

d. 노인은 외롭고 누군가와 대화하기를 좋아하기 때문이다.

304 66세 여성 노인이 우측 엄지발가락 건막절제술을 받았다. 불편감을 호소하는 그녀에게 가장 적절한 것은?

a. 비스테로이드성 소염제

b. Morphine sulfate

c. Demerol

d. Percocet

305 자아실현은 노화이론의 어떤 유형에 속하는가?

a. 생물학적

b. 사회학적

c. 심리학적

d. 윤리적/영적

306 나이가 들수록 에스트로겐 감소와 뼈의 성장에 부정적인 영향을 미치는 이유는?

a. 조골아세포 기능 증가

b. 조골아세포 기능 감소

c. 파골아세포 기능 감소

d. 칼시토닌 분비 균형

307 면역체계의 노화로 다음 중 일차적인 영향을 받는 것은?

a. B-세포

b. CD_{12} 세포

c. T-세포

d. 간세포

308 노인들은 적정 용량 이상으로 약물을 처방받고 복용하는 경우가 있다. 이러한 것을 무엇이라 하는가?

a. 약리유전(Pharmacogenesis)

b. 약물 독성

c. 다중약물요법

d. 약물과용량

309 제I형 당뇨(Type I DM)의 가장 특징적인 증상은?

a. 고혈당, 두통, 발한

b. 다뇨, 고혈당, 갈증 증가

c. 두통, 고혈당증, 진전

d. 저혈당, 따뜻하고 건조한 피부

310 노인에서 비효율적인 기침과 섬모의 수 감소로 급성 호흡기 감염 가능성이 높아지면 진전될 수 있는 호흡기 문제는?

a. 폐 부종 b. 늑막 삼출
c. 폐렴 d. 기흉

311 84세 노인 환자가 자다가 깰 정도의 경련성 복통이 있을 때 음식을 섭취하자 증상이 나아졌다. 그는 2주전에도 이런 증상이 있었다고 말했다. 의심되는 질환은?

a. 위궤양 b. 십이지장 궤양
c. 위염 d. Crohn' s 질환

312 한 여성이 미골 부위에 욕창이 발생되었다. 욕창의 위험 요인으로 볼 수 없는 것은?

a. 기좌호흡 b. 습기
c. 부동 d. 비틀림

313 장기요양시설의 환자 통증관리 능력에 대한 환자와 가족의 인식을 파악하고자 환자와 가족들이 원하고, 변화되기를 바라는 것이 무엇인가에 대해 연구하고자 한다. 이 연구의 자료수집에 사용될 수 있는 연구 방법은?

a. 양적 연구 b. 질적 연구
c. 실험 연구 d. 노인학적 표준 조사

314 1980년대에 만들어진 미국의 포괄수가제는 보건의료전달체계의 어떤 문제를 개선하기 위해서인가?

a. 병원의 부적절한 간호
b. 가정간호기관의 부적절한 간호
c. 정신병원의 부절절한 간호
d. 노인의료 보험료의 상승

315 면역기능이 저하된 노인을 더 위험하게 할 수 있는 것은?

a. 혈소판 감소증

b. 자가면역장애

c. 호산구 감소증

d. 대사성 형성장애

316 노인들에게 부작용이 적으면서 효과적인 통증 완화제는?

a. 프로폭시펜(Propoxyphene)

b. 아세트아미노펜(Tyrenol)

c. 메페리딘(Demerol)

d. 펜타조신(Pentazocine)

317 일상적인 사회활동을 하는 노인이 현기증, 피로, 간헐적 심계항진을 호소하였다면 가능한 진단명은?

a. 악성빈혈

b. 철 결핍성 빈혈

c. G6PD 빈혈

d. 겸상적혈구성 빈혈

318 80세 노인이 지난 3년간 수면장애로 밤잠을 못자고 아침에 일어나기 힘들고, 낮잠을 자게 된다고 한다. 이러한 수면장애와 관련된 근본적인 원인은?

a. 뇌하수체의 분비물 과다

b. 갑상샘 저하증

c. 시상하부 기능의 변화

d. 소뇌 기능의 변화

319 우울증 치료에 쓰이는 것으로 세로토닌의 재흡수를 차단하는 약물은?

a. Elavil
b. Zoloft
c. Haldol
d. Restoril

320 건강한 노인에게서 나타날 수 있는 호흡기계 변화가 아닌것은?

a. 흉곽이 딱딱해짐
b. 기침 감소
c. 폐포수 감소
d. 섬모수 감소

321 65세 남성이 밤에 자주 화장실을 가기 위해 일어나며, 배고픔과 갈증이 심하였다. 그는 당뇨의 가족력이 있으며 공복 시 혈당치가 134~150 mg/dl이며, 복부비만과 고지혈증, 고혈압과 과체중이다. 예상되는 질환은?

a. 제1형 당뇨병
b. 제2형 당뇨병
c. 대사성 증후군
d. Y 증후군

322 PSA검사는 예방의 유형 중 어디에 속하는가?

a. 일차
b. 이차
c. 삼차
d. 예방

323 장기요양시설에 입원 후 몇주가 지난 84세 여성 노인에게 갑작스런 의식변화가 나타났다. 의심되는 문제는?

a. 요로감염
b. 말초혈관질환
c. 이전에 발생한 양성종양의 악성화
d. 여성형 유방증

324 HIV 감염으로 크게 감소되는 세포는?

a. 억제 T-세포
b. 살해 T-세포
c. 보조 B-세포
d. 보조 T-세포

325 활동이론은 어떤 유형의 노화이론인가?

a. 생물학적
b. 사회학적
c. 심리학적
d. 윤리적/영적

326 노인의 기능적 능력에 영향을 미칠 수 있는 아편양제제의 부작용은?

a. 식욕증가, 수분공급 증가 필요, 성욕 증가
b. 보행장애, 현기증, 집중 장애
c. 복부 팽만, 갈증, 배고픔
d. 설사, 마른 입, 배고픔

327 78세 여성 노인에서 이명, 점진적 난청이 나타났다. 그 원인은?

a. 감각신경성 난청
b. 메니에르병
c. 전도성 난청
d. 감각신경성 난청과 전도성 난청

328 환자의 의지를 존중하는 호스피스 철학에 해당되는 것은?

a. 품위있는 삶과 죽음
b. 각성이 유지되는 통증 관리
c. 임종 시 혼돈 상태 없음
d. 영적으로 완전함

329 65세 남성의 거의 50%가 가지고 있는 양성전립선 비대증의 일반적인 증상은?

a. 방귀, 복부 팽만, 방광 팽만

b. 다뇨증, 발기부전, 빈뇨

c. 배뇨곤란, 야뇨증, 방광 경련

d. 방광 팽만, 배뇨곤란, 다뇨증

330 노인들의 신체검진을 어렵게 하는 요인으로 볼 수 없는 것은?

a. 다중약물투여
b. 표준이 없음
c. 노안
d. 정상적인 노화

331 가장 성공적인 변화를 이끌어 낼 수 있는 간호관리자의 조건은?

a. 변화에 관한 의사결정을 하는데 전 직원이 참여

b. 변화에 가장 관심있는 간호사가 참여

c. 변화에 대한 중재를 간호관리자만 조정

d. 모든 직원이 변화의 결과를 평가

332 장기요양보험 회사에 대한 설명으로 가장 적절한 것은?

a. 대상자에게 최상의 이익이 있도록 제정

b. 사회에 가장 이익이 되도록 제정

c. 사업

d. 이윤에 집착하지 않는 체제

333 게실염으로 입원했다가 퇴원하는 80세 남자 노인에게 퇴원 교육시 강조해야 할 점은?

a. 고섬유성식이와 변비 예방

b. 저섬유성식이와 수분 제한

c. 저섬유성식이와 방귀 예방

d. 고섬유성식이와 설사 예방

334 지속적인 통증의 결과로 나타나는 증상은?

a. 두통, 금속을 씹는 듯한 맛, 복부 팽만

b. 하부 말단의 경련, 방광 팽만, 감염

c. 정서적으로 건조함, 설사, 장 경련

d. 우울증, 불안, 수면장애

335 80세 노인의 눈을 사정하였을 때 비정상적인 소견으로 볼 수 있는 것은?

a. 모낭의 감소로 인하여 눈썹 소실

b. 각막 주위에 노인환 등장

c. 눈물생성 감소

d. 빛에 의한 비대칭적 동공수축

336 간호관리자들은 사정, 분석, 계획, 수행과 평가 계획을 할 수 있어야 한다. 이 구조들은?

a. 위기 중재 모델

b. 문제-해결 과정

c. 의사결정 과정

d. 간호 과정

337 대상포진을 앓고 있는 72세 여성 노인을 방문하는 사람들 중에서 그녀와 직접 접촉을 해서는 안되는 사람은?

a. 임산부, 유아, 면역억제자

b. 당뇨환자, 예방주사를 맞은 아동과 영유아

c. 수두에 걸린 적이 없는 사람, 노인, 당뇨 환자

d. 결핵환자, 단핵구증가증, 간손상 환자

338 66세 여성 노인이 갑작스러운 극심한 두통으로 내원하여 지주막하출혈로 진단되었다. 나타날 수 있는 주요 징후는?

a. 두통, 발작, 구토

b. 발작, 후각 및 미각의 변화

c. 두통, 경직된 목, 저혈압

d. 광선공포증, 두통, 복시

339 수면장애를 호소하며 수면제를 요청하는 노인에게 안전하지 않은 약물은?

a. Ambien

b. Benadryl

c. Halcion

d. Midularium

340 요양원에 새로 입원한 73세 여성 노인의 검사 결과 우울증으로 나타났다. 가장 먼저 해야 할 처치는?

a. 심리요법을 위한 의뢰

b. 내과의사에게 항우울제 약물 투여 요청

c. 정상적인 노화이므로 아무것도 하지 않는다.

d. 정신과적 상담과 치료를 준비

341 호스피스 철학에서의 죽음이란?

a. 거의 항상 예방가능하다.

b. 삶의 자연스러운 연장으로 본다.

c. 통증을 연상시킨다.

d. 섬망을 연상시킨다.

342 75세 남자 노인의 간호요구에 대한 계획을 할 때, 노화에 따라 일반적으로 나타나는 사회적 역할 변화에 포함되지 않는 것은?

a. 사회보장 수익자 지정

b. 조부모세대의 시작

c. 퇴직

d. 배우자의 죽음에 대한 슬픔

343 적응개념과 관련된 간호이론가는?

a. Sister Callista Roy

b. Jean Watson

c. Martha Rogers

d. Imogene M. King

344 시설에서 회복 중인 66세 남자 노인이 겨드랑이 안쪽에 만지면 아프지는 않지만 움직이는 덩어리가 있고, 3개월 경과했으며, 점점 커지고 있다고 한다. 의심되는 질환은?

a. 바이러스감염

b. 만성 골수성 백혈병

c. 호지킨스 병

d. 비 호지킨스 병

345 콜레스테롤 검사는 어떤 예방의 유형에 속하는가?

a. 일차

b. 이차

c. 삼차

d. 예방

346 미국 Medicare 서비스를 제공하는 개업 의사들은 일반적으로 몇 %를 수령하는가?

a. 20% b. 50%

c. 80% d. 100%

347 노인들에게 나타나는 자가면역질환의 하나인 갑상샘 기능저하증을 일컫는 것은?

a. 그레이브스병 b. 갑상샘염

c. 하시모노병 d. 다결절성 갑상샘염

348 심장수축기능 장애를 가진 노인 환자들에게 나타날 수 있는 문제점은?

a. 피로감 b. 가슴떨림

c. 정맥 정체 d. 흉통

349 간호제공자가 노인의 요구를 파악하고 간호하는 능력이 없을 때 발생하는 노인 학대의 형태는?

a. 신체적

b. 심리적

c. 적극적인 태만

d. 수동적인 태만

350 노인들이 주로 약물동력학적으로 변화되는 이유는?

a. 기관 퇴행

b. 세포 노화

c. 교감신경계 활성화 증가

d. 브라디키닌 분비

351 80세 노인의 미각변화 중 노화로 인해 특히 감소하는 경향이 있는 것은?

a. 염분과 당
b. 모든 종류의 육류
c. 레몬과 감귤류
d. 시큼한 음식

352 88세 노인이 휠체어에서 침대로 이동할 때와 침대에서 휠체어로 이동할 때 현기증을 호소하였다. 환자의 기립성 저혈압을 사정하기 위해 간호사가 꼭 검사해야 하는 것은?

a. 누워있을 때, 앉아있을 때, 서 있을 때의 혈압과 맥박
b. 누워있을 때, 앉아있을 때, 서있을 때의 혈압
c. 앉아 있는 동안 양쪽 팔의 혈압
d. 기상 직후와 자세 변경 직전 혈압

353 고관절골절로 고관절치환술을 한 후 다리를 꼬지말라고 하는 이유는?

a. 보철물 탈구
b. 고관절 부분탈구
c. 관절의 불완전 탈구
d. 각 부정교합

354 80세 노인을 목욕시키면서 피부가 주름지고, 얇고, 늘어지고 건조한 상태임을 알게되었다. 이는 어떤 노화의 결과인가?

a. 피부계의 변화
b. 탄력성과 피하지방 증가
c. 수분량과 피지선 수의 증가
d. 피부의 혈류량 증가

355 55년의 흡연력을 가진 69세 여자 노인이 입원하였다. 폐암과 관련된 증상은?

a. 호흡곤란, 흉골하부위 흉통, 기침

b. 심한 피로, 왼쪽 부위 마비, 흉부 왼쪽 통증

c. 호흡곤란, 기침 양상 변화, 피로

d. 분비물 증가, 잦은 마른기침(특히 앙와위자세 시), 호흡곤란 증가

356 임종환자의 간호가 종료되는 때는?

a. 환자가 죽었을 때

b. 환자의 통증이 없는 상태

c. 환자가 자아실현에 도달하였을 때

d. 가족의 애도과정이 끝날 때

357 근치 전립선 절제술 후 병동으로 온 노인이 정맥주사바늘을 뽑으려 하여 소리를 지른다면 그 원인은?

a. 치매

b. 섬망

c. 우울증

d. 양극성 정신장애

358 골감소증을 가진 66세 여자 노인에게 투여하는 약물로서 골소실을 억제하고 골량을 증가시키는 것은?

a. 불소

b. Risedronate(Actonel)

c. 부갑상선 호르몬

d. 에스트로젠 대체요법

359 니트로글리세린을 처방 받은 노인 환자를 위해 간호사가 중요하게 사정해야 할 사항은?

a. 활력징후

b. 혼돈 또는 지남력장애

c. 보행 능력

d. 의학적 과거력

360 다음 중 기립성 저혈압으로 진단되는 것은?

a. 체위 변경 이후 수축기와 이완기 혈압이 10 mmHg 정도 감소한다.

b. 체위 변경 이후 수축기 혈압이 20 mmHg, 이완기 혈압이 10 mmHg 정도 감소한다.

c. 체위 변경 이후 수축기와 이완기 혈압이 20 mmHg 정도 감소한다.

d. 체위 변경 이후 수축이 혈압이 10 mmHg, 이완기 혈압이 20 mmHg 정도 감소한다.

361 노인 간호사의 업무 수행을 위한 윤리강령을 제정한 곳은?

a. 미국간호연맹(NLN)

b. 미국노인사회(AGS)

c. 미국간호협회(ANA)

d. 미국주(州)간호국(SBN)

362 정상적인 노화 과정의 한 부분으로써 남성의 발기 능력은?

a. 증가

b. 개선

c. 감소

d. 소실

363 노인에게 인슐린 저항을 증가시키는 것은?

a. 심혈관계 질환, 비스테로이드성소염제, 인슐린 사용 증가

b. 음주, 비만 및 기초대사량의 증가

c. 비스테로이드성소염제, 스테로이드, 이뇨제

d. 좌식생활, 실금, 음주

364 건강한 노인에게서 볼 수 있는 피부 변화가 아닌 것은?

a. 체모가 감소하고 얇아짐

b. 여자의 얼굴에 털이 증가함

c. 손톱이 더 부서지기 쉬움

d. 부분적으로 머리가 벗겨짐

365 노인성 난청이란?

a. 좌우대칭적 감각신경성 청력 소실

b. 노화로 인한 점진적 전도성 청력 소실

c. 여자가 남자보다 더 영향이 큼

d. 청각기관에 독성을 일으키는 약물에 의한 청력 소실

366 위식도역류질환(GERD)의 증상들에 포함되는 것은?

a. 과식 이후나 앙와위로 누웠을 때 속 쓰림

b. 가슴통증에서 시작하여 왼쪽 팔과 어깨로 통증이 전달

c. 식후 갑작스런 흉골 상부 통증

d. 흡기 시 오른쪽 흉부 통증

367 눈의 홍채 주변에 밝은 색의 링이 나타남을 의뢰한 노인에게 간호사의 가장 적절한 반응은?

a. 의사에게 가서 염려하고 있는 사항들에 대해 이야기 해보라고 말한다.

b. 정보를 간호사에게 보고한다.

c. 눈에 나타는 변화는 정상노화라고 설명한다.

d. 상태는 합병증이 유발될 수 있으므로 정밀하게 관찰해야 한다고 말한다.

368 노화로 인한 가장 일반적인 요실금 유형과 쉬운 치료 방법은?

a. 역류성요실금/방광 훈련

b. 복압성요실금/케겔운동

c. 일시적요실금/약물투여

d. 긴급성요실금/수술

369 노인 간호사가 슬픔에 빠진 가족을 도울 수 있는 최선의 방법은?

a. 적극적인 경청을 통한 의사소통

b. 환자가 "편안한 죽음"을 하였다고 설명한다.

c. 신속한 장례를 권한다.

d. 죽은 친척에 대한 경험을 자세히 이야기해 준다.

370 적극적 경청에 해당되는 기법들은?

a. 개방형 질문, 조정하기와 협동하기

b. 분쟁 조절, 인정하기와 협상

c. 개방형 질문, 인정하기와 요약하기

d. 적절하게 말하기, 비슷한 생각을 묶기, 조정하기

371 노인의 어떤 특성 때문에 지질용해제가 노인들의 혈장 수치를 감소시키는가?

a. 체지방 증가　　b. 제지방 증가

c. 전체 체액량 증가　　d. 혈청 삼투압 증가

372 호스피스 창시자는?

a. Ada Sue Hinshaw　　b. Adelaide Nutting

c. Victoria Champion　　d. Dame Cicely Saunders

373 자가 간호 개념과 관련된 간호이론가는?

a. 플로렌스 나이팅게일

b. 버지니아 핸드슨

c. 마샤 로저스

d. 도로시 오렘

374 노인의 어떤 특성 때문에 급성호흡부전 관리가 어려운가?

a. 호흡부담 증가, 폐순응도 증가, $PaCO_2$ 증가

b. 오래된 흡연 습관, 심혈관계 질환, 폐활량 증가

c. 호흡근력 감소, 기도 및 폐순응도 감소

d. 폐활량증가, 중복이환, 호흡 부담 감소

375 노화로 인해 초래되는 신경세포의 변화 중에서 루이체(lewy bodies)의 파괴와 관련된 질환은?

a. 비만　　b. 심부전

c. 치매　　d. 우울증

376 발음병리학은 어떤 형태의 예방에 속하는가?

a. 일차 b. 이차

c. 삼차 d. 예방

377 남성은 연령이 증가할수록 Testosterone이 차츰 감소한다. 혈청내 정상적인 Testosterone 수치는 얼마인가?

a. 300~320 ng/dL b. 230~250 ng/dL

c. 300~400 ng/dL d. 300~350 ng/dL

378 변혁적 리더쉽을 육성하기 위해서 간호관리자에게 꼭 필요한 기술들은?

a. 조정, 협력과 멘토링

b. 시간 관리, 멘토링 및 역할 모델링

c. 위험 관리, 조직화 및 우선순위 정하기

d. 동기화, 직원의 감정파악 및 정서적 자기관리

379 미국 Medicare 수혜자를 위한 의료보험의 기금 제공은?

a. Medicare Part A b. Medicaid Part A

c. Medicare Part B d. Medicaid Part B

380 근골격계통의 노화와 관련된 변화는?

a. 노화로 신장이 감소되고 자세는 더 곧고 반듯해 진다.

b. 척주가 길어져 dowager 혹이 생긴다.

c. 근섬유는 짧아지고 섬유수는 증가한다.

d. 골재흡수로 뼈의 칼슘량이 소실되고 골기질 물질 생성능력은 감소된다.

381 혈액생성(조혈작용)을 촉진하고 억제하는 두 가지 사이토키닌은 무엇인가?

a. 인터루킨-6 및 종양 괴사 인자-

b. 보체23과 인터루킨-4

c. 인터루킨-8과 ANA체

d. 종양 괴사 인자-α와 β, 세포

382 다양한 형태의 노인 학대로 증가되는 것은?

a. 외상 후 스트레스 질환

b. 강박질환

c. 집착증

d. 정신분열증

383 72세 남자 노인이 왼팔을 움질일 때마다 왼쪽어깨로 방사되는 흉통으로 응급실을 내원하였다. 통증은 마당에 작은 팬스를 만든 이후로 3일간 지속되었으며, 운동시 심계항진은 없고, 숨참(Shortness of breath), 호흡곤란이 있었다. 임상검사와 심전도검사는 정상이었다. 이 통증은?

a. 과용에 의한 근육통

b. 비전형적 흉통

c. 협심증과 같음

d. 회전건판(ratator cuff)

384 여러가지 약을 복용하는 것과 관련된 것은?

a. 다중약물요법

b. 약물 특이체질

c. 독성

d. 약물 누적 효과

385 간호 병동에서 모닝케어와 투약을 가장 우선으로 하면서 환자 간호를 오전 10시까지 수행한다. 간호사들은 직무중심적이어서 모닝케어와 투약에만 전념하고 환자 간호를 오후까지 지연시키고 있다. 이에 적절한 간호관리자의 리더쉽 유형은?

a. 특징적 리더쉽 b. 상황적 리더쉽
c. 변형적 리더쉽 d. 교류적 리더쉽

386 노화에 따른 배설과 관련된 변화로 맞는 것은?

a. 연령은 어느시기까지는 약물의 배설에 영향을 주지 않는다.
b. 신장기능이 정상이지 않을 때 혈중에 약물이 오래 남아있어 약물독성의 위험성이 커진다.
c. 대부분의 약물은 신장기능에 영향을 주지 않는다.
d. 신장에서의 사구체여과율은 노화와 함께 증가하고 그 결과로 약물배설량도 증가한다.

387 76세 노인이 조절된 심방세동과 원인불명의 열이 나타났다. 혈구침강 속도가 증가되어 있었으며 다른 비정상적 소견은 없었다. 약물복용 여부를 물었을 때 그는 우측귀와 이마쪽으로 집중된 두통으로 자주 타이레놀을 복용하여 왔다고 했다. Antineutrophilic cytoplasmic 항체 양성으로 확인되었으며, 두통 해소를 위해 prednisone을 투여하였다. 예상되는 진단명은?

a. 편두통 b. 측두 동맥염
c. 긴장성 두통 d. 혈관염

388 건강관리에 있어 질적 개선 프로그램의 궁극적인 목표는?

a. 비용 효과성, 대상자 만족도와 직원 보유
b. 적절한 환자결과, 서비스 접근성, 비용 효과성
c. 가족의 만족, 적절한 환자결과, 새로운 기술
d. 환자 만족, 서비스 접근성, 원격 건강 서비스

389 호스피스 간호 제공 장소로 가장 적당한 곳은?

a. 집
b. 요양원
c. 병원
d. 위에 것 모두

390 노인 발톱의 곰팡이 감염의 가장 빈번한 원인은?

a. 변색 백선
b. 조갑진균증
c. 두부 백선
d. 농가진

391 위장관계에서 볼 수 있는 노화관련 변화는?

a. 대부분 치아상실
b. 열공성 헤르니아의 발병률 감소
c. 백일해 발병률 증가
d. 침샘의 분비 감소

392 약물이 순환계를 거쳐 신체 구석구석에 분포되는 과정을 무엇이라 하는가?

a. 흡수
b. 분포
c. 대사
d. 배설

393 76세 여성 노인이 노화에 따른 양안의 시력 감퇴를 진단받았다. 주증상은?

a. 주변 시야 손실(Peripheral vision loss)
b. 안구 통증(Eye pain)
c. 중심성 시야 손실(Central vision loss)
d. 맹점(Blind spot)

394 2년 전에 골수이형성증후군을 진단받은 78세 노인이 범혈구감소증으로 입원하였다. 증상은?

a. 빈혈, 백혈병, 비 호지킨 림프종

b. 호중구 감소증, 결핵, 홍반성 루푸스

c. 호중구 감소증, 빈혈, 혈소판 감소증

d. 혈소판 감소증, 철분 손실, 포도막염

395 Graves' disease를 가진 70세 노인에게 방사선요오드 요법이 예약되었다. 치료에 환자를 참여시킬 때 반드시 포함되어야 하는 정보는?

a. 치료 후에 매우 적은 양의 방사능이 퍼진다.

b. 치료 이후 7일간의 격리가 필요하다.

c. 치료 이후 즉시 갑상선 대체 요법을 시행할 필요가 있다.

d. 치료 후 한달 동안 식사를 제한한다.

396 간호 보조요원이 간호사에게 약물동력학(약동학)에 대해 질문했다. 약물동력학의 정의는?

a. 체내에서의 약물 활동

b. 체내에서의 약의 운동

c. 체내에서의 약의 이용도

d. 약을 이용한 질병 치료

397 미국의 건강관리 비용의 상승, 즉 의료비 수가 상승에는 많은 원인들이 있다. 가장 직접적으로 관련되어 있는 것은?

a. 심장질환을 가진 신생아 수 증가

b. 자가면역 질환의 증가

c. 진단검사와 기술의 발전 및 접근의 용이

d. 국가 건강 관리 체계의 발전

398 78세 여성 노인이 최근에 만성 신질환을 진단받았으며, 극심한 피로를 동반하였다. 골수 내 적혈구 증가를 촉진시키기 위해 사용 가능한 약물은?

a. Ziagen(Avacavir)

b. Stavudine(d4T)

c. Erythropoietion(Epogen)

d. 과립성 백혈구 군락 자극 요소(Neupogen)

399 노인 환자가 급성 발병으로 입원하였을 때 꼭 해야 할 입원 간호사정의 질문은?

a. 대가족과의 관계

b. 노인의 여름 휴가 계획

c. 영적 사정

d. 노인이 선호하는 독서물

400 건강력에서 얻은 정보 중 노인의 만성폐쇄성폐질환 진단에 가장 중요한 것은?

a. 18살부터 흡연을 시작함

b. 지난 6개월 동안 9Kg 정도 체중 감소

c. 6개월간 건설노동자로 근무했다.

d. 지난 몇 년간 규칙적으로 운동 하지 않음

401 다음 중에서 간호사-환자 상호작용(대화)을 특히 강조한 이론가는?

a. Brenner and Wrubel

b. Hildegarde Peplau

c. Madeleine Leininger

d. Martha Rogers

402 임종시에 필요한 간호 목표는?

a. 완화 간호

b. 청결한 구강 위행

c. "편안한 죽음"

d. 깨어있는 동안 가능한 통증이 없게 함

403 장기요양시설에 있는 76세 노인이 퀼트 모임에 참여하고 있다. 그녀는 바느질을 할 때마다 진전이 나타났으나 쉬고 있을 때와 대기할 때는 진전이 없었다. 진전은 무엇 때문인가?

a. 파킨슨병에 의한 진전

b. 특발성 진전

c. 약물 복용에 의한 진전

d. 비타민 결핍성 진전

404 67세 노인 남성이 오른쪽 엄지발가락이 부었으며 심한 통증을 호소했다. 의사는 바늘천자를 하여 요산결정체를 발견하였다. 진단은?

a. 통풍성 관절염

b. 류마티스 관절염

c. 통풍

d. 곤충에게 물린 감염

405 알쯔하이머 노인 환자에서 acetylcholinesterase 억제제 사용과 함께 질병의 진행을 늦추기 위해 사용되는 약물은?

a. Donepezil(Aricept)

b. Galantamine(Reminyl)

c. Tacrine(Cognex)

d. Memantine(Namenda)

406 66세 여성 노인이 경구 magnesium 제산제를 규칙적으로 복용하고 있다. 노인의 신장 흡수력과 관련하여 가능한 문제는 무엇인가?

a. 저 칼륨 혈증

b. 저 마그네슘 혈증

c. 고 마그네슘 혈증

d. 고 나트륨 혈증

407 남녀 노인 모두에게서 다른 성인 질환보다 발병률이 높은 내분비 질환은?

a. 갑상선 기능 항진증

b. 갑상선 기능 저하증

c. 부갑상선 기능 항진증

d. 갑상선 기능 저하증

408 노인의 우울증 사정에 사용하는 표준 도구는?

a. 노인성 우울 척도

b. Beck의 불안과 우울 검사 도구

c. 노인 우울증 사정 도구

d. 노인 자살 평가 도구

409 장기요양시설의 질적 향상을 위해 실책 감소, 낭비 감소 및 재업무 감소에 중점을 둔 개념은?

a. 6 시그마

b. 민원조사원 프로그램

c. 일곱가지 중재

d. 노인 표준

410 만성 폐쇄성 폐질환 환자에게서 간호사가 관찰해야 하는 것은?

a. 멀리있는 물체를 보기 어렵다.

b. 관절 통증에 대해 호소한다.

c. 잠 들기가 어렵다.

d. 화장실 갈 때 호흡곤란이 생긴다.

411 노인에게 제2형 당뇨병이 발병하기 쉬운 이유는?

a. 불내성 감소

b. 인슐린 민감성 감소

c. 포도당 생성 증가

d. 인슐린 저항성 감소

412 CAGE 질문지는 무엇을 사정하는데 유용한가?

a. 금연 준비도

b. 알코올 섭취

c. 안전한 성 생활

d. 매일 섭취하는 수분량

413 환자들이 심장질환 악화로 응급실에 자주 입원하자 장기요양시설 간호사는 심장질환을 호전시키기 위해 몇 가지 새로운 중재를 사용하기로 결정하였다. 이에 이와 관련된 문헌을 검토하여 적용하였는데, 이런 형태의 연구를 무엇이라고 하나?

a. 문헌에서 나타난 증거

b. 증거 기반 연구

c. 다른사람에게 배우는 내용

d. 지식에 기반을 둔 연구

414 76세 말기 신장질환 노인이 심한 피로와 부종이 있고, 최근에는 손목이 골절되었다. 이런 증상은 무엇 때문인가?

a. 순환하는 단백질 증가

b. 전해질 불균형

c. 호중구성 백혈구 부족

d. 과립성 백혈구 감소

415 Statin제제와 칼슘통로차단제 및 항부정맥제와 같은 약물을 복용하는 노인이 감귤류를 즐겨 먹는다. 이 노인을 위한 교육 내용은?

a. 자몽이나 자몽주스 섭취를 금한다.

b. 자몽 섭취 2시간 전에 약을 복용한다.

c. 자몽 섭취 2시간 이내에 약을 복용한다.

d. 약과 자몽을 함께 섭취한다.

416 대부분 노인들에서 약물의 흡수, 분포, 대사, 배설의 약동학 변화에 의해 증가하는 것은?

a. 약물 대사

b. 약물 민감성

c. 간 해독

d. 신장 여과

417 노화로 인해 생기는 호흡기계 변화는 다음 중 어느것인가?

a. 이산화탄소-산소 교환 과정을 통해 폐모세혈관에서 폐포로 빨아들인다.

b. 흉곽의 여러 부분을 연결하는 늑골연골은 점점 단단하고 뻣뻣해진다.

c. 나이에 따라 폐의 잔여용적이 줄어든다.

d. 나이에 따라 섬모의 활동이 증가하여 분비물량을 증가시킨다.

418 장기요양시설 인증기관인 미국 Foint Commission이 시설에서 높은 질적 간호를 제공하는지를 평가하기 위해 모니터하는 것은?

a. 환자의 치매와 혼돈

b. 기관 내에 실시한 간호연구의 질

c. 간호수행과 지속적인 개선

d. 사망률과 질병 이환율

419 78세 남성 노인이 텔레비전 소리, 대화 소리, 고음 소리를 들을 수 없다고 호소하였다. 이는 무엇 때문인가?

a. 노인성 난청

b. 메니에르 병

c. 현기증

d. 이명

420 노인에게 정상소견으로 간주되는 것으로 심방수축 동안 심실충만의 저항이 증가되어 생기는 것은?

a. S_3

b. 확장기 분열음

c. S_4

d. 심방성 갤럽(gallop)

421 다음 중 장기요양시설 노인에게 발병하는 비특이적 폐렴 증상은?

a. 흉부 불편감, 호흡곤란, 목이 아픔

b. 목이 아픔, 다리 불편감, 발열

c. 행동 변화, 피로, 식욕감퇴

d. 혼돈, 호흡곤란, 이명

422 비타민 B_{12} 결핍, 류마티스 관절염, 고혈압이 있는 77세 노인에게 최근에 갑상샘 기능 항진증 증상이 나타났다. 이 증상은?

a. 진전, 심계항진, 근위부 약화

b. 식욕 감소, 피로, 우울증

c. 피로, 에너지 저하, 슬픔

d. 심계항진, 호흡 곤란, 체중 증가

423 노화와 관련된 심혈관계 변화는?

a. SA결절 부위에 약 30% 정도의 심박조율세포만 있다.

b. 관상계 혈류량의 증가

c. 심장 판막이 딱딱하고 두꺼워진다.

d. 노화된 심장에서 지방갈색소(Lipofuscin)의 감소

424 76세 노인이 집에서 아들에 의해 간호를 받고 있는데, 극심한 쇠약과 혼동으로 침상생활 중이다. 그녀는 오른쪽 엉덩이에 2단계 욕창이 있다. 변실금, 뇨실금도 있다. 환자는 소변에 젖은 adult brief를 입고 있으며, 궤양치료를 6개월 동안 받아 궤양은 좋아지고 있다. 무슨 계획을 세울 것인가?

a. 낮에는 상처를 대기에 개방시키고, 밤에는 습기있는 것으로 덮되 드레싱 내부는 건조하게 한다. 환자의 체위와 adult brief를 자주 바꾸었는지 확인한다. 요양원 입원을 위한 계획에 대하여 논의한다.

b. 6시간마다 과산화수소로 소독하고 물로 씻어내며 드레싱을 교체한다. 자주 체위변경을 하였는지 확인한다. 유치도뇨를 한다.

c. 과산화수소로 소독하고 물로 씻어낸다. 6시간마다 드레싱을 교체한다. 환자에게 요양원으로 옮길 것을 권한다. 1시간마다 체위변경을 하였는지 확인한다.

d. 낮에는 상처를 대기에 개방시키고, 밤에는 위에 축축한 것으로 덮되 드레싱 내부는 건조하게 한다. 6시간마다 도뇨한다. 체위는 1시간마다 교체하였는지 확인한다.

425 간호의 4가지 주요 개념을 결합하여 사용하는데 유용한 간호이론은?

a. 거대간호이론
b. 간호개념 모델
c. 중간 범위 간호이론
d. 간호설계이론

426 다음 중 호스피스 간호에서 중요한 것은?

a. 신체적
b. 신경학적
c. 전 교회주의
d. 위의 답 모두

427 68세의 HIV 양성 남성 노인이 미열이 있고 한 달에 4.5 kg의 체중 감소와 야간 발한을 호소하였다. 이런 증상을 "B 증상" 이라 하는데 관련 질환은?

a. 만성 림프구 백혈병
b. 비 호지킨 병
c. 호지킨 병
d. 골수아세포 형성이상 증후군

428 노인센터에서 치매교육 프로그램을 시행하는 중 자신의 어머니가 치매였는데 자신도 치매에 걸릴 위험이 높은지 질문했다. 옳게 답한 것은?

a. 아니요. 가족력과 치매는 관련이 없습니다.
b. 아니요. 21번 삼염색체성만 치매 위험요인입니다.
c. 네. 가족력과 치매는 관련이 있습니다.
d. 네. 하지만 단순포진 바이러스와 바이러스성뇌염이 더 큰 위험요인입니다.

429 Medicare에 의해 지불되지 않은 의료비를 지불하기 위해 구매하는 의료보험 유형은?

a. 노인의료보험(Medicare)

b. 국민의료보조(Medicaid)

c. 사보험(Private Insurance)

d. 매디갭(Medigap)

430 피하층의 상실은 냉감을 감소시켜 노인이 어떤 질환에 걸리기 쉽게 하는가?

a. 감염

b. 저체온증

c. 인플루엔자

d. 갑상선 저하

431 노인에게 약물의 흡수율이 느린 이유는 무엇인가?

a. 연동운동 감소

b. 탈수

c. 위 공복기 지연

d. 위 산도 증가

432 Warfarin(coumadin)과 같은 특정 약물과 특정 중추신경계 안정제는 젊은 사람보다 노인에게 강력한 효능이 나타난다. 그 이유는?

a. 총체 수분량 증가

b. 수용체 친화력 증가

c. 카테콜라민 과다 분비

d. 신경전달물질의 전도 감소

433 식이요법을 장려하기 위한 방법 중 제외되는 것은?

a. 환자 교육

b. 환자와 건강 관리사와의 좋은 관계 장려

c. 대체보완 요법 사용 권유

d. 치료섭생을 가능한 간소화 함

434 78세 남성 노인이 방광검사(bladder scan)상 소변 후 잔뇨량이 60 ml였다. 노인의 평균 잔뇨량의 범위는?

a. 25~50 ml

b. 75~100 ml

c. 10~25 ml

d. 50~100 ml

435 81세 여성 노인이 현기증, 오심, 실신 전 증상, 균형감각 문제를 호소하였다. 현기증에 대한 검사 후 진단은?

a. 메니에르 병

b. 발작

c. 양성 발작성 체위성 현기증

d. 군집성 두통

436 81세 노인 여성이 구강궤양으로 잘 못 먹고 통증이 심하다고 호소한다. 필요한 처방 약물은?

a. Rosiglitazone(Avandia)

b. Prednisone

c. Alendronate(Fosamax)

d. Furosemide(Lasix)

437 간호 관리자로서의 역할은?

a. 두 가지 이상의 질병이 공존하는 환자에게 간호과정 수행

b. 높은 수준의 간호를 하기 위한 조직 정책, 절차 수행

c. 불능환자를 위한 가능한 최상의 보험 수급을 결정하기 위해 위기관리자와 만나기

d. 기관단위 운영예산 자금을 자선가로부터 모금하기

438 환자 중심 간호는 대부분 장기요양시설의 주요 임무이다. 다음 중 환자 중심의 특징은?

a. 간호사 주도, 업무 중심, 비용 효과적임

b. 환자와 지식 공유, 환자요구 예상, 맞춤형 간호임

c. 집중적이고 표준화 됨, 특수성 중심임

d. 시간과 업무 중심, 특수성 중심임

439 67세 여성 노인이 혈압이 155/98 mmHg, 복부비만, 총 콜레스테롤 수치 266 mg/dl, 공복혈당치 130 mg/dl로 입원하였다. 신장과 체중 측정결과 BMI 33이었다. 예상 가능한 진단은?

a. 쿠싱 증후군

b. 병적 비만

c. 대사 증후군

d. XI증후군

440 노인에게 상처와 고통을 가하는 노인 학대의 유형은?

a. 신체적

b. 심리적

c. 적극적 경시

d. 수동적 경시

441 복압성요실금(Stress Incontinence)이란?

a. 방광근의 약화로 유발

b. 신경성 방광이라고도 함

c. 삼각근의 약화로 인하여 소변이 새는 것

d. 완전 통제불능이어서 지속적으로 소변이 유출된 결과

442 78세 노인이 간질 발작으로 응급실에 왔다. 부인은 그가 지난 2~3개월간 기억력과 판단에 문제가 있고 감정변화가 있었다고 하였다. 진단명은?

a. 뇌혈관 장애

b. 약물 상호작용

c. 뇌종양

d. 뇌막염

443 말기환자를 간호하는 노인 간호사가 알아야 하는 것은?

a. 대부분의 노인 환자는 죽음에 임박했을 때 모든 심리적 문제를 해결해야 한다.

b. 대부분의 노인 환자는 죽음에 임박했을때 모든 발달과업을 성취해야 한다.

c. 임종간호는 환자 스스로 중요한 심리 발달과업을 성취하도록 기회를 주어야 한다.

d. 미해결된 심리 발달과업을 논의하는 것은 간호사-환자 관계에서 적절하지 않다.

444 수면 무호흡은 대부분 노인에게 나타나고, 다른 만성질환과 관련이 있다. 수면 무호흡의 위험 요소는 무엇인가?

a. 남성, 만성폐쇄성폐질환, 75세 이상

b. 남성, 비만, 65세 이상

c. 여성, 당뇨, 비만

d. 여성, 폐기종, 심부전

445 미국 Medicare Managed Care는 무슨 기구를 통해 노인의 건강간호 비용을 처리하는가?

a. PPOs

b. 무료 진료소

c. 국영 진료소

d. HMOs

446 많은 노인들은 약물과 장의 활동 저하로 인해 변비를 경험한다. 다음 중 장 건강을 증진시키는 것은?

a. 빈번한 관장, 좌약, 설사약

b. 규칙적인 운동, 액체 단백 식이

c. 고섬유성식이, 규칙적인 운동

d. 수분 제한, 저 섬유성 식이

447 간이 치매검사(MMSE) 점수가 낮은 84세 여성 노인이 주간보호센터에 왔다면 첫 번째 치료는?

a. 포괄적 의료서비스가 가능한 곳으로 의뢰한다.

b. 인지기능변화에 영향을 미치는 섬망과 우울을 감별한다.

c. 정상적인 노화이므로 치료는 없다.

d. Aricept 복용을 위해 의사에게 의뢰한다.

448 노인 간호사의 리더쉽 역할로 필요한 것은?

a. 정보 전달자, 이상적인 역할 모델, 변화촉진자

b. 회계 관리자, 완화 간호 관리자, 개발 조정자

c. 개발 조정자, 동기 부여자, 위기 관리자

d. 자원 관리자, 감독자, 의사 전달자

449 미국의 연간 노인 학대 건 수는?

a. 200,000

b. 500,000

c. 1,000,000

d. 10,000,000

450 심혈관 질환으로 전혈전증과 부동 상태에 있는 노인이 잘 걸릴 수 있는 것은?

a. 폐 섬유화

b. 심부 정맥 혈전증

c. 홍반성 루푸스

d. 레이노 질병

451 야간 시력을 상실한 82세 노인은 더 이상 야간 운전을 할 수 없게 되었다. 그는 모든 것이 흐릿하게 보인다고 말한다. 진단은?

a, 녹내장

b. 시력 감퇴

c. 난시

d. 백내장

452 노인 약물 부작용의 원인으로 가장 중요한 것은?

a. 다중 약물 요법

b. 수분량 증가

c. 지방 조직 감소

d. 체지방량 감소

453 간호사가 노화와 관련된 배뇨장애에 대해 알아야 할 것은?

a. 방광 용적이 증가한다.

b. 방광근력 감소로 배뇨를 참을 수 있는 능력이 감소한다.

c. 잔뇨량이 20 mL 이하로 감소한다.

d. 배뇨긴박감이 증가한다.

454 신체검사 중 체위 관찰이 중요한 요소가 되는 것은?

a. 피부

b. 심혈관

c. 복부

d. 호흡기

455 levothyroxine을 장기 복용하는 만성갑상성저하증 노인이 걸릴 위험이 큰 건강 문제는?

a. 응고장애

b. 서맥

c. 불안

d. 골다공증

456 71세 노인 여성이 반상출혈, 피로, 잦은 호흡기 감염을 호소한다. 의사는 전혈구 검사와 백혈구 감별 검사를 하여, 백혈병을 진단하였다. 그녀의 83세 언니도 백혈병이다. 가장 정확한 진단명은?

a. 급성 림프구 백혈병

b. 급성 골수성 백혈병

c. 만성 골수성 백혈병

d. 급성 림프구 백혈병

457 오리엔테이션, 회상, 계산력을 측정하는 검사 도구는?

a. Beck의 우울검사

b. Barthel의 기능검사

c. PULSES 프로필

d. Folstein의 간이 정신 상태 검사

458 노인생활 시설에 거주하는 노인이 생활비에 관한 불만을 누구에게 호소하는 것이 가장 좋은가?

a. 민간조사원 b. 간호사
c. 시설 행정관 d. 땅 관리인

459 앞으로 10년 동안 간호에서 가장 중요한 인구학적 동향은?

a. 노령 인구
b. 문화의 다양성
c. 가난
d. 이상 모두

460 노인에서 간과 신장의 기능 감소와 함께 부신기능의 변화는?

a. 염류코르티코이드의 분비 증가
b. 코티솔의 대사성 제거율 증가
c. 코티솔의 대사성 제거율 감소
d. 부신피질의 기능 증가

461 노인의 재정적 궁핍은 노인 학대 중 어느 형태인가?

a. 신체적
b. 정신적
c. 능동적 경시
d. 수동적 경시

462 노인 말기의 신체적 증상과 함께 나타나는 것은?

a. 불안 b. 초조
c. 우울 d. 통증

463 장기요양시설에 있는 87세 노인이 인플루엔자예방접종 후 과민방응을 보였으나 항히스타민제를 복용해서 좋아졌다. 노인은 여러가지 음식 알러지가 있다고 한다. 인플루엔자백신은 다음 어떤 음식과 가장 알러지가 잘 생기나?

a. 방부제
b. 달걀 흰자위
c. 콩 추출물
d. 땅콩 기름

464 83세 노인 여성은 평생동안 해변에서 여름 휴가를 즐겼다. 그녀는 지난 10년에 걸쳐 색소침착반점이 몇 개 생기게 되었으나, 최근 오른쪽 손목에 울퉁불퉁한 구진을 발견하였다. 이것은?

a. 흑색점
b. 지루성 각화증
c. 광선 각화증
d. 피부연성섬유종

465 장기요양시설에 있는 간호사는 전문적인 리더쉽 개발을 요한다. 간호관리자가 이를 위해 해야하는 것은?

a. 일반간호사가 간호관리자가 되는데 도움이 되는 리더십 기술을 교육한다.
b. 시설행정관이 사업프로그램에 대해 교육한다.
c. 리더쉽 기술을 얻기 위하여 일반간호사들이 원하는 요구를 조사한다.
d. 간호관리자가 되기를 원하지 않으면 리더쉽 계발은 필요하지 않다고 설명한다.

466 기능적 사정으로부터 얻은 정보를 어디에 가장 중요하게 사용하나?

a. 투약 기록을 발전시키기 위한 자료 제공
b. 구체적인 자가간호 결핍 파악
c. 환자의 불안 단계 분류
d. 질병 진행의 원인 파악

467 신부전이 제2형 당뇨 노인 환자에게 처방하면 안되는 것은?

a. Pioglitazone(Actos)

b. Rosiglitazone(Avandia)

c. Metformin(Glucophage)

d. 인슐린(Lantus)

468 노인은 많은 약물의 반감기가 증가된다. 이유는?

a. 응고장애

b. 간 기능 감소

c. 간 기능 증가

d. 총 체수분량 증가

469 71세 여성 노인이 부인과 검사에서 세균성 질염이 발견되었다. 그녀는 남편과 성 생활을 하고 있으며 약간의 냄새를 맡기는 했으나 비정상이라는 것은 모르고 있었다. 최근에 상기도감염으로 항생제를 복용했다. 이 질염에 민감한 이유는?

a. 활동적인 성생활

b. 여성호르몬의 감소

c. pH 증가

d. 질 상피 위축

470 미국에서 빈곤층을 위한 health care service의 가장 큰 재정원은?

a. 노인의료보험(Medicare)

b. 국민의료보조(Medicaid)

c. 사보험(Private Insurance)

d. 매디갭(Medigap) 노인의료보험

471 이뇨제를 복용하고 있는 노인에게 나타날 수 있는 요실금 증상은?

a. 배뇨곤란, 야뇨증, 무뇨

b. 무뇨, 악취나는 소변, 혼탁뇨

c. 빈뇨, 긴박뇨, 야뇨증

d. 배뇨곤란, 다뇨증, 혼탁뇨

472 노인은 젊은 사람보다 P_aO_2가 낮은 것이 정상이다. 노인의 P_aO_2의 정상범위는?

a. 80~89 mmHg

b. 70~75 mmHg

c. 85~90 mmHg

d. 90~95 mmHg

473 영양섭취 사정의 효과적인 방법은?

a. 24시간 회상법

b. 강요된 수분공급

c. 식품 안내 피라미드

d. 경관 영양 공급

474 섬망에 대한 설명으로 옳은 것은?

a. 가역적

b. 비가역적

c. 정상적인 노화의 부분

d. 오랜시간에 걸쳐 진행된다.

475 응급실에 내원한 71세 노인이 왼쪽 귀 주변 통증, 씹는 능력 감소, 왼쪽 입술 처짐이 나타나 있다. 이런 상태의 안면신경마비시의 진단명은?

a. Bell' s Palsy

b. 삼차 신경통

c. 대상 포진

d. 뇌졸중

476 간호관리자가 직무에 있는 권한을 가지지 못하면 성공적인 관리자가 될 수 없다. 성공적인 관리자가 되려면 다음의 어떤 특성과 권한이 연결되어야 하나?

a. 권력

b. 일반상식

c. 시간 관리 능력

d. 조직화된 기술

477 65세 이상 노인의 반 이상이 앓고 있는 백내장의 가장 흔한 증상은?

a. 사시와 복시

b. 흐린 시야와 야간시력 귀하

c. 복시와 색깔 인식의 귀하

d. 실명과 부유물

478 박테리아성 치구의 증가로 잇몸과 구강연조직의 감염과 염증이 발생하여 나타나는 것은?

a. 구내염

b. 복막염

c. 치은염

d. 이완 불능증

479 당뇨 전단계이거나 제2형 당뇨에 걸린 노인이 많다. 이들에게 체중 감소와 식욕 감퇴를 위해 처방하는 약은?

a. Metformin(Glucophage)

b. Pioglitazine(Actos)

c. Insulin glargine(Lantus)

d. Insulin aspart(Novolog)

480 불안 장애 노인은 우울증에 사용되는 용량보다 적은 용량의 세로토닌재흡수억제제를 처방 받는다. 이 약은?

a. Paroxetine

b. Fluxetine(Prozac)

c. Buspirone

d. Ritalin

481 88세 노인 환자가 휴식시에는 다리에 통증이 없으나, 걸을 때 심한 통증이 있고 다리경련이 있다면 진단은?

a. 정맥 불충분

b. 하지불안 증후군

c. 간헐성 파행증

d. 석회화증

482 노인에게 정신적 고통을 주는 노인 학대의 유형은?

a. 신체적

b. 심리적

c. 능동적 경시

d. 수동적 경시

483 78세 남성 노인은 알쯔하이머 질환 말기 단계로 장기요양시설에 입원하였다. 어떤 증상을 보이는가?

a. 단기 기억 상실, 두통, 청력 소실

b. 기억 상실, 감정 변화, 성격 변화

c. 두통, 장기 기억 상실, 실금

d. 기억 상실, 시력 소실, 행동 변화

484 임종간호 계획에서 가장 흔히 무시되는 간호는?

a. 신체적

b. 영적

c. 심리적

d. 사회적

485 독감이나 탈수 상태의 당뇨환자 저혈당증 징후와 증상을 관찰하는 것은 특히 중요하다. 저혈당증 징후와 증상은?

a. 혼돈, 진전, 허약, 발한

b. 홍분, 배고픔, 갈증, 청각 장애

c. 발한, 갈증, 발작, 행동 변화

d. 치매, 발진, 가슴 불편감, 두통

486 1997년 미국에서 시행된 균형 예산법은 노인을 위한 간호보상체계에 어떤 효과를 가져왔나?

a. Medicare를 사보험에서 managed care로 변화시킴

b. Medicare를 위한 자금 비축

c. 사회보장제도를 위한 자금 비축

d. 사회보장제도에서 Medicare로 자금 전환

487 노인의 일상생활 활동 기능을 사정할 때 면담자가 일관되게 사정해야 할 것은?

a. 수행능력 또는 역량

b. 개인의 가능한 최상의 수행능력

c. 약물복용을 하지 않은 상태에서의 개인 기능 평가

d. 보조도구를 사용하지 않은 상태에서의 개인 기능 평가

488 다음 중 팀 컴퍼런스동안 기능적 사정 토론에서 간호사가 가장 중요하게 생각해야 할 것은?

a. 노인의 전반적인 능력을 평가하기 위해 기능적 사정 도구가 쓰인다.

b. 기능적 사정 도구는 사회심리적 안녕에 중점을 둔다.

c. 기능 사정은 노인이 주위 환경에 친숙해지기 전까지 시행할 필요가 없다.

d. 기능 사정을 자주 간호조무사에게 위임할 수 있다.

489 노인간호사가 효과적인 간호를 위해 팀을 구성하고자 한다. 팀 구성원은?

a. 면허 간호사, 면허 실무 간호사, 무면허 조무사

b. 심리학자, 면허 실무 간호사

c. 약사, 직업 치료사

d. 물리 치료사, 레크리에이션 치료사

490 노인에게 합병증 발병률이 가장 높은 골절 부위는?

a. 손목

b. 대퇴

c. 상완골

d. 둔부

491 간호의 돌봄을 강조한 이론가는?

a. Brenner와 Wrubel

b. Hildegarde Peplau

c. Madeleine Leininger

d. Martha Rogers

492 77세 노인이 왼쪽 등의 견갑골 중간 부위에 통증이 심한 발진과 쑤시는 느낌이 있다고 호소했다. 대상포진 진단을 받고 항바이러스성 약물을 사용했다. 여전히 통증을 호소하여 주치의에게 보고하여 받은 처방 약물은?

a. Acetaminophen(Tylenol)

b. Amitriptyline(Elavil)

c. Prednisone

d. Fexofenadine(Allegra)

493 남성은 testosterone 감소와 같은 여러가지 생리적 변화를 경험한다. 다음 중 비뇨생식계의 해부적 변화는?

a. 전립선 비대증

b. 전립선 축소증

c. 음낭 조직 위축

d. 고환샘비대

494 노인의 알코올 복용이 어려운 이유는?

a. 노인들은 남용이 드물기 때문

b. 노인들은 거의 직장생활을 하지 않기 때문

c. 알코올 남용 증상은 치매와 일치하기 때문

d. b와 c

495 철 결핍성 빈혈을 가진 사람의 가장 좋은 식이에 해당되는 것은?

a. 과일, 우유, 야채

b. 간, 양파, 감자, 녹색류 채소 샐러드

c. 콩류, 요구르트, 우유

d. 쇠고기 구이, 땅콩버터 샌드위치, 시금치 샐러드

496 임종 시 노인의 영적 요구를 가장 잘 서술한 것은?

a. 영성은 노인이 삶의 의미와 목적을 찾는 것에 대한 틀을 제공한다.

b. 임종 시에는 통증관리가 영적 요구를 충족시키는 것 보다 더 중요하다.

c. 임종 시에는 심리발달 과제를 이루는 것이 영적 문제를 해결하는 것 보다 더 중요하다.

d. 임종 노인의 직장내 업무대체가 임종말기 영적 요구보다 더 중요하다.

497 장기간의 에스트로겐 대체요법과 고혈압 과거력이 있는 77세 노인에서 실어증, 좌측 편마비 구역반사소실이 있다면 이 증상의 원인은?

a. 일과성 뇌허혈 발작

b. 혈전성 뇌혈관 질환

c. 출혈성 뇌혈관 질환

d. 뇌종양

498 44명의 만성노인 간호병동에서 간호사는 22명의 노인을 책임지게 되었다. 팀의 구성은?

a. 간호사 2명, 면허 실무 간호사, 무면허 조무사

b. 면허 실무 간호사, 무면허 조무사

c. 물리치료사와 무면허 조무사

d. 식단 보조원과 무면허 조무사

499 72세 노인은 복부 수술을 하고 회복중이다. 환자는 왼쪽 귀에 있는 새로운 붉은 구진에 관하여 질문하였다. 그는 병원에서 제거하기를 원한다. 진단명은?

a. 단순포진 1

b. 기저 세포암

c. 편평 상피세포암

d. 악성 흑색종

500 노화와 관련된 신경계의 변화로 정상인것은?

a. 기능적 뉴런의 수 감소

b. 지적 기능의 꾸준한 감소

c. 감각의 일부 소실

d. 신경전달섬유의 증가로 통증 민감도 증가

501 66세 남성 노인이 피로, 불안감, 두통을 호소하고 목 앞 부위에 종양이 있었다. 검사 후 호즈킨스 림프종으로 진단받았다. 호즈킨스 림프종의 세포에서 발견되는 것은?

a. 필라델피아 염색체

b. 사이토카인 - A

c. 인터페론 - B

d. Reed-Sternberg

502 복부 불편감과 배변습관 변화를 호소하는 노인에게 소화기계 진단검사 후 일반적으로 진단되는 것은?

a. 크론 병

b. 궤양성 대장염

c. 경련성 결장

d. 과민성 대장증후군

503 처방된 약물요법을 이행하지 않는 결과로 나타나는 것은?

a. 용량 과다

b. 용량 부족

c. 가족이 노인의 처방약을 복용

d. 약물 독성

504 어떤 80세 남성 노인의 피부가 건조하고, 얇고 주름이 많았다. 노화와 관련된 정상적인 변화의 결과인가?

a. 외피계 변화
b. 탄력성과 피하지방의 증가
c. 땀샘과 피지선 수의 증가
d. 피부로의 혈류량 증가

505 호흡부전이 있는 노인이 얕고 빠른 호흡을 하다가 느린 호흡을 하고 있다. 합병증은 어떤 원인으로 발생할 수 있나?

a. 불충분한 CO_2 배출
b. 보상성 호흡성알칼리증
c. 폐의 탄성 감소
d. 폐활량 증가

506 Digoxin을 복용하는 노인 환자에서의 흔한 부작용은?

a. 불빛 주변에 후광 현상
b. 이명
c. 혼돈
d. 불안

507 황반변성으로 인한 중심시력상실은 노화, 감염 등이 원인이다. 이 증상은?

a. 색감각 감소, 일그러진 형상, 암점
b. 주변시야 감소, 복시, 부유출
c. 야간시력 감퇴, 일그러진 형상, 주변시야의 소실
d. 난시, 근시, 일그러진 형상

508 노인의 위장관계 조사에서 집중적으로 물어봐야 할 질문은?

a. 복부 팽창감
b. 배변습관변화
c. 복부 경련
d. 고창

509 노인에게 신장기능 검사로 적당한 것은?

a. 혈액뇨질소와 크레아티닌
b. 혈청 크레아티닌
c. 크레아티닌 제거율
d. 사구체 여과율

510 장기요양시설 노인은 요로 감염이 흔하다. 가장 흔한 병원균은?

a. Staphylococcus Saprophyticus
b. Streptococcus Pneumoniae
c. Escherichia coli
d. Enterobacter

511 노인 안과 검사는 어떤 질환이 의심될 때 안과 전문의에게 의뢰하나?

a. 백내장과 황반변성
b. 녹내장과 낙상의 위험
c. 녹내장과 현기증
d. 귀지와 백내장

512 모든 간호사는 리더쉽 기술 개발 잠재력이 있다. 리더쉽 기술이란?

a. 예산 관리, 새로운 직원 소개 및 안내, 안정적인 정책 수립

b. 직원에게 동기 부여, 타인을 이끄는 권한 부여, 창의적인 비전 계획

c. 다른 동기부여, 모든 직원이 교육을 받을 수 있도록 도움, 계획 관리

d. 교육 프로그램에 모든 직원 등록, 직원들이 인정 받도록 추천, 조직을 위해 전략적 계획 수립

513 미국의 Medicare와 Medicaid 법률 제정 년도는?

a. 1940-1950 b. 1960-1970

c. 1980-1990 d. 1990-2000

Answers

1 b. 각막 주변에 아치모양의 Senilus 존재
2 a. 미국의 노령화
3 c. 질병이 악화되지 않기 위해 질병을 관리한다.
4 b. 심전도 검사를 시행한다.
5 b. 수축력을 증가시키고 심박수를 감소시킨다.
6 b. 감소된 인지상태
7 c. 동기부여 이론
8 a. 감소된 수소/산소 장애
9 c. 식욕부진, 오심, 상복부의 불편감
10 c. 통풍
11 c. 그 기관의 임무, 철학, 목표
12 b. 임질과 클라미디아에 의한 이차적 패혈성 관절염
13 c. 기침
14 c. 교류적 리더십
15 d. 캡사이신 크림
16 c. 봉와직염
17 d. 집단 각 구성원이 동등하게 포함되기 위해 선택하는 것
18 a. 인플루엔자 백신
19 c. 순응(compliance)
20 a. B_{12} 수준
21 c. 노인
22 d. 환자나 다른 환자의 신체적 안전을 보장하기 위해
23 c. 이식 후 30~50일 사이
24 c. 운동의 종류, 시간, 강도를 매일 기록한다.
25 d. 연구윤리위원회(Institutional Review Board)
26 b. 비타민 B_{12}

27 b. Medicare
28 d. basal and bolus 인슐린
29 a. 불안
30 a. 상해로부터 보호
31 d. 환자와 사생활을 보장해주는 것
32 a. 성공적인 노화는 개인의 전 생에 걸친 발달양상에 달려 있다.
33 a. 냉요법 또는 온요법 적용 - 어느것이든 효과적이다.
34 b. 사망에 이르는 합병증
35 c. 지남력 장애
36 d. 카포시스 육종
37 b. 안지오텐신 전환효소(ACE) 억제제
38 c. 사구체 여과율의 감소
39 a. 질병 발생 예방
40 c. 골관절염과 골다공증
41 a. 이상 모두
42 a. 치주 질환
43 d. 생의 마지막 시기에 종교적이고 영적인 활동을 격려한다.
44 c. 근거 중심 실무
45 d. 어지럼증과 이명
46 b. 뇌의 아세틸콜린의 수준 증가
47 a. 관리자에서 무면허 보조원에 이르는 권위의 경계
48 c. 노화에 대한 지역 서비스 제공 기관
49 c. 비스테로이드성 소염진통제(NSAIDs).
50 b. 피하지방과 근조직의 소실로 매우 다양하다.
51 c. 헤베르덴 결절
52 b. 미국은퇴자협회
53 a. 확인된 목표달성을 위해 환자를 돕는 간호활동이다.
54 c. Beers criteria
55 c. 방광 용적 감소
56 b. “나는 너무 피곤해서 아무일도 하지 못해.”
57 b. LDL(저밀도 지방단백질) 수치가 100 미만이어야 한다.
58 c. 목욕

59 b. 질병의 치료가능한 단계에서 조기발견
60 b. Healthy People 2010
61 c. Kegel 운동.
62 a. 과도한 카페인 섭취
63 b. 환자를 대신하여 의학치료에 대해 결정을 할 수 있는 사람 지정
64 a. 이완기 혈압의 감소
65 c. Prednisone
66 d. Rosacea
67 a. 면역체계의 killer T-세포의 감소
68 a. 기술 발달
69 a. 탄수화물
70 a. 마모이론
71 b. 결과, 과정, 구조
72 b. 기력소진, 피로, 권태감
73 d. 철분
74 b. 운동, 일광욕, 요가에 등록
75 c. "비타민 K가 함유되어 있지 않으면 복용해도 됩니다"
76 c. 노인은 실제로 통증을 경험한다 할지라도 통증을 표현하지 못할 수도 있다.
77 a. 암과 결핵
78 b. OASIS Assessment
79 d. 이상 모두
80 a. 광선 각화증
81 d. 직장생활을 지속하기!
82 b. 다약제복용의 부작용
83 d. 렌즈의 탄성 소실
84 d. 소화기계
85 c. 하부식도괄약근부전
86 c. 서면화한다.
87 d. 노인이 건강간호에 대한 여유가 없어서
88 c. 3도 발목염좌
89 a. 감염
90 c. 2.56~3.90 ng/mL

91 d. 85%
92 b. 임상에서 우수성 인정
93 b. 섬망
94 a. 체리혈관종(버찌혈관종), 노인반(간반점), 피부연성 섬유종
95 a. 생명유지치료에 대한 환자의 요구를 서면화한 정보
96 a. 질 위축과 건조
97 d. 금연시작
98 a. 활동적인 생활방식
99 c. 신기능장애, 신경 병증, 망막증
100 b. 시신경염
101 b. 노인간호의 문화적 역량을 개발하는 것
102 a. 뇌혈관질환
103 a. Minimum Data Set
104 c. 전인적 간호와 돌봄
105 a. 투약오류, 낙상, 피부 손상, 감염률
106 d. 과공명음
107 a. 24시간 휴대용 혈압 모니터
108 c. Methotrexate, hydroxychloroquine(Plaquenil)
109 c. 녹내장
110 a. 기좌호흡
111 d. 스스로 옷을 갈아입을 수 있는가?
112 b. 만성 림프구성 백혈병
113 a. 속성을 일관성있게 측정한다.
114 c. Cockcroft-Gault equation
115 b. Faces Scale
116 d. 변비
117 d. 근육량 감소
118 b. 침상에서 낙상한 환자의 수를 파악하는 것이다.
119 c. 1960년대
120 c. 18.5~24.9
121 a. 발열과 백혈구 증가
122 a. 자리를 찾기 전에 어두운 곳에 적응하기 위해 기다린다.

123 b. 사정
124 a. Medicare
125 b. 폐렴과 무기폐
126 b. 방광 근육 긴장 감소로 배뇨 지연 능력 감소
127 b. 기립성 혈압과 맥박을 사정한다.
128 c. 75%
129 c. Older American Resources와 Services Assessment
130 d. 홍반, 부종, 물집, 궤양
131 c. 회전근 건염
132 c. 자선
133 b. 철결핍성 빈혈
134 a. 노인성 난청
135 b. 괄약근 조절력 상실
136 b. 활력징후 안정화와 수액공급
137 b. 기도 보호
138 b. 간호사와 건강관리 전문가가 알코올 사용 문제를 발견하는데 실패한다.
139 a. Cimetidine(Tagamet)
140 d. 미국의학협회가 지지하는 첫번째 연방의료법이다.
141 c. 2030년에는 멈춘다.
142 b. 뇌의 natriuretic peptide와 complete chemistry profile
143 b. 하루에 한번
144 b. 심혈관 장애
145 b. 유전자, 건강행위, 자원 이용가능성
146 a. 영양결핍
147 d. 일시적 위탁간호
148 c. 많은 만성질환은 노인의 성기능에 영향을 미친다.
149 b. 환자들은 임종간호에 대한 자신의 결정을 명시할 수 있다.
150 c. 천식의 급성 악화
151 c. 갑상선 기능 저하증
152 c. 아시아계 인종이다.
153 c. 안지오텐신 I 에서 안지오텐신 II 로 전환하는 것을 억제한다.
154 b. 우울, 치매, 배뇨기능, 건강정보 활용능력

155 d. 이상 모두
156 b. 편집증
157 b. 순응하지 않게
158 b. 종교적인 실체에 대한 친밀감을 갖기 위해 의도된 조직화된 신념, 관행, 종교의식 체계
159 c. 간호사 한 명이 상처간호에 대해 전문가에게 배워오도록 한 후 상처간호에 대해 교육하고 연구하도록 격려한다.
160 c. 성장장애
161 a. 대동맥협착
162 b. 지루 각화성증
163 a. 콜라겐 수치의 증가
164 b. 류마티스성 다발근육통
165 a. 인슐린주사는 목표 혈당조절에 가장 적절하고 빠른 방법이다.
166 d. 섬망 발생
167 c. 약력학
168 b. 망막 분리
169 d. 절박성/복압성 요실금
170 c. 다학제팀, 환자, 가족간의 원활한 의사소통
171 d. Klebsiella 폐렴균
172 c. 성전염성질환 예방을 위해 콘돔을 사용해야 한다.
173 b. 흐릿한 시야, 읽기 어려움
174 b. 경계선상의 혈중 콜레스테롤 수치
175 c. 시진, 촉진, 타진, 청진
176 c. 호흡곤란, 피로 또는 상복부 불편감
177 d. 선호하는 의사소통 방법을 사정한다.
178 b. 사회학적
179 a. 연하곤란
180 d. 미국간호협의회(National Council of State Boards of Nursing)
181 c. a와 b 모두
182 a. 가역적/약물
183 d. 환자와 함께 하기보다는 환자가 하는것을 강조하는 낮은 수준의 간호
184 b. 저체온증

185 b. 견과류, 간, 녹색잎 채소
186 d. Percocet
187 b. 질 향상
188 c. "당신은 요산과다이다. 이로 인해 말초 관절의 조직에 요산 결정이 축적된다."
189 c. 섬망
190 a. 흉부 X-ray상 우측 폐 침윤.
191 b. 심박출량
192 c. 신체적 억제대 처방이유, 평가방법, 억제대 중단에 대한 문서기록
193 b. Medicaid
194 c. 아나필락시스
195 d. 1~2시간 마다 체위 변경
196 b. 측정하고자 하는 것을 측정하는가?
197 a. 방광근 약화가 원인이다.
198 a. 강직, 운동완서, 진전
199 b. 협심증
200 b. 총괄예산조정법(Omnibus Budget Reconciliation Act.)
201 c. 증가
202 c. 에스트로겐 생성 증가
203 a. 환자가 의사를 만날 수 있도록 약속을 잡는다.
204 c. 21%
205 c. 혼돈
206 b. 대상포진
207 a. 자유기(free Radicals)
208 a. 가족력
209 c. 백혈구 수치에서의 극미한 증가
210 a. 현기증
211 b. 충혈된 눈, 광선 공포증, 눈의 자극
근거 : 각막 궤양으로 이 증상이 나타난다.
212 a. 비용 편익 분석
213 d. 강장제
214 d. 계절성 알레르기
215 d. 기관지 내시경

216 b. 요양원이나 장기요양시설
217 b. 인지 상태 변화
218 c. 배뇨시 통증과 불편감
219 b. 약물 알레르기
220 a. 발작 경력
221 b. 통증
222 b. 소화성 궤양
223 b. 움직일 수 있는 능력을 감소시키는 기저핵의 장애
224 d. 75
225 a. 항경련제
226 c. 폐포에서 혈액으로 산소 이동 감소
227 a. 직업의 목표 달성을 도움.
228 a. 사지가 휨, 청력 상실, 관절염.
229 b. 장운동 후 하루에 세 번 직장주변에 이누졸크림 바르기
230 a. 주간호사실무법령(State' s Nurse Practice Act)
231 b. 갑상선기능 항진증
232 b. 주요 침샘에서 많은 분비량이 보존
233 a. 노인들 사이에서도 지속되는 인간의 욕구이다.
234 d. 인지 상태 평가
235 a. 비누가 피부를 건조하게 하므로 비누를 적게 쓰고 수분을 잘 유지하며, 피부연화제를 바른다.
236 b. 50%
237 b. 요정체
238 b. 심부전
239 a. 수입 증가
240 a. 섬망, 요실금, 낙상, 상해, 흡인, 색전과 억제대 사용의 위험
241 d. 도덕적/영적
242 d. 5 and 15ug/ml
243 a. 요로 감염
244 c. 뼈 돌출
245 a. 담관 확장
246 c. 초점적인 병력과 신체검진, 기능적 능력과 투약에 대한 검토

247 b. T세포 결핍

근거 : 노화로 인해 보조T세포의 기능적 능력이 변화됨으로 노인의 세포면 역반응이 감소된다. 그 결과 감염되기 쉽게 된다.

248 c. 조갑진균증(onychomycosis)

249 b. 많은 노인에게서 낮잠은 밤의 수면장애를 보상하기 위한 것으로 보인다.

250 b. 대조군

251 a. 그러한 문제가 노화에 따른 당연한 것이라는 생각과 다른 사람을 귀찮게 하고 싶지 않음. 비싼 약값

252 b. 각막 주변의 회색의 arc

253 a. 감염과 악성종양

254 a. Medicare

255 b. 몇 가지 약물

256 c. 감염, 흡연, 약물

257 a. 잦은 치과치료나 수술 시 라텍스에 노출되는 비율이 높을 경우

258 d. 이전의 낙상력

259 d. 침범된 관절을 규칙적으로 운동하도록

260 a. 정보공개, 응급 서비스 이용, 치료 결정에 참여

261 c. Helicobacter Pylori

262 a. 매일 규칙적인 운동, 체중 감소, 금연

263 d. 10초

264 c. 노화 과정의 일부로 나타나는 욕구감소

265 b. Oxybutynin(Ditropan)

266 d. "손과 손가락의 작은 혈관을 확장시키는 약물이 있습니다만 이 약들은 다른 혈관도 확장시켜 위험을 야기할 수도 있다"

267 b. 기관의 안전에 대한 문화

268 a. 인지 상태

269 a. 추간판 압박으로 인한 척추약화

270 d. 홍반성 루푸스

271 c. 완화

272 a. 복부내부에 지방조직의 분포

273 d. 인공항문용 주머니에 넣을 변완화제를 주문해야 한다.

274 c. 질 상피의 탄력성 감소

275 d. 환자의 생의 말기에 유언에 대한 정보 제공
276 c. 합동 위원회(The Joint Commission)
277 a. 혼돈이나 정신상태의 변화
278 a. 일차적
279 a. 3개월 전
280 a. 생물학적
281 d. 협동
282 a. 하루걸러 신장투석
283 d. 24주기 리듬에 영향을 미치는 카테콜라민 상승
284 c. 베타 차단제
285 c. 류마티스 관절염
286 b. 20%
287 c. Katz 지표
288 c. 현기증이 나거나 가벼운 두통
289 b. 국민 의료 보조(Medicaid)
290 d. 귀지가 가득 참
291 d. 엉덩이와 무릎
292 b. 티눈
293 c. 양적 연구
294 a. 바늘생검
295 c. 환자에게 선행지시사항을 정할 수 있는 기회를 준다.
296 c. 투약
297 b. 불편감, 상처, 통증
298 c. 전체 혈구수
299 a. 일차
300 a. 섭취량 및 배설량, 점막의 습기, 요비중
301 c. 24시간 마다 1회 이상 섭취하지 않는다.
302 c. 자산 분배에 대한 정보 제공
303 c. 노인은 말을 길게 하는 경향이 있다.
304 a. 비스테로이드성 소염제
305 c. 심리학적
306 b. 조골아세포 기능 감소

307 c. T-세포

이론적 해석 : 노인들은 면역력의 전반적인 감소를 경험한다.

308 c. 다중약물요법

309 b. 다뇨, 고혈당, 갈증 증가

310 c. 폐렴

311 b. 십이지장 궤양

312 a. 기좌호흡

313 b. 질적 연구

314 d. 노인의료보험료의 상승

315 b. 자가면역장애

316 b. 아세트아미노펜(Tyrenol)

317 b. 철 결핍성 빈혈

318 c. 시상하부 기능의 변화

319 b. Zoloft

320 c. 적은 양의 폐포수

321 c. 대사성 증후군

322 b. 이차

323 a. 요로감염

324 d. 보조 T-세포

325 b. 사회학적

326 b. 보행장애, 현기증, 집중 장애

327 d. 감각신경성 난청과 전도성 난청

328 a. 품위있는 삶과 죽음

329 b. 다뇨증, 발기부전, 빈뇨 증가

330 b. 표준이 없음

331 a. 변화에 관한 의사결정을 하는데 전 직원이 참여

332 c. 사업

333 a. 고섬유성식이와 변비 예방

334 d. 우울증, 불안, 수면장애

335 d. 빛에 의한 비대칭적 동공수축

336 d. 간호 과정

337 a. 임산부, 유아, 면역억제자

338 a. 두통, 발작, 구토

339 b. Benadryl

340 d. 우울증을 평가하기 위해 정신과적 상담과 치료를 준비

341 b. 삶의 자연스러운 연장

342 a. 사회보장 수익자 지정

343 a. Sister Callista Roy

344 c. 호지킨스 병

345 b. 이차

346 d. 100%

347 c. 하시모노병

348 a. 피로감

349 d. 수동적인 태만

350 a. 기관 퇴행

351 a. 염분과 당

352 a. 누워있을 때, 앉아있을 때, 서 있을 때의 혈압과 맥박

353 a. 보철물 위치 변동

354 a. 피부의 변화

355 c. 호흡 부족, 기침 양상 변화, 피로

356 d. 가족의 애도과정이 끝날 때

357 b. 섬망

358 b. Risedronate(Actonel)

359 b. 혼돈 또는 지남력장애에 대한 정신적 상태

360 b. 체위 변경 이후 수축기 혈압이 20 mmHg, 이완기 혈압이 10 mmHg 정도 감소한다.

361 c. 미국 간호 협회(ANA)

362 c. 감소

363 c. NSAIDs, 스테로이드, 이뇨제

364 d. 부분적으로 머리가 벗겨짐

365 b. 일반적으로 나이에 따라 점진적 전도성 청력 상실

366 a. 과식 이후나 앙와위로 누웠을 때 속 쓰림

367 c. 눈에 나타는 변화는 정상노화라고 설명한다.

368 b. 복압성(스트레스성)/Kegel 운동

369 a. 의사소통을 위해 적극적인 경청하기
370 c. 개방형 질문, 인정하기와 요약하기
371 a. 체지방 증가
372 d. Dame Cicely Saunders
373 d. Dorothy orem
374 c. 호흡근력 감소, 기도 및 폐 순응도 감소
375 c. 치매
376 c. 삼차
377 c. 300~400 ng/dL
378 d. 동기화, 직원의 감정파악 및 정서적 자기관리
379 a. Medicare Part A
380 d. 골재흡수로 뼈의 칼슘량이 소실되고 골기질 물질 생성능력은 감소된다.
381 a. 인터루킨-6 및 종양 괴사 인자-
382 a. 외상 후 스트레스 질환
383 a. 과용에 의한 근육통
384 a. 다중약물요법
385 d. 교류적 리더쉽
386 d. 신장에서의 사구체여과율은 노화와 함께 증가하고 그 결과로 약물배설량도 증가한다.
387 b. 측두 동맥염
388 b. 적절한 환자결과, 서비스 접근성, 비용 효과성
389 d. 위에 것 모두
390 b. 조갑진균증
391 a. 대부분 치아상실
392 a. 흡수
393 c. 중심성 시야 손실(Central vision loss)
394 c. 호중구 감소증, 빈혈, 혈소판 감소증
395 a. 치료 후에 매우 적은양의 방사능이 퍼진다.
396 b. 체내에서의 약의 운동
397 c. 진단검사와 기술의 발전 및 접근의 용이
398 c. Erythropoietion(Epogen)
399 c. 영적 사정

400 a. 18살부터 흡연을 시작함
401 b. Hildegarde Peplau
402 c. "편안한 죽음"
403 b. 특발성 떨림
404 c. 통풍
405 d. Memantine(Namenda)
406 c. 고 마그네슘 혈증
407 b. 갑상선 기능 저하증
408 a. 노인성 우울 척도
409 a. 6 시그마
410 d. 욕실로 이동할 때 호흡곤란이 생긴다.
411 b. 인슐린 민감성 감소
412 b. 알코올 섭취
413 b. 증거 기반 연구
414 b. 전해질 불균형
415 a. 자몽이나 자몽주스 섭취를 금한다.
416 b. 약물 민감성
417 c. 나이에 따라 폐의 잔여용적이 줄어든다.
418 c. 간호수행과 지속적인 개선
419 a. 노인성 난청
420 c. S4
421 c. 행동 변화, 피로, 식욕감퇴
422 a. 진전, 심계항진, 근위부 약화
423 c. 심장 판막이 딱딱하고 두꺼워 진다.
424 a. 낮에는 상처를 대기에 개방시키고, 밤에는 습기있는 것으로 덮어서 드레싱을 하되 내부는 건조하게 한다. 환자의 체위와 adult brief를 자주 바꾸었는지 확인한다. 요양원 입원을 위한 계획에 대하여 논의한다.
425 a. 거대 간호 이론
426 a. 신체적
427 b. 비 호지킨 병
428 c. 네. 가족력과 치매는 관련이 있습니다.
429 d. 매디갭(Medigap)

430 b. 저체온증
431 c. 위 공복기 지연
432 b. 수용기 친화성 증가
433 b. 환자와 건강 관리사와의 좋은 관계장려
434 d. 50과 100 ml
435 c. 양성 발작성 체위성 현기증
436 c. Alendronate(Fosamax)
437 b. 높은 수준의 간호하기 위한 조직 정책, 절차 수행
438 b. 환자와 지식공유, 환자요구예상, 맞춤형 간호
439 c. 대사 증후군
440 a. 신체적
441 a. 방광근의 약화로 유발
442 c. 뇌종양
443 c. 임종간호는 스스로 환자 중요한 심리발달과업을 성취하도록 기회를 줘야 한다.
444 b. 남성, 비만, 65세 이상
445 d. HMOs
446 c. 고섬유성식이, 규칙적인 운동
447 b. 섬망이나 우울증 같이 의식기능의 변화를 배제한다.
448 a. 정보 전달자, 이상적인 역할 모델, 변화촉진자
449 c. 1,000,000
450 b. 심부 정맥 혈전증
451 d. 백내장
452 a. 다중 약물 요법
453 b. 방광근력감소로 배뇨를 찾을 수 있는 능력이 감소한다.
454 d. 호흡기
455 d. 골다공증
456 c. 만성 골수성 백혈병
457 d. Folstein의 간이 정신 상태 검사
458 a. 민간 조사원
459 d. 위의 답 모두
460 c. 코티솔의 대사성 제거율 감소
461 c. 능동적 경시

462 d. 통증

463 b. 달걀 흰자위

464 c. 광선 각화증

465 c. 리더쉽 기술을 얻기 위하여 일반간호사들이 원하는 요구를 조사한다.

466 b. 구체적인 자가간호 결핍파악

467 c. Metformin(Glucophage)

468 b. 간 기능 감소

469 c. pH 증가

470 b. Medicaid

471 c. 빈뇨, 긴박뇨, 야뇨증

472 b. 70~75 mmHg

473 a. 24시간 회상법

474 a. 가역적

475 a. Bell's Palsy

476 a. 권력

477 b. 흐린 시야와 야간시력저하

478 b. 복막염

479 a. Metformin(Glucophage)

480 b. Fluxetine(Prozac)

481 c. 간헐성 파행증

482 b. 심리적

483 b. 기억 상실, 감정 변화, 성격 변화

484 b. 영적

485 a. 혼돈, 건전, 쇠약, 발한

486 a. Medicare를 사보험에서 managed care로 변화시킴.

487 a. 수행능력 또는 역량

488 a. 노인의 전반적인 능력을 평가하기 위해 기능적 사정도구가 쓰인다.

489 a. 면허 간호사, 면허 실무 간호사, 면허가 없는 조무사

490 d. 둔부

491 a. Brenner와 Wrubel

492 b. Amitriptyline(Elavil)

493 a. 전립선 비대증

494 d. b와 c 둘 다

495 d. 쇠고기 구이, 땅콩버터 샌드위치, 시금치 샐러드

496 a. 영성은 노인이 삶의 의미와 목적을 찾는 것에 대한 틀을 제공한다.

497 b. 혈전성 뇌혈관 질환

498 b. 면허 실무간호사와 면허가 없는 조무사

499 b. 기저 세포암

500 a. 기능적 뉴런의 수 감소

501 d. Reed-Sternberg

502 d. 과민성 대장증후군

503 b. 용량 부족

504 a. 외피계 변화

505 a. 불충분한 CO_2 제거

506 c. 혼돈

507 a. 색조감각 감소, 일그러진 형상, 암점

508 b. 배변습관변화

509 c. 크레아티닌 제거율

510 c. Escherichia coli

511 a. 백내장과 황반변성

512 b. 직원에게 동기부여, 다른사람을 이끄는 권한 부여, 창의적인 비전 계획

513 b. 1960-1970